TRAITÉ

D'HYGIÈNE

APPLIQUÉE

A LA THÉRAPEUTIQUE.

ON TROUVE CHEZ LE MÊME LIBRAIRE :

Principes généraux de Pharmacologie, ou *de Matière médicale*, ouvrage dans lequel on traite de la composition des Médicamens et de leurs propriétés actives et curatives ; par J. B. G. BARBIER, auteur dudit Traité d'Hygiène ; un fort volume in-8°. Prix, 6 francs et 7 fr. 80 cent. franc de port.

Nota. Cet ouvrage a été mentionné honorablement dans le rapport présenté à S. M. par l'Institut.

DE L'IMPRIMERIE DE J. GRATIOT.

TRAITÉ

D'HYGIÈNE

APPLIQUÉE

A LA THÉRAPEUTIQUE;

PAR J. B. G. BARBIER,

Docteur en Médecine, Professeur de Botanique au Jardin des Plantes d'Amiens , Médecin de Bienfaisance du 4ᵉ. Arrondissement, Membre de l'Académie et de la Société médicale de la même ville ; Associé correspondant de la Société des Professeurs de la Faculté de Médecine de Paris , de celle du département de l'Eure , etc.

TOME PREMIER,

CONTENANT LES ALIMENS, LES PROFESSIONS ET LA GYMNASTIQUE MÉDICINALE.

A PARIS,

Chez L'HUILLIER , Libraire, rue des Mathurins-Saint-Jacques, Nº. 3 *bis*.

1811.

A MONSIEUR

LE BARON CORVISART,

PREMIER MÉDECIN DE LEURS MAJESTÉS IMPÉRIALES ET ROYALES,

OFFICIER DE LA LÉGION D'HONNEUR,

PROFESSEUR HONORAIRE DE LA FACULTÉ DE MÉDECINE DE PARIS,

ET DU COLLÉGE IMPÉRIAL DE FRANCE, etc., etc.

MONSIEUR LE BARON,

En acceptant la dédicace de cet ouvrage, vous avez comblé mes vœux.

Je désire ardemment que l'hommage de cet essai sur l'emploi des moyens de l'Hygiène dans le traitement des maladies, soit agréable au professeur qui a jeté un si vif un si brillant éclat sur l'enseignement de la clinique en France.

Puisse-t-il y trouver quelques développemens utiles de ces germes si féconds dont ses leçons étaient remplies, et approuver les efforts d'un de ses plus dévoués élèves.

Je sens de quel avantage il est pour ce traité, de paraître sous les auspices d'un nom que de savans ouvrages ont illustré, d'un nom que des succès éclatans ont placé parmi ceux des praticiens les plus célèbres : et s'il me reste un regret, c'est de n'avoir pu rendre ce travail plus digne de la faveur qu'il obtient.

Je le dirai cependant ; ce livre, Monsieur, me devient cher, puisqu'il me fournit l'occasion de vous donner un témoignage public de ma vive reconnaissance et de mon sincère attachement.

J'ai l'honneur d'être,

MONSIEUR LE BARON,

avec le plus profond respect,

Votre très-humble et très-obéissant serviteur,

J. B. G. BARBIER, D. M. P.

PRÉFACE.

Si la médecine n'était que la connaissance de l'homme, en état de santé et en état de maladie, on ne pourrait nier qu'elle ne fît tous les jours des progrès. En effet, les liaisons qu'elle a contractées avec la physique, la chimie, l'histoire naturelle, lui sont devenues, sous ce rapport, extrêmement profitables. A l'époque où nous vivons, toutes les sciences semblent être ses tributaires; elle s'approprie leurs découvertes, elle s'enrichit de leurs travaux; en un mot, la médecine se présente à nos regards sous l'aspect imposant d'une science mère dont toutes les connaissances humaines paraissent des parties accessoires.

Mais toutes les branches de l'art de guérir n'ont pas pris une part égale à ce perfectionnement. Si l'anatomie, la physiologie, l'hygiène, la pathologie ont vu leurs principes devenir plus solides, leur domaine s'agrandir, leur objet s'ennoblir, la thérapeutique est restée plus stationnaire. Le traitement des maladies aiguës s'est, à la vérité, heureusement simplifié ; mais celui des affections chroniques n'est pas plus savant, plus assuré. D'ailleurs, la médecine pratique donne-t-elle à ses méthodes curatives toute la solidité, toute l'efficacité dont elles sont susceptibles ? la puissance du médecin sur le corps malade est-elle mieux établie ? tire-t-il un plus grand parti du pouvoir que lui donnent sur l'économie animale les agens de l'hygiène, de la pharmacologie, etc. ?

Le point le plus difficile en médecine, c'est d'éclairer la pratique avec les lumières de la science. Or, j'ai pensé que l'on approcherait de ce but, si l'on s'attachait à étudier avec une attention, je dirais presque minutieuse, l'action que chacun des moyens médicinaux exerce sur le corps vivant; si l'on examinait toutes les variations que détermine leur impression première dans les propriétés vitales des organes, dans leurs mouvemens actuels, dans l'exercice de chacune des fonctions de la vie; si l'on suivait enfin, et si l'on scrutait tous les changemens, plus tardifs et plus profonds, qui s'opèrent dans l'économie animale sous l'influence continuelle et prolongée de ces mêmes moyens.

Car la partie la plus positive de la thérapeutique réside dans la connaissance que doit avoir le médecin de la mutation qu'il opérera dans l'état présent du corps malade, en employant tel ou tel moyen. On ne peut espérer de découvrir assez l'essence des maladies pour détruire par une action soudaine, leurs causes premières; et long-tems encore, le pouvoir du médecin se bornera à se servir des agens de la thérapeutique pour diminuer les accidens morbifiques, pour s'opposer aux mouvemens qui deviennent préjudiciables, pour aider la nature à rétablir l'harmonie dans le système vivant.

Le praticien qui a le plus de succès, qui rend le plus de services à la société, est sans doute celui qui connaît le mieux le pouvoir de chacun des agens hygiéniques, pharmacologiques ou autres; puisque ces connaissances premières assurent qu'il emploie, avec toute l'habileté possible, les divers secours que la thérapeutique met à sa disposition.

Il n'est plus ce tems où l'on attribuait aux remèdes des vertus occultes, des propriétés spéciales pour anéantir nos maladies. On sait aujourd'hui que les moyens médicinaux ne deviennent utiles que quand ils provoquent des changemens favorables dans le corps malade, soit qu'ils réveillent les forces, lorsqu'elles sont abattues, soit qu'au contraire ils diminuent leur extrême développement, ou bien qu'ils les attirent, qu'ils les augmentent sur un point de système animal, etc., etc.

Mais s'il est des moyens actifs dont le médecin doit bien connaître la puissance et les effets, ce sont sans contredit ceux qui ressortissent de l'hygiène, comme l'air atmosphérique, les saisons, les localités, les alimens, l'exercice musculaire, etc., etc.; car non-seulement il doit les regarder comme des secours efficaces qui peuvent être très-utiles, mais ce sont de plus autant de *circonstances* qui agissent sans cesse sur le corps malade, et dont il faut que le praticien observe avec soin l'influence et le pouvoir, pour laisser subsister celles qui peuvent devenir favorables, et détruire ou éloigner celles qui seraient préjudiciables.

Par rapport aux moyens de l'hygiène, le corps malade peut être vu par le médecin comme un point qui se trouve lié à tout ce qui l'environne , comme un milieu sur lequel une foule de causes extérieures viennent exercer leur action. Or, le praticien doit examiner chacune de ces relations en particulier , rompre celles qui peuvent fomenter les accidens morbifiques, entretenir et même fortifier celles qui tendent à les modérer , et en établir de nouvelles pour l'intérêt ou l'avantage du malade.

La pharmacologie fournit au médecin des armes puissantes, mais il ne s'en sert que de tems à autre ; tandis que , dans tous les instans , l'hygiène lui est nécessaire, soit pour y prendre des secours positifs , soit pour connaître les influences qui sont contraires , et dont l'existence est capable de rendre infructueux le traitement le mieux combiné.

De toutes les parties de la médecine , l'hygiène est la plus essentielle pour la thérapeutique ; si , dans l'exercice de l'art de guérir , on néglige de recourir aux moyens médicinaux que fournit cette science , c'est que l'on n'apprécie pas toute l'étendue de leur force agissante , que l'on ne connaît pas toute la portée de leur puissance : j'ai cherché dans cet écrit à rappeler sur ces moyens, l'attention des praticiens, en montrant leur importance , en exposant en détail tous les effets que produit leur action sur les organes vivans (1).

Je dois dire ici que c'est en m'occupant de matière médicale , en cherchant dans les observations des praticiens

---

(1) C'est dans les ouvrages des anciens que l'on trouve bien établi le crédit des moyens de l'hygiène. En parlant des agens médicinaux , n'est-il pas permis de dire avec Horace :

Multa renascentur , quœ jam cecidere , cadentque ,
Quœ nunc sunt in honore. . . . . . .

à justifier les vertus attribuées aux substances minérales, végétales et animales, qui servent à la confection des médicamens, que j'ai pu juger combien il était nécessaire de s'occuper de l'action médicinale des choses qui se rapportent à l'hygiène. Le plus souvent on ne tient aucun compte de l'influence concomitante de l'air, de la saison, de la nourriture, etc.; tout ce qui survient après l'administration d'un médicament est regardé comme le produit des vertus curatives dont on rend ce dernier dépositaire.

La pharmacologie ou la connaissance des propriétés des médicamens n'atteindra à la précision dont elle est susceptible, elle n'aura des principes solides, elle ne s'élevera au niveau des autres branches de la médecine, que quand on connaîtra bien la puissance individuelle de chacun des moyens de l'hygiène, que quand on saura bien juger les rapports que le malade entretient avec tout ce qui l'entoure, au moment où l'on expérimente les propriétés curatives d'un médicament : enfin pour parvenir à donner à la matière médicale plus de perfection, il faut d'abord appliquer l'hygiène à la thérapeutique.

En travaillant à la confection de mon ouvrage sur la pharmacologie, j'ai cru apercevoir une lacune ; j'ai cherché à la remplir. Mon dessein n'a pas été de donner un traité d'hygiène générale et particulière ; c'est au professeur célèbre qui a comme créé cette science, en signalant ses liaisons avec toutes les parties des connaissances humaines, en circonscrivant son vaste domaine, etc., etc., qu'il appartient de satisfaire sur ce point l'impatience du public.

Pour moi, je n'ai voulu servir que la thérapeutique. Si la méthode que j'ai suivie, pour étudier les principales matières de la science hygiénique, obtient l'approbation des maîtres de l'art ; s'ils jugent ce travail utile, je répondrai par de nouveaux efforts à la bienveillance qu'ils m'accorderont ; car, dois-je l'avouer, dans le plan que je me suis tracé, je fais entrer non-seulement les moyens de l'hygiène, mais même tous les agens pharmaceutiques, les secours chirurgicaux que la médecine interne emploie habituellement, comme les saignées, les scarifications, etc.; ceux qui appartiennent à la physique, comme l'électricité, etc.

J'ai eu pour but principal de me rendre utile ; puisse ce motif me concilier l'indulgence du lecteur !

Amiens, ce 21 février 1811.

TRAITÉ D'HYGIÈNE

APPLIQUÉE

À LA THÉRAPEUTIQUE.

CONSIDÉRATIONS GÉNÉRALES SUR LES AGENS
DE LA THÉRAPEUTIQUE.

La thérapeutique, considérée dans son application, est l'art de rétablir, dans les fonctions du corps malade, l'harmonie qui constitue l'état de santé. C'est pour opérer cet heureux changement que le médecin emploie diverses espèces de moyens, à l'aide desquels il modère les mouvemens organiques trop violens, il les excite, s'ils sont languissans, il s'oppose aux efforts naturels qui ont une direction vicieuse, il ramène enfin chaque partie vivante à un mode d'action plus régulier.

Les agens de la thérapeutique ne guérissent point par l'exercice d'une influence spéciale et occulte ; ils ne recèlent pas de vertus curatives absolues : si ces agens se rendent utiles dans le traitement des maladies, c'est toujours parce qu'ils ont la faculté d'agir sur les organes vivans, de

I.

1

changer leur état actuel, d'intervertir l'ordre des mouvemens morbifiques, de susciter une mutation utile dans le corps malade (1).

L'étude de la puissance que les secours de la thérapeutique exercent sur nos organes , est donc un point intéressant dans la science médicale. En effet, c'est elle qui éclairera le praticien dans l'emploi de ces secours ; c'est elle qui dirigera son choix ; c'est elle qui assurera le succès de sa pratique. Nous servirons donc utilement l'art de guérir, en nous livrant à des recherches suivies sur l'origine de cette puissance, sur son caractère, et sur les variations qu'elle fait éprouver aux diverses fonctions de la vie.

Du caractère propre de tous les agens de la thérapeutique.

L'exercice de la médecine ne consiste, pour le peuple, que dans l'application de moyens que l'on croit capables d'arrêter le progrès des maladies, de les faire promptement cesser. C'est à l'emploi des agens médicinaux que l'on reconnaît le médecin : près d'un malade , tout autre soin paraît dé-

---

(1) *Medicamenta sunt omnia, quæ præsentem statum transmovent. Omnia autem fortiora transmovent. Licet autem si velis, medicamento transmovere, et rursùs si velis, alimento ac cibo.* **Hippoc.**, *de locis in homine lib.*

placé et même criminel : on demande, on veut des remèdes.

Cette avidité impérieuse pour les agens médicinaux a introduit dans la thérapeutique une multitude innombrable de moyens. L'impatience que produit l'état de maladie, les inquiétudes, les tourmens qu'il cause, font sans cesse recourir à de nouvelles pratiques, pour conserver le don de l'existence.

Nous concevons sans peine que l'homme malade dut chercher d'abord dans tout ce qui l'entourait du soulagement à ses maux. Une sorte d'inspiration naturelle le porta à se servir du froid, du chaud, du mouvement, etc. Une dépravation de goût lui fit varier ses alimens. A sa naissance la médecine fut donc toute diététique ; mais les moyens doux répondaient trop lentement aux désirs de l'homme souffrant : il s'adressa à des productions végétales et animales qu'il rejetait dans l'état de santé : il composa des médicamens. Enfin, pressés par la douleur, en proie au désespoir, quelques individus essayèrent des procédés nouveaux ; ils laissèrent entamer leurs organes, ils virent couler leur sang ; et des opérations chirurgicales, importantes par elles-mêmes, devinrent des secours habituels et ordinaires pour l'art de guérir.

Ainsi la médecine reçut par degrés cette foule de moyens différens que nous trouvons aujourd'hui dans la thérapeutique générale. Dans l'état actuel des choses, la source qui les fournit, paraît iné‑puisable ; mais cette fécondité, loin d'être utile à l'art de guérir, lui devient préjudiciable : il est même urgent de séparer les ressources vraies, les agens efficaces des pratiques futiles qui ont usurpé la place qu'elles occupent sur la liste des secours médicinaux.

Pour opérer ce choix si désirable et si délicat, il faut chercher une condition qui soit tellement essentielle aux vrais agens de la thérapeutique, que les moyens inutiles et insignifians ne puissent la présenter : alors cette condition deviendra comme un signe caractéristique qui fera saillir dans la foule des objets qui remplissent l'arsenal médical, les ressources recommandables, les re‑mèdes vraiment utiles. Or, si nous nous péné‑trons bien de cette vérité, que les secours de la médecine ne sont point doués d'une vertu posi‑tive pour détruire l'état de maladie, qu'ils n'ont point de facultés spéciales et absolues pour réta‑blir la santé (1), et que les avantages que l'on re‑

______

(1) Hoffmann nous avertit que : *Inter omnis generis re‑media sive diætetica, sive pharmaceutica quibus in medenda*

tire de leur emploi, procèdent toujours des chan-gemens organiques qu'ils ont d'abord suscités dans le corps malade , nous aurons l'esprit convenable-ment disposé pour saisir le caractère propre de tout agent médicinal , lequel consiste dans *une force ou puissance active qui attaque les parties vivantes , change l'ordre actuel de leurs mou-vemens , produise quelque variation dans l'exer-cice des fonctions de la vie.*

Cette force agissante signalera toujours un agent de la thérapeutique. Toutes les choses qui n'ont point de prise sur nos organes, dont l'influence ne provoque pas de changement dans le corps vivant, ne doivent pas être considérées comme des secours médicinaux : leur inertie prouve assez qu'ils ne peu-vent rendre aucun service dans le traitement des maladies. Au contraire , tout ce qui jouit de la fa-culté d'agir sur nous , de faire varier notre état ac-tuel , doit rester au nombre des ressources dont on peut tirer avantage dans la médecine-pratique.

L'existence de l'influence active dont nous par-lons , se constate par les effets que produisent les

---

utimur , nullum dari , cui , vel sanitatem conservandi , vel amissam restituendi vim ab eorum naturâ absolutè depen-dentem assignemus..... de medic. simpliciss. et optim. motu , etc.

agens médicinaux dans le corps soumis à leur action. Dans l'état de santé, ces effets sont souvent peu perceptibles, et leur importance s'apprécie mal. On regarde avec une sorte d'indifférence des variations passagères dans les mouvemens des organes et dans les fonctions de la vie, parce que l'harmonie se rétablit bientôt. Mais dans l'état de maladie, le pouvoir des moyens de la thérapeutique frappe davantage. D'abord leur impression est en général plus forte ; les changemens organiques qu'ils produisent se font mieux apercevoir ; leur action amène de plus un résultat qui intéresse vivement le praticien ; car la mutation qui a eu lieu dans l'économie animale, a dû être avantageuse ou nuisible au malade. *Sano enim non auxiliatur transmutatio ex præsenti statu, verùm ægroto.* Hipp. *de locis in hom. lib.*

Il ne suffit pas que le médecin ait reconnu l'existence de la puissance active qui nous occupe dans les agens que la thérapeutique met en usage, il faut encore qu'il estime le degré de force, de vigueur qu'elle a dans chacun d'eux. On sait qu'il en est de puissans et de faibles ; les uns recèlent une propriété violente ou perturbatrice dont l'exercice provoque un trouble très-prononcé, une révolution remarquable dans l'économie animale : les autres exercent une influence plus douce, et

leurs effets sont moins évidens. D'autres agissent
d'abord avec lenteur, mais la continuité, la permanence de leur action compense la faiblesse de
leur impression primitive, et ils finissent par effectuer des mutations considérables. Or, on conçoit assez combien une juste appréciation de l'étendue du pouvoir de chaque moyen médicinal influe
sur la pratique de la médecine. Guidé par elle,
le médecin ne s'arrête pas à des secours lents et
peu actifs dans des cas où une secousse forte et
prompte est nécessaire : il sait toujours proportion-
ner les moyens qu'il met en usage à l'intensité des
accidens morbifiques qu'il veut combattre.

De l'action que les agens de la thérapeutique exercent sur le corps vivant.

Après avoir constaté l'existence d'une force active dans les moyens qu'emploie la thérapeutique,
il faut rechercher le caractère de cette activité,
observer les effets immédiats qui naissent de son
exercice sur le corps vivant.

Mais pour procéder avec succès dans cette étude,
et pour que ces sortes de recherches puissent contribuer au perfectionnement de l'art de guérir, il
faut que l'observation soit méthodique et raison-
née ; car, dans tous les tems, on s'est occupé des
effets immédiats que suscitent les agens médici-

naux , et cependant nous avons peu de renseigne-
mens exacts et utiles sur cet objet. Or, nul doute
que ceci ne tienne à la marche que l'on suit pour
déterminer le produit de l'action de ces agens sur
le corps vivant.

Nous voyons, en général, les observateurs occupés de cette étude, 1°. s'arrêter aux fluides du
corps et conjecturer les mutations que subissent
leur consistance, leur nature intime, leurs qualités
physiques ; 2°. ou porter leur attention sur les solides , et prononcer sur les changemens qu'ils
éprouvent dans leur texture, leur densité , leur
constitution matérielle ; 3°. enfin, passer aux organes et exposer les altérations qu'ils remarquent
dans leur action naturelle, les variations qui surviennent dans l'exercice des fonctions de la vie.

Mais doit-on mettre sur la même ligne et voir
avec le même intérêt tous les détails de cet exposé
général ? N'est-il pas évident que l'on y confond
des phénomènes réels , des effets manifestes avec
le produit du raisonnement et souvent de l'imagination ? car, quand un agent médicinal développe
sur le corps vivant sa puissance active , qu'il soumet l'économie animale à son influence , où doit
se porter l'attention de l'observateur ? Sur le sang ?
Mais comment pénétrer ce qui se passe alors dans
cette chair coulante , puisque , toujours con-

tenue dans des vaisseaux, nos sens ne peuvent
l'apercevoir nulle part sous l'empire de la vie?
Sur les solides? Les mêmes obstacles se présentent.
Nous ne trouvons pas dans le corps de fibres simples; partout les solides vivans sont pénétrés de
sang et combinés étroitement avec lui. Leur union
intime compose le tissu de toutes nos parties ; et
une fibre, quelque tenue qu'elle soit, n'est réellement qu'une portioncule d'un organe, qu'une petite partie détachée d'un système organique.

Il est donc impossible de déterminer les altérations, les changemens que l'action des agens médicinaux peut faire éprouver aux fluides et aux
solides du corps ; mais il n'en est pas de même pour
les appareils formés par la réunion, par la combinaison de ces deux élémens, ou pour les organes.
L'impression que les agens médicinaux font sur
eux, se rend aussitôt manifeste par les variations
que subissent leurs mouvemens naturels et les fonctions qui leur sont confiées dans l'économie animale.

Si pendant qu'un moyen médicinal agit sur le
corps, on porte son attention sur chaque appareil
organique, et que l'on examine les variations
qu'éprouve son action, on suit une méthode
exempte d'hypothèses, on donne à l'observation
une base solide, une partie positive. En effet, le

changement qui survient dans chaque fonction
révèle, d'une manière sûre, l'état où se trouve
l'organe qui l'exécute. Ainsi, en considérant l'acte
de la digestion, on juge de l'impression qu'a res-
sentie l'appareil gastrique ; par le pouls, on apprécie quelle espèce d'influence s'est exercée sur le
cœur et les vaisseaux artériels ; les sécrétions et les
exhalations nous dévoilent la disposition vitale des
organes qui sont destinés à séparer du sang des
humeurs particulières, etc., etc.

Mais cette étude mène plus loin : en rassem-
blant les variations qu'un agent médicinal détermine dans les diverses fonctions de la vie, nous
sommes conduits à observer un résultat éloigné de
son action, bien plus important que les effets immédiats qu'il produit aussitôt que le corps se trouve
soumis à son influence. Je veux parler de la mutation intime et profonde qui s'effectue dans l'état
actuel de toutes les parties vivantes, lorsque les
moyens de la thérapeutique exercent une action
continue sur les organes , qu'ils maintiennent dans
les fonctions assimilatrices un nouveau mode
d'exercice ; enfin que leur empire sur l'économie
animale persiste quelque tems.

Il est facile de concevoir que quand un agent
médicinal exerce long-tems sa puissance active
sur le corps vivant , et qu'il rend stables et cons-

tans les changemens qu'il a d'abord provoqués dans l'exercice de la digestion, de la circulation, des exhalations, des sécrétions, de la nutrition, la complexion des fluides et des solides du corps doit nécessairement éprouver dans un espace de tems assez court une modification. Le nouvel ordre qui s'introduit alors dans l'ensemble des actes de la vie assimilatrice amène bientôt une transmutation profonde dans l'économie animale ; il lui fait acquérir une disposition nouvelle.

Ce n'est donc pas sans dessein que nous nous attacherons à signaler les changemens que chaque agent médicinal produit dans l'exercice des fonctions de la vie, puisque cette marche doit nous découvrir, 1°. quelle impression cet agent fait sur les organes vivans ; 2°. quelle constitution organique le corps doit acquérir, quand son influence devient stationnaire.

Des agens que l'hygiène fournit à la thérapeutique.

Il est digne de remarque que les sujets qui constituent la matière de la science hygiénique sont indiqués dans tous les ouvrages de pathologie, comme les causes occasionnelles ou prédisposantes des affections morbifiques qui affligent l'humanité. Ce sont en effet les qualités physiques que prend l'air atmosphérique, la succession des saisons, la position des pays, les climats, les divers genres de nourriture que l'on emploie, la profession que l'on exerce, le mouvement, le repos, les passions de l'ame, que l'on accuse d'être les sources les plus ordinaires des maladies.

Pour provoquer dans le corps en santé un trouble morbifique, pour rompre l'harmonie qui existe alors dans les fonctions de la vie, ces circonstances doivent développer une grande puissance. Or, si cette réflexion nous prouve qu'elles jouissent d'une activité très-énergiquesur le système vivant, elle nous autorise en même tems à les appeler parmi les secours de la thérapeutique : car, avouer que ces diverses causes parviennent quelquefois à altérer, à troubler l'action naturelle des parties vivantes, c'est déclarer que le médecin, en provoquant à propos l'exercice de leur influence sur un corps malade, pourra en retirer de grands avantages.

Mais ce qu'il est surtout important de noter, c'est que dans la pratique de la médecine, nous trouvons toujours les malades soumis à l'action de l'air atmosphérique, de la saison, de la position du pays, de la nourriture qu'ils prennent, etc., etc. Or, n'est-il pas nécessaire que le médecin porte d'abord son attention sur chacun de ces sujets hygiéniques, et qu'il ne permette pas que leur influence soit contraire aux vues qu'il se propose de remplir ; car, si les mêmes causes qui ont disposé le corps à une affection morbifique, continuent d'agir sur lui, après qu'elle s'est déclarée, il est évident qu'elles ajouteront sans cesse à l'intensité des accidens, et que le plus souvent elles rendront inutiles ou infructueux les soins du praticien le plus sage et le plus vigilant.

L'indication la plus pressante à remplir, lorsque le médecin approche d'un malade, est donc de le soustraire à l'influence des causes actives qui ont donné naissance à la maladie, d'anéantir, s'il est possible, toutes les circonstances extérieures qui sont nuisibles. *Omnia verò ex presenti statu transmovere, œgrotanti opitulatur. Si enim id quod morbum facit non transmoveris, augescit.* HIPPOC. *de locis in hom.* La médecine que le praticien fait dans ce cas, pour être négative, n'en a pas moins une grande efficacité ; elle assure surtout l'utilité des secours que l'on met en usage.

Mais le médecin se contentera-t-il de supprimer les influences contraires, d'éloigner les causes qui pourraient aggraver le désordre morbifique ? ne doit-il pas porter plus loin ses prétentions sur les sujets hygiéniques ? n'est-il pas libre le plus souvent de changer leurs qualités actuelles, de commander par ce moyen à leur activité, de leur faire produire des changemens organiques favorables et propres à diminuer les accidens de la maladie, en un mot, de les rendre des agens médicinaux ? Il est remarquable qu'alors le médecin cherchera la santé dans la source même de nos maladies.

C'est sans doute un point très-important de la pratique médicale, que de bien régler et surtout de se rendre propices les circonstances actives qui entourent un malade (1). La plupart de ces circonstances agissent continuellement sur le corps vivant. Or, cette permanence d'action leur donne un pouvoir très-étendu, une sorte d'empire sur l'économie animale. Ainsi, l'air atmosphérique par ses qualités physiques, les positions de pays, les divers genres de substances alimentaires, etc., produisent d'abord des variations dans les mouvemens des appareils organiques, dont on peut déjà tirer avantage pour combattre directement les accidens de la maladie ; mais, à l'aide de ces circonstances actives, on peut bien davantage. Leur puissance change l'ordre actuel des

---

(1) *Oportet autem non solùm seipsum exhibere, quæ decent facientem, sed etiam ægrotum, et præsentes,* ET QUÆ EXTERNA SUNT. Hipp. *Aph. 1, sect. 1.*

fonctions ; elle donne à chacune d'elles un mode particulier d'exercice ; or, tous les actes de la vie nutritive ne peuvent s'exécuter d'une manière différente sans déterminer promptement une modification dans la complexion intime des humeurs et des organes, sans réaliser dans le corps vivant une *constitution organique* (1) particulière. Ce produit de la puissance des agens hygiéniques, quand elle devient stationnaire, est extrêmement remarquable. Ce n'est plus un effet fugace, suite d'une impression qui s'est bientôt effacée, que le médecin a à examiner, c'est une mutation qui semble

---

(1) Il est essentiel d'observer, en commençant, que la constitution organique du corps et son tempérament, sont pour nous deux choses bien distinctes.

La constitution organique est une disposition variable que le corps acquiert sous l'influence prolongée d'un air froid ou chaud, sec ou humide, d'une saison de l'année, de la situation du pays que l'on habite, de la nourriture que l'on a prise, etc. La constitution organique produite par une ou plusieurs de ces circonstances extérieures, se modifie aussitôt qu'elles cessent d'être les mêmes et qu'elles exercent une autre espèce d'action. On sait que ces causes actives font prendre à la digestion, à la circulation, aux sécrétions, etc., un autre mode d'exercice ; ce qui explique comment elles parviennent à donner à l'économie animale une disposition différente, lorsqu'elles

s'étendre jusqu'à la constitution intime du sang et des organes, qui se manifeste souvent par des différences sensibles dans le pouls, dans les mouvemens organiques, dans les sentimens internes, dans la fermeté des chairs, dans la couleur de la peau, etc., et qui se décèle surtout par la nature des maladies auxquelles on devient sujet, par des symptômes qui leur sont propres, par des circonstances particulières que l'observateur remarque dans leur marche, dans leur terminaison, etc. On conçoit facilement que ces mutations profondes doivent être considérées comme de puissantes res-

---

changent de nature. On sait aussi que les diverses qualités physiques de l'air atmosphérique, que chaque saison, qu'une nourriture forte ou faible, etc., amènent des maladies déterminées; or, la condition du corps qui le prédispose à ces maladies, n'est pas autre chose que la *constitution organique* dont nous parlons.

Le tempérament plus fixe, plus stable, tient à une condition matérielle de notre organisation, à une structure originelle de nos parties vivantes; il dépend de ce que dans la formation primitive de notre corps, un organe ou un appareil organique s'est trouvé plus fort, plus volumineux, et qu'il prend dans l'exercice de la vie une prédominance relative d'action sur les autres systèmes. Nous naissons avec cette disposition qui influe sur nos fonctions, sur nos habitudes, sur nos maladies.

sources pour l'art de guérir, et que les causes qui les suscitent, sont des agens recommandables pour la thérapeutique.

Les anciens qui avaient peu de médicamens, faisaient un grand cas des sujets de la science hygiénique ; ils variaient de diverses manières leur emploi ; ils s'en servaient comme de moyens essentiels dans le traitement de toutes les maladies : ainsi nous les voyons porter leurs malades dans des lieux souterrains et frais, d'autres fois les placer dans des appartemens bien éclairés et chauds ; les qualités physiques que doit avoir l'air qui entoure le malade, sont toujours spécifiées. Ces praticiens indiquent expressément l'espèce d'alimens dont on doit user, le genre d'exercices auquel il est enjoint de se livrer ; en un mot, les frictions, le repos, le lit, etc., tout ce qui jouit de quelque action sur le corps vivant, fait partie des ressources qu'ils emploient. Les méthodes curatives des anciens présentent une savante combinaison des secours de l'hygiène et des agens de la matière médicale. Pendant qu'un médicament agit sur le malade, l'air, la nourriture, le mouvement, etc. , concourent au but qu'ils se proposent de remplir. Tous les moyens se trouvent parfaitement coordonnés, et les choses les plus disparates tendent, quoique par des voies différentes, à opérer un même effet,

I. 2

une même mutation (1), à donner à l'économie animale une manière d'être qui ne permette plus à la maladie d'exister.

C'est en lisant les écrits d'Arétée, de Celse, de Cælius Aurélianus, d'Alexandre de Tralles ; c'est en méditant les ouvrages des anciens, que l'on découvre de grands principes de thérapeutique, des vues philosophiques de pratique médicale que la confiance extrème qu'inspirent les agens si nombreux de nos pharmacies nous ont peut-être fait négliger.

Mais l'examen seul du pouvoir qu'exercent sur nous les sujets que l'hygiène fournit à la thérapeutique suffit pour leur obtenir une place parmi les ressources les plus utiles de l'art de guérir. Le moyen le plus sûr de rétablir leur crédit, est sans doute d'exposer le produit de leur action sur le corps vivant, de montrer toute l'étendue de leur puissance : car des agens qui maîtrisent les mouvemens des organes, qui font prendre aux fonctions assimilatrices un mode particulier d'exercice, et qui parviennent peu à peu à changer la disposition actuelle du corps vivant, réclament assez toute l'attention des praticiens. Hoffmann avait bien

---

(1) *Corporis habitum quâdam mutatione reficiunt. Cælii aurelian. morb. chron., lib. 1, cap. 1.*

apprécié toute leur valeur, lorsqu'il a dit : *Plurima nullius momenti et exigua videntur, quæ tamen in servandis corporibus et morbis abigendis, incredibili gaudent potentiâ, et talia sunt, quæ sex rerum non naturalium titulo comprehenduntur, quibus si rectè utamur, magna in medicinâ sine medicinâ præstare possumus* (1).

L'importance des changemens que nous verrons s'opérer dans le corps vivant sous l'influence des sujets hygiéniques, nous fournira des raisons suffisantes de la double faculté que nous leur trouvons, tantôt de donner naissance à des affections morbifiques, tantôt de se montrer des agens curatifs très-puissans.

De la classification des moyens que l'hygiène fournit à la thérapeutique.

Lorsque l'on veut établir parmi les objets de l'hygiène un ordre systématique analogue à celui que l'on suit dans les sciences naturelles, on rencontre de grands obstacles. Chaque sujet forme, en effet, une matière particulière et bien distincte.

Au premier aperçu, il semble qu'une distribution méthodique fondée sur le caractère de l'in-

------

(1) *Dissert. de motu optim. corporis medicin. in proœm.*

2*

fluence active que possède chaque agent de la thérapeutique, serait d'un grand avantage pour la pratique médicale, puisqu'elle rapprocherait les choses qui ont des propriétés analogues, et qu'elle les distinguerait de celles qui produisent dans le corps vivant des effets différens. Mais ce parti embarrasserait notre marche : par exemple, nous avons intérêt de voir de suite et de mettre en quelque sorte en regard, l'air sec et froid, l'air chaud et sec, l'air chaud et humide, l'air froid et humide, parce qu'il est des considérations générales et très-importantes sur ce fluide qui naissent de ce rapprochement. Cependant, si nous cherchions à disposer les matières que nous avons à traiter, d'après la nature de l'impression qu'elles font sur nos organes, d'après les changemens organiques qu'elles provoquent ; l'air, selon les qualités hygrométriques et thermométriques qu'il peut acquérir et la nature de l'influence qu'il peut exercer sur nous, se reproduirait plusieurs fois et à de grandes distances, dans le cours de notre travail. Ce que nous venons de dire est applicable aux substances alimentaires, aux saisons, aux bains, etc.

Nous ne chercherons donc pas à former un cadre systématique dans lequel les secours que la thérapeutique tire de l'hygiène seraient placés selon le caractère de leur puissance active. De plus, le but de cet ouvrage ne nous permet pas de suivre la belle classification que le professeur Hallé a donnée à l'hygiène : nous nous contenterons d'une division arbitraire qui facilite nos recherches et les rende moins pénibles.

Nous rassemblerons dans une première division l'air atmosphérique, les saisons, les positions de pays, les climats, les alimens, les professions. Ces objets constituent les moyens les plus impor-tans de la diététique ; ce sont réellement les *grandes puissances* de l'hygiène. Nous formerons une seconde classe pour la gymnastique médicinale, l'exercice spontané du corps, les gestations et le repos. Dans une troisième section, nous nous proposons de ranger les bains, les frictions, les vêtemens, etc., considérés comme secours médicinaux. Enfin, l'étude des ressources que l'art de guérir peut retirer des impressions morales terminera le plan que nous nous sommes proposé.

LIVRE PREMIER.

DE L'AIR ATMOSPHÉRIQUE, DES SAISONS, DES POSITIONS DE PAYS, DES CLIMATS, DES ALIMENS ET DES PROFESSIONS.

Les objets dont nous allons nous occuper exercent une grande influence sur le corps de l'homme; leur pouvoir est connu depuis long-tems. Hippocrate a consigné dans son admirable traité *de aere, locis et aquis,* une série de faits aussi curieux qu'importans, qui attestent assez l'étendue de leur puissance. Plusieurs de ces causes actives dominent impérieusement toute la nature vivante et tiennent dans une sorte de sujétion les êtres végétaux comme les êtres animaux.

L'étude des effets ou des changemens que suscitent dans l'économie animale l'air par ses qualités sensibles, les saisons, les positions de pays, etc. nous présente chacune de ces circonstances comme une force sans cesse agissante qui maîtrise les mouvemens des organes, et règle l'exercice des diverses fonctions de la vie.

Mais il ne suffira pas que nous constations l'existence d'une influence active dans les choses que nous réunissons dans cette division, et que nous observions le produit de leur action sur le corps vivant ; notre but exige que nous cherchions à en faire des secours médicinaux utiles, à les transformer de causes occasionnelles de nos maladies, en causes efficaces de leur guérison.

CHAPITRE PREMIER.

DE L'AIR ATMOSPHÉRIQUE.

LA terre se trouve placée au centre d'une masse d'air qui l'environne et qui s'élève à une grande hauteur au-dessus de sa surface. Ce fluide élastique nous presse de toutes parts ; il remplit les cavités de notre corps qui communiquent à l'extérieur ; il est sans cesse en contact immédiat avec nos parties vivantes.

Mais l'air avec lequel nous entretenons des rapports si directs, ne conserve pas toujours le même état, les mêmes qualités. Les instrumens de la météorologie nous apprennent qu'il varie sans cesse de pesanteur et de température, qu'il passe continuellement de l'humidité à la sécheresse et de la sécheresse à l'humidité : nos sens nous montrent qu'il est tantôt d'une transparence parfaite, et tantôt rempli de vapeurs errantes. Or, nos organes sentent toutes les variations que subissent ses propriétés physiques. L'air froid, l'air chaud, l'air sec, l'air humide font sur eux des impressions différentes. Une constitution atmosphérique nouvelle modifie aussitôt les propriétés vitales des divers appareils organiques du corps , change l'ordre de leurs mouvemens , donne aux fonctions de la vie un autre mode d'exercice.

Les praticiens témoignent assez la grande activité de l'air atmosphérique sur l'homme , lorsqu'ils signalent ce fluide comme la plus puissante des causes occasionnelles de nos maladies. Or , c'est cette activité qu'il nous importe ici de bien apprécier , puisque notre intention est de la faire servir à la guérison des affections pathologiques.

§ Ier. *Considérations générales sur l'influence active que l'air exerce sur nos organes.*

La chimie nous présente l'air comme un mélange de gaz azote et de gaz oxigène ; mais le fluide atmosphérique n'offre pas cette composition simple , cette pureté élémentaire ; il contient du calorique libre , de l'eau et une foule d'autres principes qui sont étrangers à son essence chimique.

Or , dans l'étude de l'action que l'air exerce sur le corps de l'homme, on pourrait distinguer , en quelque sorte , l'air du fluide atmosphérique. En effet , l'air , vu comme un composé d'oxigène et d'azote , ne nous intéresse que par la décomposition qu'il éprouve dans l'appareil pulmonaire ,

que parce qu'il est l'aliment de la fonction respiratoire et qu'il fournit sans cesse au sang un principe sans lequel la vie ne peut continuer ; mais le
fluide atmosphérique produit sur nous une autre
espèce d'influence dont l'exercice n'exige plus la
désunion de ses principes, qui ne procède plus
de la nature des élémens de l'air. Pour trouver
la source de cette nouvelle puissance, il faut perdre de vue l'oxigène et l'azote, et considérer le
fluide qu'ils forment comme un simple véhicule,
inactif par lui-même et agissant par des matières qui
n'appartiennent pas à sa constitution chimique,
qui se trouvent seulement disséminées' entre ses
parties.

La puissance active que les médecins de tous les
tems ont remarquée dans l'air atmosphérique, ne
dérive donc ni de l'oxigène, ni de l'azote qui le
constituent, ni du gaz acide carbonique que l'on
trouve aussi dans sa composition. Cette puissance
tient à des principes qui se répandent dans ce
fluide ; et c'est leur absence ou leur présence qui
lui donne naissance. L'air est simple dépositaire d'une influence qui n'est pas à lui, et dont
il favorise seulement le développement ; il joue
par rapport à elle le même rôle que l'eau, lorsque dans la confection d'une infusion ou d'une
décoction, elle devient l'excipient d'une pro-

priété purgative , tonique , ou excitante , etc.

Maintenant si nous passons en revue toutes les matières qui se rencontrent dans l'air atmosphérique, et que nous recherchions celles auxquelles on doit rapporter l'influence qu'il exerce sur nous , nous trouverons bientôt que le calorique et l'eau sont les deux principes qui la produisent : ce sont ces matières actives que nous devons regarder comme les deux sources principales d'où elle émane. En effet, ne voyons-nous pas toujours le caractère de cette puissance se conformer aux qualités hygrométriques et thermométriques de l'air, et varier comme elles ; ne voyons-nous pas sa force, son pouvoir toujours proportionnés à l'intensité du froid ou du chaud, de l'humidité ou de la sécheresse.

Sans doute l'air atmosphérique recèle quelquefois des principes qui ont une activité plus violente que celle que nous observons dans le calorique et dans l'eau en vapeurs ; mais ces principes ordinairement malfaisans dépendent toujours de causes locales et accidentelles ; ils ne se rencontrent d'ailleurs que dans une portion circonscrite de l'atmosphère ; ainsi , près des lieux marécageux, des terrains fangeux, de fossés où l'eau reste en stagnation, des marais, des étangs, enfin de tous les endroits où des matières végétales et animales sont en putréfaction, l'air est souvent chargé d'effluves fétides, de miasmes délétères qui paraissent agir puissamment sur les humeurs et sur les solides du corps et qui provoquent le développement des maladies les plus dangereuses.

De même dans les hôpitaux encombrés de malades, dans les prisons, dans les salles de dissection, dans les villes assiégées, etc. l'air contient souvent des élémens perfides (1) dont l'activité est

---

(1) Nous n'avons pas d'instrument qui nous indique la présence de ces matières nuisibles dans l'air, comme nous en avons pour y reconnaître l'existence de l'eau et du calorique libre. Ces miasmes putrides décèlent trop souvent leur existence par les effets qu'elles occasionnent, par les fièvres graves auxquelles elles donnent naissance. Quelquefois cependant elles affectent l'organe de l'odorat. Dans la maladie épidémique qui désola Naples, en 1764, Sarcone observa que quand la maladie était parvenue à son plus haut degré, l'air qui entourait le malade se remplissait par fois d'une vapeur fétide et incommode : souvent toute l'habitation paraissait comme plongée dans un nuage très-puant qui frappait de bien loin l'odorat de ceux qui s'en approchaient. L'activité malfaisante de l'air qui contient les effluves dont nous parlons, est souvent si grande qu'il suffit que ce fluide touche le corps, qu'il se mette en contact avec les organes vivans, pour que la fièvre naisse aussitôt et qu'elle fasse bientôt des progrès effrayans ; c'est

telle qu'ils ont quelquefois donné naissance d'une manière subite à des fièvres adynamiques et ataxiques du plus mauvais caractère ; mais les qualités réellement vénéneuses qu'acquiert alors le fluide atmosphérique, sont produites par des circonstances particulières qui ont comme élaboré une portion d'air et lui ont communiqué des propriétés insolites et délétères. Ces émanations putrides n'appartiennent pas plus au fluide atmosphérique que les émanations agréables qui s'exhalent des plantes aromatiques et qui rendent odoriférant l'air d'un appartement, d'un bois, d'un jardin.

Ces principes essentiellement nuisibles et malfaisans, que l'air d'un lieu, d'une contrée même recèle quelquefois, ne peuvent sans doute être mis au nombre des sources d'où procède la puissance active que le fluide atmosphérique exerce dans tous les tems sur l'homme. Nous avons dit que le calorique et l'eau nous paraissaient être les premières causes auxquelles on devait rapporter cette influence, parce que son caractère se

---

alors que les fumigations de gaz acide muriatique oxigéné, sont d'une utilité bien précieuse, parce qu'elles détruisent, qu'elles anéantissent comme par une action chimique, les principes qui altèrent, qui vicient la pureté de l'air et qui occasionnent les accidens dont nous parlons. Voyez *Guyton-Morveau : Moyens de désinfecter l'air.*

conformait toujours à l'état froid ou chaud, sec ou humide de l'air, parce que son action était d'autant plus forte que ces qualités sensibles devenaient plus prononcées dans ce fluide. Nous mettrons sur une ligne secondaire ce que peut l'atmosphère par ses qualités passives, sa pesanteur, son élasticité.

Nous ne parlerons pas ici de l'action particulière du fluide lumineux ; l'étude de son pouvoir se rattache plutôt aux saisons ; nous négligerons aussi l'influence trop occulte de la matière électrique, magnétique.....

Il est nécessaire de nous arrêter d'abord à considérer le calorique et l'eau dans le fluide atmosphérique.

Du calorique que contient l'air atmosphérique et de son action sur nos organes.

L'air atmosphérique contient du calorique sous deux états bien différens : 1°. le gaz azote et le gaz oxigène retiennent par combinaison une énorme quantité de calorique qui, par l'effet même de cette union intime, a perdu toute puissance sur le thermomètre et sur nos organes ; 2°. l'air contient aussi du calorique en liberté. Ce calorique est seulement disséminé entre les molécules du fluide atmosphérique ; il jouit de toutes les propriétés qui le distinguent; en pénétrant le mercure ou l'alcohol de nos thermomètres, il nous décèle son degré d'abondance dans l'air.

On conçoit qu'il n'y a que cette dernière portion de calorique qui ait la faculté d'agir sur nos organes. Celle qui est combinée avec les élémens constitutifs du fluide atmosphérique n'est pas plus sensible sur nous que sur nos instrumens ; elle est devenue *calorique latent :* or, pour que le principe de la chaleur fasse impression sur nos parties vivantes, pour que celles-ci sentent sa force active, il faut qu'il soit *calorique libre.*

La physique nous apprend que la matière de la chaleur, quand elle est hors de toute combinaison, tend toujours à se distribuer uniformément dans tous les corps, à établir entre eux une égalité de température. D'après cette loi, il semblerait très-facile d'expliquer l'action que l'air exerce sur nous en vertu de ses qualités thermométriques. En effet, on sait que le corps de l'homme a une chaleur vitale toujours constante ou au moins peu variable, qui élève le thermomètre de Réaumur à 32 degrés ; or, on conçoit que quand nos organes sont plongés dans un air moins chaud qu'eux, ce fluide cherche à leur soutirer une portion du calorique qui forme leur température vitale : il fait sur eux une impression de froid, laquelle devient, pour des parties douées de la vie, une sorte d'aggression qui donne lieu à des effets organiques particuliers, à une réaction vitale bien marquée. On se rendrait de même raison du pouvoir que l'air chaud montre sur nos organes, en disant que la matière de la chaleur, qui est surabondante dans l'air, pénètre le tissu de nos parties vivantes, les stimule, les irrite.

Mais nous ne pouvons employer ces explications fournies par la physique, pour nous rendre raison de l'action que le calorique extérieur exerce sur nous. En effet, si les lois que suit le calorique, en se propageant entre les substances mortes, conservaient leur force pour les organes vivans, l'air devrait agir sur nous comme corps froid, il devrait tendre à nous enlever du calorique tant que sa température serait au-dessous de 3o degrés du thermomètre de Réaumur. D'un autre côté, l'air ne devrait être pour nous un corps chaud, nous ne devrions sentir la puissance de son calorique libre que quand il en contiendrait une plus grande quantité que nos organes, et que sa température aurait dépassé les limites de la température vitale de notre économie.

Or, l'observation nous apprend que l'air atmosphérique commence à agir sur nous, en vertu du calorique libre qu'il contient, à un degré de chaleur bien inférieur à celui que possèdent nos parties vivantes : ainsi , nous trouvons à l'air une qualité chaude très-prononcée , lorsque le thermomètre marque 22 ou 24 degrés , et cependant nos organes ont alors une température bien plus élevée que celle du fluide atmosphérique ; ils contiennent une plus grande quantité de la matière de la chaleur que ce dernier. Le calorique , au lieu de chercher à passer de l'air dans notre corps , devrait au contraire , dans cet état de choses , diminuer dans nos organes , être soutiré par le fluide atmosphérique. Le contact de ce dernier devrait encore nous faire éprouver un sentiment de refroidissement. La force physique qui tend à établir un équilibre de température entre les corps inégalement échauffés , n'a donc pas d'empire sur ceux qui sont doués de la vie.

Ne cherchons pas dans la physique l'explication de l'influence que l'air exerce sur nous par sa température. Pour trouver la raison de sa puissance sur des parties plus chaudes que lui, il faut considérer la portion de calorique qui forme la température vitale de nos organes, comme indépendante du calorique extérieur (1), regarder

____

(1) Un membre gelé que l'on réchauffe trop vite , qui reçoit tout à coup une grande dose de calorique, tombe

la matière de la chaleur qui la constitue, comme
pénétrée de la vie et tenue dans une sorte d'iso-
lement par le principe qui nous anime : il faut de
plus voir le calorique libre qui existe dans l'air
chaud comme étranger au calorique de nos organes, comme un agent stimulant particulier qui
leur fait sentir son pouvoir.

Nos organes n'éprouvent pas un refroidissement
réel dans un air froid, et ce n'est pas parce que
la somme de calorique libre qui leur est essentielle
a subi une diminution positive, que nous apercevons différens changemens organiques dans l'économie animale, quand l'atmosphère a une constitution froide. De même ce n'est pas parce que nos
parties organisées contiennent plus de calorique,
parce que leur température est plus élevée, quand
le tems est chaud, que nous voyons alors des va-

---

en gangrène ; il faut seulement exciter les propriétés vitales de cette partie, y ranimer peu à peu la circulation;
mais c'est le membre qui reproduit lui-même sa température vitale. Spallanzani a vu que les animaux léthargiques
qu'il plaçait dans un air échauffé à 3o degrés, conservaient
toujours une température qui restait à 8 degrés au-dessus
de zéro; ces animaux ne reprenaient de la chaleur qu'à
mesure que le jeu des poumons augmentait et que l'exercice de toutes les fonctions se rétablissait : c'était l'animal
qui se redonnait lui-même sa chaleur vitale.

riations dans leurs mouvemens, et par suite dans l'exercice des fonctions de la vie. L'air froid, comme l'air chaud, est un agent qui attaque nos organes par leur surface, qui ne fait impression que sur leur extérieur; et c'est à cette manière d'agir qu'il faut rapporter tous les effets que l'air produit dans l'économie animale, en vertu de ses qualités thermométriques.

En s'attachant seulement à l'influence que l'air atmosphérique exerce sur nous par sa température, on trouve un terme où ce fluide ne fait sur nos organes aucune impression, où il n'est pour eux ni froid ni chaud. Or, cette condition dans laquelle la chaleur atmosphérique paraît en harmonie avec la chaleur du corps, existe, lorsque le thermomètre de Réaumur marque 14 degrés ou environ au-dessus de zéro (1).

Cet état thermométrique où le fluide atmosphérique perd la faculté d'agir sur nos organes, est le point d'où il faut partir pour reconnaître l'origine et la cause de deux espèces d'action que

____

(1) **Cullen** fixe à 13 degrés au-dessus de zéro (R.) le point où l'air cesse d'avoir une qualité froide. Lorsque sa température s'élève au-dessus de ce terme, ce fluide augmente la chaleur du corps, dit-il, quoique ce dernier soit plus chaud que lui. *Méd. pratiq.*

l'air exerce sur le corps de l'homme, et dont nous trouvons les effets consignés dans les écrits de tous les médecins observateurs.

La somme de calorique libre que contient l'air, lorsque le thermomètre marque 14 degrés, vient-elle à diminuer ; aussitôt le contact du fluide atmosphérique cesse d'être indifférent pour nous : ce fluide a acquis une activité positive ; on sent qu'il exerce sur les fibres vivantes une impression offensive ; on remarque qu'il détermine dans le tissu de nos organes une sorte de resserrement qui leur donne plus de ton, plus de vigueur. D'abord cette force active est faible et modérée ; mais à mesure que la liqueur du thermomètre baisse, et que la qualité froide de l'atmosphère devient plus intense, cette puissance se développe davantage ; elle est déjà forte quand le thermomètre marque zéro ; elle est violente, quand il descend beaucoup au-dessous.

De même, si le calorique libre est abondant dans l'air atmosphérique, si le thermomètre s'est élevé au-dessus de 14 degrés, alors une activité d'un autre genre se manifeste dans ce fluide. Le principe de la chaleur, accumulé entre ses molécules, cherche à pénétrer nos organes ; il fait sur eux une impression qui les stimule et accélère leurs mouvemens : cette faculté active de l'air prend d'autant plus d'énergie , que ce fluide devient plus chaud ; elle est excessive , quand la liqueur du thermomètre reste à 28 ou 30 degrés.

Le médecin qui étudie l'influence que l'air atmosphérique exerce sur l'homme par sa température, doit donc y distinguer trois états, en faire en quelque sorte trois agens distincts. En effet, il observe, 1°. un terme où ce fluide est pour nos organes un corps inactif, où il ne fait sur eux aucune impression ; 2°. une condition où l'air, recélant entre ses parties beaucoup de calorique libre, se montre un agent qui stimule nos parties vivantes et précipite leur action ; 3°. enfin, si l'air atmosphérique contient peu de calorique libre , et qu'il devienne pour nous un corps froid , il met en jeu une autre espèce d'activité , il détermine dans l'économie animale de nouveaux changemens organiques.

Mais l'air atmosphérique n'agit pas seulement par le calorique libre qu'il recèle ; l'eau concourt aussi à produire la force active qu'il exerce sur le système vivant. Ce fluide que nous venons de voir froid , chaud ou tempéré , est toujours en même tems sec ou humide ; il contient toujours de l'eau en suspension , ou en état de combinaison : de sorte que l'air , lorsqu'il est pour nous un corps froid ou chaud , se trouve de plus un milieu sec, ou bien un milieu chargé d'humidité. Or , c'est de la combinaison de sa qualité thermométrique et de sa qualité hygrométrique que procède le pouvoir qu'il a sur l'économie animale.

De l'eau que contient l'air atmosphérique, et de son action sur le corps vivant.

L'air atmosphérique contient de l'eau sous deux états bien distincts : 1°. ou l'eau est suspendue et disséminée dans l'air par molécules tenues et errantes, et alors elle jouit de sa liberté ; elle conserve toujours sa nature et sa puissance ; elle se manifeste sur l'hygromètre et sur tous les corps qui ont quelque affinité avec ce liquide ; 2°. ou bien l'eau a contracté avec le fluide atmosphérique une union chimique, (*Bertholet statiq. chimiq.*) alors elle est privée de ses facultés particulières, elle n'a plus d'activité qui lui appartienne. L'air s'est emparé des vapeurs aqueuses, elles n'obéissent plus à l'attraction des matières hygrométriques, elles ne sont plus sensibles sur nos instrumens.

L'air peut être considéré, par rapport à l'eau, comme un fluide dont la force dissolvante est susceptible d'éprouver de fréquentes variations ; et l'atmosphère, comme un immense laboratoire où ces variations produisent sans cesse de nouveaux phénomènes météorologiques, dont les principaux sont les brouillards, les nuages, la rosée, la pluie, etc.

Les passages subits de l'humidité à la sécheresse, et de la sécheresse à l'humidité que nous observons si fréquemment dans l'atmosphère, tiennent donc à des altérations de l'affinité réciproque de l'air et de l'eau : ainsi, on remarque souvent que des nuages assez considérables, suspendus dans l'air, s'amoindrissent peu à peu, et disparaissent entièrement : on voit des brouillards épais s'élever dans l'air atmosphérique, et cependant la transparence de ce fluide élastique se rétablit bientôt après : il est des tems où un ciel couvert, orageux, s'éclaircit en peu d'instans, etc. Or, ces phénomènes dépendent de ce que l'air absorbe les molécules aqueuses qui sont répandues dans ses interstices, et qu'il se combine avec elles ; alors l'air s'approprie l'humidité atmosphérique par une sorte de dissolution chimique (1) ; ce fluide devient sec pour nous, et cependant il contient réellement une grande quantité d'eau.

____

(1) M. de Humboldt, dans ses considérations sur les steppes et les déserts, nous montre combien la faculté dissolvante de l'air pour l'eau peut quelquefois acquérir de force et d'activité. Aucune rosée, aucune pluie ne vient humecter les plaines désertes de l'intérieur de l'Afrique ; de toute la superficie de cette mer de sable s'élèvent des colonnes d'air embrasé qui dissolvent les vapeurs et engloutissent les nuées à leur rapide passage. *Tabl. de la Nature*, tom. *I, p.* 10.

Dans d'autres circonstances, un ciel clair et serein présente en peu d'instans des points nébuleux, bientôt ils se convertissent en nuages épais, le tems est couvert, la pluie tombe par torrens. Or, ce phénomène météorologique provient de ce que les couches supérieures de l'atmosphère ont perdu subitement leur faculté dissolvante pour l'eau qu'elles tenaient en combinaison. L'air repousse en quelque sorte ce liquide, il l'exprime d'entre ses parties et lui restitue sa liberté.

Mais on n'observe que rarement ces grands effets, ces mouvemens si prompts et si étonnans dans l'atmosphère : le plus souvent l'air change plus lentement sa faculté dissolvante pour l'eau ; alors les molécules aqueuses qui s'étaient insinuées dans les interstices de ce fluide et qui étaient unies avec lui, se dégagent peu à peu et reprennent leurs propriétés ; elles se répandent dans toutes les couches de l'atmosphère ; elles forment comme une vapeur errante, souvent insensible, mais qui se rend bien manifeste par son action sur l'hygromètre (1).

______

(1) On conçoit que le médecin doit mettre une grande différence entre les notions que lui fournit l'hygromètre et celles qu'il tire de l'examen du baromètre. En effet, l'hygromètre nous révèle les qualités sèches ou humides

C'est dans les ouvrages de physique (1) que l'on doit chercher tout ce qui a rapport à l'action respective de l'air et de l'eau dans la production des phénomènes météorologiques. Il suffit, pour l'objet que nous nous proposons, que l'on saisisse bien les deux conditions sous lesquelles l'eau se rencontre dans l'atmosphère, et que l'on sache qu'elle y est tantôt en état de liberté, et qu'alors

---

de la couche d'air dans laquelle nous vivons ; c'est l'air qui enveloppe notre corps, qui agit sur cet instrument. Le baromètre nous donne le produit commun de l'effet que font sur lui toutes les couches qui constituent l'atmosphère. Or, des variations dans dés régions élevées qui n'ont aucune influence sur nos organes, agissent sur le baromètre, tandis que des vapeurs qui roulent sur la surface de la terre et qui exercent sur nous une vive impression, ne sont pas sensibles sur lui. C'est de l'air qui touche nos organes qu'il nous importe de bien connaître les qualités sensibles ; or, c'est surtout le thermomètre et l'hygromètre qu'il faut interroger sur ce point.

(1) Voyez le Mémoire de Leroi de Montpellier ; Mélanges de physique et de médecine ; les Essais sur l'Hygrométrie de Saussure ; la Statique chimique de Bertholet ; la Physique de Haüy, etc., etc. Chacun connaît l'article AIR, dont le professeur Hallé a enrichi l'Encyclopédie méthodique, travail où les connaissances physiques et les connaissances médicales forment une si heureuse alliance.

elle jouit de toutes ses propriétés, et tantôt dans un état de combinaison qui la rend comme nulle. En effet, l'humidité atmosphérique n'a de prise sur nos organes que quand elle est libre dans l'air, que quand elle s'y trouve seulement disséminée sous forme de vapeurs. Mais elle a perdu toute puissance sur eux ; il y a de sa part nullité d'action, lorsque l'eau a contracté une union intime avec le fluide atmosphérique.

Il suffit de considérer un air chargé d'humidité, et de le mettre en parallèle avec un air sec, pour concevoir aussitôt que chacun d'eux doit faire sur nous une impression assez forte, mais d'un caractère opposé.

Quand l'eau est répandue dans l'atmosphère par molécules errantes, elle jouit de sa liberté ; l'air lui sert seulement de véhicule : l'humidité atmosphérique agit alors sur les matières hygroscopiques ; celles qui ont une grande affinité avec elle, comme la potasse caustique, le muriate de chaux, l'acide sulfurique, etc., en absorbent des quantités considérables ; d'autres substances qui attirent l'eau avec moins de force, en recueillent encore beaucoup, comme le bois sec, les cordes, les éponges, le papier, etc. Enfin, l'humidité est quelquefois si abondante dans l'air, qu'elle se dépose partout, qu'elle humecte toutes les substances

qui sont en contact avec le fluide atmosphérique.

Or, le corps vivant qui est plongé dans un air
pourvu de la qualité dont nous parlons, doit sentir
promptement son pouvoir ; les molécules aqueuses
dont il est chargé agissent sur toutes les surfaces que l'air touche ; les suçoirs absorbans qui y
sont répandus les font pénétrer dans le corps ;
c'est à leur influence sur l'économie entière qu'il
faut rapporter la débilité, l'abattement que l'on
ressent aussitôt que l'air devient humide.

L'air qui a une qualité sèche se présente à notre
observation comme un agent bien différent ; sa
faculté dissolvante pour l'eau est très-développée ;
il se montre avide de s'unir avec ce liquide ; il
l'enlève à tous les corps qu'il touche ; il dessèche
avec rapidité toutes les substances humides que
l'on expose à son action : il balance l'affinité de
matières qui sont hygrométriques ; souvent même
il la surmonte et leur enlève l'humidité qu'elles recèlent. Il soustrait l'eau qui appartient aux cristaux
de sulfate de soude, et les fait effleurir.

Or, un air qui jouit de la propriété physique
dont nous parlons, exerce une puissante activité
lorsqu'il se trouve en contact avec nos organes ; il
fait sur eux une impression qui tient à son avi-

dité pour l'eau. L'air est pour nos surfaces extérieures et sensibles, comme un corps desséchant qui tend à les dépouiller de l'humidité qui leur est naturelle ; son action produit une sorte d'irritation qui se propage d'une manière sympathique aux fibres constitutives des divers appareils organiques, et qui paraît déterminer en eux un resserrement qui fortifie la complexion de tout le système vivant.

Mais nous savons que le fluide atmosphérique ne tire pas seulement de sa sécheresse ou de son humidité la puissance active qu'il met en jeu sur nous ; sa température contribue aussi à la produire : cette puissance a donc une origine complexe ; elle procède à la fois de l'état hygrométrique de l'air et de son degré de température.

De l'action du fluide atmosphérique sur le corps vivant.

Lorsque le médecin s'occupe d'une circonstance extérieure qui exerce une influence active sur le corps vivant, c'est au degré d'énergie, à l'étendue de sa puissance qu'il doit d'abord s'attacher. Or, sous ce rapport, il trouvera l'air atmosphérique digne de toute son attention. En effet, ce fluide, qu'il soit froid ou chaud, sec ou humide, fait sur nos organes de profondes impressions ; il tient de ses qualités physiques une activité dont l'exercice détermine de grands changemens dans l'économie animale.

Pour disposer l'esprit à bien saisir toute l'importance du pouvoir que l'air atmosphérique a sur le corps vivant, il est peut-être nécessaire de se rappeler toutes les facilités que ce fluide élastique y trouve pour développer sa force active et la lui rendre plus sensible. L'air pèse sur la peau et sur les membranes muqueuses ; il est en contact immédiat avec ces surfaces vivantes ; il s'insinue dans le canal alimentaire ; sans cesse un air nouveau pénètre dans les nombreuses divisions des bronches et en remplit la vaste étendue, etc. Or, on conçoit que, quand l'air devient froid ou chaud, sec ou humide, l'impression qu'il produit au même instant sur ces diverses parties, se propage rapidement à tous les appareils organiques (1),

---

(1) *Ambiens nos aer temperamenta assiduè pervertit, dùm aut immodicè calidior, aut siccior, aut frigidior, aut humidior evadit. Nam reliquis causis non omnes simul obnoxii sumus, neque per totum diem occursamus : aer autem nos ambiens forinsecùs omnibus circumfusus est, et per inspirationem trahitur. Necesse igitur est ad mutationes ejus, juxta temperamentum ipsius, coafficiantur etiam animalium corpora.* Aetii, Tetrab. 2, Serm. 1, cap. 44.

se fait aussitôt sentir à tout le système vivant. Il
n'est pas d'organe sur lequel l'air n'agisse ainsi
directement ou par sympathie, et tous les changemens qui surviennent dans sa température et
dans ses qualités hygrométriques s'impriment, en
quelque sorte, d'une manière soudaine sur tous
nos organes.

Ne voyons nous pas journellement une variation
dans l'état actuel de l'atmosphère faire naître aussitôt une foule de sentimens internes, produire
des altérations dans l'exercice des fonctions, que
chacun attribue aux nouvelles qualités que l'air
vient d'acquérir. Les effets auxquels l'action de ce
fluide donne lieu, deviennent très-sensibles, lorsque l'on porte son attention sur soi-même et que
l'on scrute avec soin tout ce que l'on éprouve.
Par exemple, si le fluide atmosphérique est sec et
chaud, et qu'il passe tout à coup à l'humidité,
une pesanteur générale, une débilité profonde,
une langueur dans l'exercice de toutes les fonctions témoignent que les forces vitales ont reçu
les atteintes d'une influence énervante. De même
un air humide et doux devient-il sec et froid; la
conscience d'une vigueur nouvelle, un besoin de
se donner du mouvement, une activité plus grande
dans les fonctions de la vie annoncent assez que
le corps est sous l'empire d'une force extérieure

qui rend tous les organes plus vigoureux , qui augmente leur énergie.

Mais souvenons-nous bien que l'action de l'air sur le corps vivant ne se borne pas à déterminer des agitations momentanées, des effets passagers qui ne tiendraient qu'à l'impression première du fluide atmosphérique , et qui cesseraient bientôt d'exister. L'air est un agent bien plus puissant. Son influence sur nos organes est constante, toujours semblable tant que ce fluide conserve les mêmes qualités : nous pouvons considérer son action comme celle d'une force extérieure sans cesse active, qui rend durables les changemens qu'elle provoque d'abord dans l'économie animale.

C'est en effet cette permanence d'action qui rend si important le pouvoir de l'air atmosphérique sur le corps vivant ; car si les variations que son impression première introduit dans les mouvemens des organes, se maintiennent ; si l'ordre particulier qui s'établit alors dans chaque fonction de la vie, devient un état fixe et constant ; si la digestion , la circulation , les sécrétions, en un mot tous les actes de la vie assimilatrice conservent un autre mode d'exercice, cette nouvelle manière d'exister opérera bientôt une mutation dans la complexion actuelle de toutes les parties vivantes ; après un tems plus ou moins long, l'économie animale ne sera plus dans les mêmes conditions ; le corps aura acquis une nouvelle disposition organique (1).

C'est le pouvoir dont l'air jouit pour modifier, par un autre exercice des fonctions de la vie, la disposition intime du corps, qui nous explique pourquoi nous ne sommes pas les mêmes, à proprement parler, sous des conditions différentes de l'atmosphère ; pourquoi notre habitude extérieure, notre vigueur, notre situation intérieure, notre prédisposition varient comme les qualités physiques de l'air ; pourquoi nous ne sommes pas toujours sujets aux mêmes maladies. Nous trouverons aussi dans l'influence de l'air sur les actes de la vie assimilatrice, la raison de ce fait ; tous les individus prennent une manière d'être analogue, lorsque le fluide atmosphérique conserve quelque tems la même température et le même état hygrométrique ; cette complexion organique commune donne à leurs maladies une ressemblance dans le caractère, dans la marche, dans la terminaison : de là la cause des phénomènes pathologiques que l'on nomme *consti-*

---

(1) Baillou a dit : *Nec abs re dictum est unà cum temporibus mutari corporum conditionem, ità ut qualis est aer tales et spiritus et humores existant.* Epidem. et Ephemerid. lib. 1.

tutions médicales , maladies dominantes (1).

C'est dans les ouvrages de pathologie que l'on prouve combien l'air atmosphérique a d'empire sur nous par ses qualités physiques. Ne sait-on pas que l'air froid, l'air chaud, l'air sec, l'air humide donnent naissance à des maladies d'un caractère déterminé. En réfléchissant sur la force de l'influence que possède cette cause extérieure, le thérapeutiste désirera sans doute de s'en emparer et de s'en servir dans le traitement des affections morbifiques. L'activité de ce fluide té-

---

(1) L'air concourt à la production des maladies de deux manières différentes : 1°. par son action permanente et par le pouvoir qu'il a alors sur l'exercice des fonctions assimilatrices, l'air donne au corps vivant une disposition qui le rend accessible à des maladies particulières : il est alors cause éloignée ou prédisposante. *Corpus ità mutat, ut aptum sit suscipere morbum.* Boerhaave, Instit. rei med. 2°. L'air peut aussi être cause excitante ou déterminante d'une maladie : ainsi un courant d'air froid, pendant que l'on est échauffé, donne naissance aussitôt à un coryza, à un catarrhe pulmonaire, à des coliques, à une péripneumonie, à une affection rhumatismale. Mais le fluide atmosphérique n'a fait qu'une impression momentanée ; c'est une étincelle qui allume un incendie : l'air alors n'influe pas sur le caractère de la maladie qui, selon les individus, est peu grave ou bien fortement inflammatoire : elle peut être aussi bilieuse, muqueuse, etc.

I.   4

moigne assez que l'on peut en retirer de grands avantages.

Au reste, on conçoit que les grands effets dont nous avons parlé, ne peuvent avoir lieu que quand l'air présente des qualités thermométriques et hygrométriques bien prononcées, et que sa chaleur ou sa froideur, sa sécheresse ou son humidité sont assez développées, pour qu'il ait beaucoup de prise sur nos organes : c'est alors seulement qu'il maîtrise leurs mouvemens, qu'il règle l'exercice des fonctions qui leur sont confiées; mais si le thermomètre reste au tempéré, si l'hygromètre est incertain, alors la force active de l'air est peu marquée; le produit de son action n'est plus appréciable. De même, lorsque les qualités physiques de l'air ne sont pas constantes, et qu'il passe continuellement du chaud au froid, du sec à l'humide, il ne cause plus que des impressions fugaces qui se succèdent sans cesse et qui s'évanouissent trop tôt, pour qu'il s'établisse dans les fonctions de la vie un mode particulier et durable d'exercice, et que l'économie animale ne reçoive une complexion nouvelle.

De l'action qu'exerce sur nous l'air qui est agité.

L'atmosphère ne nous présente pas toujours un fluide tranquille; par rapport aux corps qui y sont plongés ; nous voyons au contraire qu'il s'y éta-blît continuellement des courans qui donnent. naissance aux vents. Alors toutes les parties de ce fluide se meuvent rapidement les unes sur les autres, il est dans une agitation continuelle et tumultueuse. Or, ces circonstances ne doivent point être omises lorsque l'on s'occupe de déterminer le pouvoir de l'air atmosphérique sur nous.

Le vent agit de deux manières sur le corps vivant : 1°. il rend plus vive et plus forte l'impression que l'air produit par ses qualités physiques ; 2°. l'ébranlement imprimé à l'air qui entoure le corps, exerce sur toutes les parties qu'il touche un frottement mécanique qui influe sympathiquement sur tous les organes.

Il est facile de concevoir pourquoi, quand l'air est dans une grande agitation, nous sentons mieux sa chaleur ou sa froideur, pourquoi il nous paraît plus actif que l'air qui est en repos En effet, le fluide atmosphérique, poussé avec violence contre nos parties vivantes, pénètre dans les inégalités de leur surface, déplace sans cesse la couche d'air qui est en contact avec elle. Or, ce renouvellement continuel lui donne plus de prise sur nos organes, il rend plus sensible son action sur eux, comme corps froid ou comme corps chaud.

Lorsque l'atmosphère est calme, la couche d'air qui nous enveloppe reste long-tems la même ; elle change plus rarement et moins complètement. Or, si le tems est froid, l'air qui pèse sur nous prend bientôt une température indépendante de celle de l'air ambiant, car le calorique qui s'échappe du corps, s'accumule dans la portion de ce fluide qui nous environne, il en élève la température. Dans l'air agité, cet effet ne peut avoir lieu puisque ce fluide se renouvelle continuellement autour de nous.

L'influence que l'air exerce sur nous par sa température augmente donc quand il est agité. Dans un tems de gelée, chaque coup de vent, en pressant fortement l'air contre nos organes, nous fait éprouver un vif sentiment de froid (1) ; et cette cause ne fait point varier le thermomètre : de même, l'air très-chaud cause une impression pénible, il est brûlant si on le souffle sur quelque partie, pendant que l'on supporte sans peine le contact de ce fluide, en le laissant tranquille.

L'air sec, avide d'humidité, agit aussi d'une manière plus vive et plus marquée sur nos par-

---

(1) C'est par la même raison que le jeu de l'éventail rafraîchit la figure ; il y pousse un air qui est moins échauffé que celui qui touche immédiatement la peau.

ties vivantes, si un courant le fait passer rapide-
ment·sur leur surface.

L'agitation de l'atmosphère développe donc la
puissance active que l'air tire de ses qualités physiques ; mais il est une influence et des effets organiques qui dépendent du mouvement même de ce
fluide, du frottement mécanique qu'il exerce sur
les surfaces qu'il touche. Quand on est à l'air libre,
les courans qui existent dans le fluide atmosphérique, viennent se briser contre nous ; ils font sur
nos organes extérieurs une sorte de friction
aérienne qui détermine en eux un resserrement
fibrillaire (1), et qui, par les communications sym-
pathiques du système nerveux, fortifie le corps
entier.

Dans les appartemens, les courans d'air ne sont
pas sensibles ; mais l'agitation intestine de la masse
atmosphérique, le frémissement qui agite toutes
ses parties se propagent à l'air qui remplit nos habitations : aussi les personnes faibles, les malades
sur lesquels les influences extérieures ont plus de
prise, éprouvent-elles des accidens, des douleurs
lorsqu'il fait de grands vents, des ouragans, etc.

L'air agité est donc pour le corps vivant un
agent plus puissant que l'air calme. Ses qualités

____

(1) *Quæ naturâ solida sunt , dum fricantur , in se
coeunt.* Hippoc. de sanor. vict. ratione , lib. 2.

thermométriques et hygrométriques deviennent plus sensibles pour nous. De plus, le frottement mécanique qu'éprouvent alors nos organes, est une seconde source d'influence que l'on ne doit pas perdre de vue. Le médecin qui se servirait de l'air atmosphérique comme d'un moyen médicinal, ne pourrait-il pas développer utilement la puissance de ce fluide en agitant artificiellement l'air de l'appartement où serait le malade (1).

Observons, en terminant, que tous les effets attribués aux vents du midi, du nord, etc., dépendent des qualités physiques que chacun de ces vents donne au fluide atmosphérique. Selon que le vent souffle de côtés différens, il peut nous apporter un air froid ou chaud, sec ou humide (2). Or, en vertu de son état hygrométrique et thermométrique, l'air fait alors sur nous des impressions diverses, et cause des changemens organiques dont le vent n'est plus qu'une raison éloignée.

§ II. *De l'emploi de l'air atmosphérique comme moyen de la thérapeutique.*

Rappeler au médecin qu'il doit toujours porter

---

(1) Les anciens se servaient, pour produire cet effet, d'une espèce d'éventail. *Per flabellum aer ignavior concitetur*, dit Aëtius, en parlant des moyens que l'on doit employer dans le traitement de la fièvre ardente. TETRAB. 2, Serm. 1, cap. 78.

(2) *Vid. Hippoc.* de sanor. vict. ration, lib. II

son attention sur l'air qui entoure les malades, le renouveler souvent, éloigner tout ce qui peut altérer sa pureté, c'est répéter un sage précepte que chacun met en pratique ; mais proposer de rendre l'air un remède puissant, en changeant artificiellement ses qualités physiques et en lui donnant une force active qui puisse opérer une mutation avantageuse dans l'état actuel du corps malade, c'est tenter de remettre en faveur une méthode prônée dans l'antiquité, mais négligée de nos jours.

Les méthodistes qui cherchaient des moyens de guérison dans les choses les plus simples, s'attachaient surtout à l'air, et le faisaient concourir au but qu'ils se proposaient ; ils voulaient que l'on fît plus d'attention à l'air que l'on respire qu'aux substances que l'on mange, parce qu'on ne prend des nourritures que par intervalles, au lieu que l'on est continuellement soumis à la puissance du fluide atmosphérique ; ils choisissaient tantôt un appartement facile à échauffer, dans lequel ils entretenaient une grande chaleur, tantôt un lieu souterrain et frais, dont ils couvraient même le plancher de branches de vigne, de myrte, de saule, etc., qu'ils arrosaient d'eau fraîche.... Enfin l'air se trouvait toujours au nombre des agens médicinaux qu'ils mettaient en usage.

Mais de nos jours on ne s'occupe guère du fluide atmosphérique dans lequel un malade est plongé, que pour le rendre pur et sain ; on veut seulement l'empêcher de nuire, mais on ne cherche pas à en tirer un secours positif dans le traitement des maladies, en changeant sa température et son état hygrométrique, et en lui donnant des qualités physiques convenables.

Il est même digne de remarque que si les praticiens s'occupent de la température de l'air qui remplit la chambre d'un malade, c'est pour lui enlever toute activité, pour le priver de ses propriétés agissantes. Ainsi, dans toutes les maladies aiguës, Dehaën demande que le fluide atmosphérique ait constamment une chaleur de 12 à 14 degrés au thermomètre de Réaumur, et il emploie tous les moyens propres à conserver, à maintenir dans toutes les saisons cette douce température (1). Quarin pense aussi que la chaleur la plus convenable aux malades est à peu près celle que nous venons d'indiquer (2).

Mais le médecin doit-il se contenter d'empêcher l'air d'être nuisible ? pourquoi ne tenterait-il pas,

---

(1) *De Method. Hippocr. præstant. in morb. acut. Ratio medend.*, tom. 7.

(2) Traité des Fièvres et des Inflammations.

à l'exemple des anciens , de tourner à l'avantage de l'art de guérir , l'influence très-puissante que cette circonstance extérieure exerce sur nous ; il sait que le fluide atmosphérique peut modifier les mouvemens de nos appareils organiques, l'exercice des fonctions de la vie : il sait de plus que la puissance active qui produit ces effets , tient aux qualités thermométriques et hygrométriques de ce fluide ; il voit aussitôt la possibilité de s'en emparer , de la maîtriser , de lui donner toujours un caractère qui convienne à ses vues : en un mot il peut convertir l'air en un agent médicinal très-efficace.

N'oublions pas que dans le traitement des maladies l'air appelle l'attention du thérapeutiste pour deux raisons très-importantes : d'abord ce fluide est très-souvent au nombre des causes qui ont occasionné la maladie ; alors son action sur l'économie animale entretient, consolide l'existence de l'état morbifique. On conçoit que le médecin doit s'empresser d'anéantir cette influence nuisible , en donnant une autre constitution à l'air de l'appartement du malade ; mais il peut faire plus , il peut, en élevant sa température , en le maintenant sec , ou au contraire en y répandant de l'humidité , le rendre un agent , qui tiendra sa place parmi les autres moyens qu'il emploiera , et qui con-

tribuera efficacement à diminuer les accidens de
la maladie.

La puissance que l'air atmosphérique exerce sur
nous ne conserve pas toujours le même caractère ; mais les variations qu'elle est susceptible de
subir peuvent se rapporter à quatre modes généraux ; chacun d'eux est lié à une combinaison
particulière des qualités physiques de l'air considéré à la fois comme corps froid ou chaud, et
comme corps sec ou humide. Ainsi de l'air froid
et sec , de l'air chaud et sec , de l'air chaud et humide, de l'air froid et humide, émane une influence d'une nature spéciale et dont le pouvoir
sur nos organes est très-différent. Nous allons successivement nous occuper de la force active attachée à chacune de ces constitutions atmosphériques.

SECTION PREMIÈRE.

DE L'AIR FROID ET SEC.

§ Ier. *De l'origine de l'influence que l'air sec et
froid exerce sur nous.*

L'air qui est sec et froid contient peu de calorique libre ; le thermomètre reste alors plus ou
moins près du terme de la congélation de l'eau ,
ou même il descend beaucoup au-dessous. Or ce

fluide, en contact immédiat avec nos organes, fait sur eux une vive impression ; il tend à leur soutirer le calorique libre qui forme leur température vitale ; il détermine par son action sur leur tissu un changement remarquable dans leurs propriétés organiques et dans leurs mouvemens.

L'air privé de calorique libre produit des effets particuliers sur les mammifères sujets à l'engourdissement hibernal, sur les reptiles, sur les insectes. Il ralentit dans ces êtres vivans l'exercice de toutes les fonctions, il le suspend presqu'entièrement ; mais il suffit alors d'augmenter la quantité de calorique libre dans le fluide atmosphérique, pour rétablir les mouvemens de leurs organes, pour en ranimer l'action. Un second refroidissement de ce fluide, reproduit un nouvel engourdissement, une nouvelle suspension des actes de la vie ; puis si on le réchauffe, on rappelle ces animaux comme de nouveau à la vie. On peut ainsi augmenter ou affaiblir à volonté la puissance du principe qui les anime (1).

Mais sur les animaux qui ont la faculté de conserver leur chaleur vitale, le froid occasionne un

____

(1) Voyez les belles expériences de Spallanzani dans l'ouvrage intitulé : *Rapports de l'air avec les êtres organisés.* Voyez aussi ses Expér. sur la Génération, pag. 73 et 285.

autre ordre de phénomènes vitaux ; son impression offensive détermine une sorte de resserrement intestin dans les appareils organiques ; si le froid n'agit pas sur eux avec trop de violence, toutes les fonctions s'exécutent avec aisance et avec énergie ; et lorsque ces animaux trouvent une nourriture abondante, la vigueur de leur corps augmente, comme nous le verrons plus loin.

Le fait suivant, observé sur les animaux dormeurs par les naturalistes, prouve bien que le froid exerce sur les corps vivans une impression positive. Aussitôt que le thermomètre descend vers zéro, les chauve-souris, les lérots, les hérissons, etc., sont frappés d'une stupeur profonde ; mais si alors on expose brusquement ces animaux à une température très-basse, ils se réveillent pour retomber un moment après dans leur premier état (1). Ce grand froid devient pour le principe qui veille à leur conservation un stimulant instantané ; les fonctions de la vie se rétablissent momentanément.

L'air sec et froid exerce encore sur les organes une action qui dépend d'une autre cause, qui dérive de sa sécheresse. Ce fluide jouit d'une grande faculté dissolvante pour l'eau ; il se montre avide

---

(1) Spallanzani, Rapports de l'air, etc. ; Saissy, Rech. expérim. sur les anim. hybernans.

de ce liquide, et tend toujours à se combiner avec lui ; il sèche avec promptitude les objets mouillés ; il dépouille les corps hygrométriques de leur humidité. Ce fluide desséchant produit sur les surfaces vivantes un effet qui se combine avec l'impression de sa qualité froide.

Mais avant de passer à l'examen des effets que détermine dans le système vivant l'air pourvu d'une constitution sèche et froide, rappelons-nous que ce fluide n'est froid que quand le thermomètre approche du terme où l'eau se congèle, ou même qu'il est descendu au-dessous ; car il ne faut pas toujours accorder à l'air une qualité froide, parce qu'il nous fait éprouver un sentiment de fraîcheur. Ainsi en été, ou bien lorsque nous sortons d'un appartement échauffé, nous éprouvons un refroidissement dans un air qui n'est pas réellement froid ; l'impression fugace que nous ressentons alors naît de l'opposition subite de deux températures inégales : aussi elle s'évanouit bientôt, et c'est alors que la puissance thermométrique propre à l'air dans lequel on se trouve, se manifeste.

Observons encore que le pouvoir de l'air froid et sec se proportionne au développement de ses qualités physiques, et qu'il devient d'autant plus prononcé, que la froideur du fluide atmosphérique acquiert plus d'intensité. Observons aussi que l'élasticité ou la pesanteur plus grande de l'air pourvu des qualités dont nous parlons, ajoute encore à son activité : pressés plus fortement par lui, nos organes sentent plus vivement son impression offensive.

§ II. *Des effets que l'air froid et sec produit dans l'économie vivante.*

L'air sec et froid agit sur nos organes de deux manières qu'il est important de distinguer : 1°. ou l'air n'a de prise que sur quelques parties du corps seulement ; il n'y a que la figure, les mains, la surface pulmonaire qui soient en contact avec ce fluide ; alors son action est continuelle et assez douce : l'impression locale que cause le froid, se propage sympathiquement à tous les appareils organiques ; 2°. ou bien tout le corps, dépouillé de vêtemens, se trouve soumis à la force active de l'air froid et sec ; alors son action n'est que momentanée ; cependant les effets qu'elle produit présentent deux tems pour l'observateur. D'abord le froid altère les propriétés vitales des organes, trouble fortement l'exercice des fonctions de la vie ; mais la cause qui produit cet état de désordre, cessant bientôt d'exister, une réaction vitale survient, la chaleur animale se rétablit, les mouvemens organiques reprennent leur régularité ; et

c'est alors seulement que l'on a les vrais effets de
l'air froid et sec ; c'est alors que l'on peut constater le résultat de son action sur le système animal (1).

Nous allons nous livrer à l'examen successif de
chacune des fonctions de la vie, pendant que le
corps est sous l'action d'un air froid et sec. Nous
savons que par là nous acquerrons deux ordres
bien distincts de connaissances : 1°. dans le mode
actuel d'exercice des fonctions , nous verrons
quelle espèce d'impression ressentent alors les organes ; 2°. en embrassant ensuite l'ensemble des
actes de la vie assimilatrice, nous jugerons quelle
mutation doit peu à peu s'opérer dans l'économie
animale, quelle complexion elle doit prendre sous
l'empire de cette cause extérieure.

Digestion. L'air pourvu d'une qualité froide et
sèche exerce sur l'appareil gastrique une propriété
fortifiante. L'élaboration des matières alimentaires

____

(1) Nous observons les mêmes phénomènes dans l'action
de l'eau froide : au moment de l'immersion, il y a fris-
sonnement, pâleur générale , trouble dans la circulation ;
mais après être sorti de l'eau, si l'individu a de la vigueur,
les fonctions reprennent leur exercice, la chaleur renaît ,
chaque acte de la vie annonce un grand fonds d'énergie
organique ; on se sent plus fort, plus gai.

devient alors plus facile, plus parfaite: on mange davantage à la fois, on digère bien et l'appétit renaît plutôt. Ces effets sont surtout marqués quand le fluide atmosphérique, après avoir été humide et doux, prend une constitution froide et sèche; on sent alors que les forces digestives, qui étaient languissantes, sont plus actives, plus puissantes.

Il est aussi d'observation que, quand l'air est froid et sec, les excrémens sont plus compactes et moins abondans. *Quotidianæ constitutiones aquiloniæ alvos siccant.* HIPP., aph. 17. sect. 3. Il semble que tous les principes qui sont susceptibles de nourrir, soient alors absorbés et portés dans le torrent circulatoire. Les anciens qui regardaient la chaleur comme un des principaux agens des fonctions, disaient qu'elle se concentrait à l'intérieur par un tems froid: *Ventres sunt calidiores.* HIPP.

Circulation. Quand l'air est froid et sec, les contractions du cœur sont vigoureuses; le pouls est fort et dur, mais il devient en même tems plus lent. La force tonique des vaisseaux capillaires est très-développée, ce qui explique la fréquence des engorgemens inflammatoires, des hémorragies actives, etc. L'examen de cette fonction nous autorise à penser que l'air, pourvu d'une qualité sèche et froide, possède une propriété qui fortifie le tissu de l'appareil circulatoire, et le rend plus robuste (1).

Respiration. On distingue dans l'acte de la respiration deux sortes de phénomènes : 1°. des phénomènes mécaniques ; 2°. des phénomènes chimiques. Les premiers sont les seuls que nous puissions apercevoir ; mais par eux pouvons-nous toujours juger des seconds ? Cependant les expériences pneumatiques des physiciens modernes semblent mettre hors de doute que, dans l'acte de la respiration, l'absorption de l'oxigène et le dégagement du gaz acide carbonique ne se font pas toujours dans la même proportion. La quantité soit de l'oxigène qui se combine avec le sang, soit du carbone dont ce fluide vivant se dépouille, varie dans

---

(1) *Quàm eximia præichea aeris circumflui ac tempestatum sit efficacia ad sanguinis per arterias motum earumdemque percussum conturbandum, quotidianis experimentis inclarescit. Inprimis experientiâ compertum habemus, quod simul ac post diu in atmosphærâ regnantes zephyros, vel austros, aquilo, vel eurus flare incipit, mox major tensio arteriarum fiat, major quoque vigor et magnitudo in pulsibus, quod etiam observatur, quandò argentum vivum in barometro situm suum humilem mutat et ad superiora scandit.* HOFFMANN, Med. ration. systemat., tom. 1, p. 368, p. 1.

1.

une foule de circonstances. On conçoit que des changemens même légers dans le produit d'une fonction aussi essentielle à la vie, doivent vivement nous intéresser.

Lorsque le froid agit fortement sur nous, que tout le corps sent à la fois son impression, qu'il nous fait sans cesse comme frissonner, il paraît prouvé que chaque inspiration combine moins d'oxigène avec le sang, que chaque expiration lui enlève moins de carbone (1); le fluide que les artères portent pendant ce tems dans toutes les parties a des qualités moins vivifiantes.

Mais si le froid n'attaque qu'une partie de la surface cutanée comme la figure, les mains, etc., la respiration et les autres actes de la vie conservent leur régularité ; les phénomènes chimiques n'éprouvent pas d'altération remarquable. De même, après que les fonctions sont rétablies dans leur intégrité, si le froid s'est fait sentir à la fois sur tout le corps, et qu'il ait provoqué un état de trouble, les phénomènes chimiques de la respiration ont repris leur exercice.

---

(1) Pendant le frisson de la fièvre, la proportion de gaz acide carbonique diminue dans l'air expiré, comme l'a expérimenté le professeur Jurine, *Mémoires de la Société royale de Médecine*,

Absorption. Nous ne pouvons apercevoir l'action des vaisseaux absorbans, ni juger directement de l'exercice de la fonction qui leur est confiée; néanmoins dans un air froid et sec, nous sommes autorisés à penser que l'absorption a peu d'énergie sur la peau, qu'elle est très-active sur les surfaces muqueuses, et surtout sur les voies intestinales, puisque l'on observe que les excrémens sont alors peu abondans et plus consistans : *Aquilo ventrem astringit*, a dit Celse après Hippocrate. L'absorption qui a lieu dans le tissu même de nos organes ou l'absorption *interstitielle* montre aussi beaucoup d'activité ; elle ne laisse pas séjourner de fluides lymphatiques entre leurs fibres ; les organes sont et plus denses et plus robustes.

Sécrétions et *Exhalations.* Les matières que l'absorption verse sans cesse dans la masse sanguine forment la source des humeurs excrémentitielles. Les molécules de ces matières roulent pendant quelque tems avec le fluide sanguin, puis celles qui ne sont pas assimilées sortent par les organes sécréteurs et exhalans ; mais par un tems froid, cette expulsion se fait principalement par les urines qui sont alors très-abondantes; dans d'autres circonstances c'est la transpiration cutanée qui les entraîne, mais la vitalité du système dermoïde est singulièrement affaiblie dans un air sec et froid.

Une chose essentielle à noter ici, c'est que, quand l'air a une qualité sèche et froide, la somme totale des excrétions diminue beaucoup. Les molécules nutritives séjournent plus long-tems dans le fluide sanguin; ce séjour doit favoriser la nutrition du sang et des organes : le corps qui perd moins, devient plus lourd à la balance ; mais comme cette constitution atmosphérique fortifie en même tems toutes nos parties vivantes, nous ne sentons pas le surcroît de pesanteur. *In aere frigido salubri, prohibetur quoque perspiratio, densantur meatus, sed roborantur fibræ, et perspirabilis retenti pondus nec lœdit, nec sentitur.* Sanctor. Aph. 7, sect. 11, de Med. static.

Nutrition. L'exercice insensible de cette fonction ne nous permet pas de saisir directement son degré d'activité ; on ne peut juger de la nutrition que par son produit.

Mais il ne faut pas prendre pour un signe d'une nutrition plus active le volume ou l'embonpoint qu'acquiert le corps ; ce résultat peut tenir au développement du tissu cellulaire, à l'accumulation de la graisse entre ses lames et coexister avec une assimilation languissante des principes nourriciers dans le tissu des parties vivantes.

Une règle assez sûre pour apprécier l'activité de la fonction nutritive, et cette règle nous a été donnée par Hippocrate et par Galien, c'est de porter son attention sur les appareils organiques et d'examiner l'énergie de leurs mouvemens. Il n'est de force réelle dans le corps que celle qui dérive de la nutrition; on peut bien, à l'aide du vin, de liqueurs alcoholiques, d'un agent stimulant, provoquer le développement d'une vigueur qui était latente dans nos organes; mais ces agens ne l'ont pas produite; et si des alimens substantiels ne viennent réparer les pertes que cette secousse a occasionnée, on observe bientôt une débilité profonde.

Nous reviendrons sur ces idées. On conçoit toujours que l'exercice de la nutrition doit être considéré séparément dans le sang et dans les organes.

Tout indique que dans une constitution atmosphérique sèche et froide, la sanguification s'exécute d'une manière très-active. Le fluide sanguin est richement constitué; il est épais, plus concrescible, il paraît comme surabondant dans le système vasculaire; le pouls est fort et plein. Il est d'observation que quand cette constitution atmosphérique dure quelque tems, et qu'elle devient dominante, des signes de pléthore se manifestent chez tous les individus (1).

Dans un air sec et froid la fonction assimilatrice paraît aussi très-active dans le tissu des organes ; la vigueur de leurs mouvemens , l'aisance avec laquelle ils exécutent les fonctions qui leur sont confiées , le sentiment profond d'énergie que l'on ressent alors sont des preuves que l'acte de la nutrition s'accomplit bien dans tous les systèmes vivans.

Sensations. On est moins sensible quand l'air est froid et sec ; il faut une impression plus forte pour causer un sentiment un peu vif. L'énergie intérieure dont on a alors la conscience influe sur le caractère des passions ; elle dispose les uns à la dureté et les autres à la gaîté : dans les tems secs et froids , un pesant Hollandais ressemble au Français le plus gai, au rapport de Zimmermann, *Traité de l'Exper.*, *liv. 5, ch. 5*. Huxham dit la même chose des Flamands. *Nec incitat aliquid magis grave Belgarum vulgus quàm rigidum , diuque durans, gelu : tunc temporis enìm vel cum*

---

(1) *Hoc utiquè perpetuum est quòd sanguis nunquam tutiùs , aut feliciùs, in morbis acutis mittitur , quàm frigidas inter et siccas aeris constitutiones , altiùs perstante barometro.* HUXHAM, *de aer. et morb. ep. tom. 2 , in præf.*

lepidissimis Gallis festivitate concertant. De Aer. et Morb. ep. tom. 1, in proleg. L'action fortifiante d'un tems froid doit se faire surtout remarquer sur des personnes amollies par un air constamment humide.

Locomotion. L'air sec et froid développe les forces toniques du système musculaire, mais il engourdit un peu sa propriété contractile. Les mouvemens sont plus forts, mais ils sont moins libres, moins précis ; cependant la vigueur des muscles fait un besoin d'agir, et l'exercice spontané du corps procure une sorte de plaisir.

Notons ici que l'examen de ces deux dernières fonctions nous montre seulement la disposition vitale des organes qui les exécutent, et peuvent tout au plus nous aider à juger de l'état des autres parties vivantes qui se dérobent à nos perquisitions. Mais ces fonctions ne contribuent pas à la vie assimilatrice ; les variations qu'elles éprouvent n'ont donc aucun pouvoir sur la complexion intime des fluides et des solides, elles ne peuvent rien au moins directement sur la constitution actuelle du corps : ce sont les autres fonctions qui changent son état quand elles adoptent, pendant un certain tems, un mode nouveau d'exercice.

§III. *De la constitution organique que le corps acquiert sous l'influence de l'air sec et froid.*

L'exercice des fonctions de la vie, pendant que l'air est froid et sec, nous annonce que tous les appareils organiques ont alors beaucoup d'énergie vitale : le seul changement remarquable que nous observions dans l'état des organes, c'est une augmentation manifeste de vigueur. En effet, leurs mouvemens ne sont pas plus fréquens ou plus rapides, mais ils sont plus forts : la digestion, la circulation, les sécrétions, etc. ne s'exécutent pas plus promptement, mais toutes les fonctions de la vie se font avec une grande régularité, avec plus de perfection ; tout annonce que l'air sec et froid met en jeu sur le système vivant une propriété tonique.

Or, on conçoit que si les effets immédiats que détermine dans le corps vivant l'air sec et froid, deviennent durables, si le mode d'exercice que nous venons d'observer dans les fonctions assimilatrices continue, une mutation profonde aura lieu dans l'économie animale; une digestion parfaite, une circulation régulière, des excrétions modérées, une nutrition plus active du sang et du tissu des organes réaliseront peu à peu une *constitution organique* particulière. Aussi, quand le fluide atmosphérique conserve pendant long-tems une température froide et une qualité sèche, le sang devient très-abondant, il acquiert une riche complexion : celui que l'on retire par la saignée est épais et couenneux ; chacun a la conscience d'une plus grande vigueur (1) ; on est dâns un état de pléthore plus ou moins prononcé ; il existe en général chez tous les individus une prédisposition à la fièvre inflammatoire, aux phlegmasies, aux hémorragies actives, etc.

C'est une chose remarquable, qu'Hippocrate, dans son Aphorisme dix-septième de la troisième section, ait rassemblé les principaux effets primitifs et secondaires que produit dans l'économie animale la constitution atmosphérique dont nous parlons. *Quotidianæ autem constitutiones, aquiloniæ quidem corpora compingunt, et robusta, et facilè mobilia, et benè colorata, et meliùs audientia faciunt, alvos etiam siccant, et oculos mordent ; et dolorem circa thoracem, si quis præexistat, majorem faciunt.*

---

(1) *Frigus, siccitate præsertìm adjunctá, vim fibrarum adauget plurimùm ; accedentibus adeò simul utrisque, vis vitæ fortior evadit, et vel ipse corporis habitus pro tempore velut mutatus videtur.* HUXHAM, op. citat. tom. 1 , in prol. p. 22.

Il semblerait que c'est l'air pourvu d'une qualité sèche et froide qui donne au corps vivant la
complexion organique dont nous venons de parler;
mais cette complexion acquise n'est pas la suite directe et nécessaire de l'impression du froid; il faut
pour qu'elle se produise, le concours de plusieurs
autres circonstances qui sont tellement essentielles,
que, sans elles, loin d'observer une augmentation
de forces, il survient une débilité plus grande.

Ainsi, l'action du froid n'est fortifiante que
pour les personnes qui se nourrissent bien, qui
prennent habituellement des alimens substantiels,
qui se couvrent de vêtemens chauds, en un mot
qui ont un grand fonds de vigueur; mais sur les
individus mal nourris, mal vêtus, déjà affaiblis,
le froid ne produit plus ces effets salutaires; il dérange au contraire l'ordre de tous les mouvemens
organiques, il pervertit l'exercice de toutes les fonctions assimilatrices; ce qui amène bientôt une détérioration dans toutes les parties vivantes. Ainsi,
en hiver, nous observons dans les indigens tous
les signes de la langueur: ils sont sujets aux affections muqueuses, cachectiques, lymphatiques, etc.

En examinant avec soin la série successive de
changemens que le froid détermine dans les propriétés vitales d'un organe, on trouve l'origine des
effets fortifians auxquels il donne lieu. Par exemple,

contemplez une partie musculaire qu'un froid vif vient de frapper, vous voyez qu'elle a éprouvé une sorte de resserrement fibrillaire qui a diminué son volume et l'a rendu plus dense, et qu'en même tems ses mouvemens sont devenus moins libres et moins faciles, que sa sensibilité est comme engourdie et sa température vitale diminuée : bientôt à ces premiers effets succèdent d'autres phénomènes. La contractilité, la sensibilité, la caloricité se rétablissent, ces propriétés vitales reviennent à leur état naturel ; mais on observe alors que le développement des forces toniques que l'impression primitive du froid avait provoqué dans cette partie subsiste toujours, de manière qu'elle a réellement acquis, par suite de cette opération, plus de ton, plus de vigueur organique. Or, en transportant à tout le système vivant cette observation, on s'explique comment le froid peut devenir une cause fortifiante. Lorsque nous éprouvons l'action d'un froid assez violent, nous ressentons dans toutes nos parties vivantes à la fois le phénomène que nous venons d'observer sur un point isolé du corps : tous les organes perdent momentanément de leur vitalité accoutumée ; alors tous les mouvemens organiques sont irréguliers, les fonctions sont altérées : mais si le froid n'est que momentané, et qu'il cesse bientôt, si à l'aide de vêtemens chauds, de boissons excitantes, de frictions, de l'exercice spontané, etc. , on rappelle la chaleur et la vie dans tout le système , alors on voit toutes les fonctions s'exécuter avec une plus grande énergie; tous les appareils organiques sont plus vigoureux ; on se sent plus fort, plus robuste.

La vigueur que le corps reçoit du froid dans ce cas est conditionnelle ou secondaire ; c'est un résultat possible, mais non nécessaire de son impression sur le corps vivant ; car si la faiblesse de l'individu, ou l'action continuelle du froid rendait imparfaite et trop tardive la réaction vitale que nous venons d'indiquer, alors on obtiendrait un produit absolument opposé ; l'économie animale ne tarderait pas à offrir des symptômes de mauvaise complexion des humeurs et des solides.

Lorsque l'air sec et froid agit seulement sur quelques parties, sur les mains, sur la figure, sur la surface pulmonaire, il ne cause plus une perturbation générale dans le corps vivant, il ne donne plus lieu à une réaction vitale ; cependant il produit encore une augmentation de vigueur organique dont il est facile de trouver la raison.

Dans les individus qui sont bien couverts, bien nourris , l'impression du froid sur les parties que nous venons de désigner, n'altère pas le mouvemens des organes, ne trouble pas l'exercice de la vie assimilatrice ; mais son action locale se propage sympathiquement à tous les appareils organiques, elle détermine une sorte de contraction fibrillaire dans leur tissu ; elle augmente leur vigueur tonique. La digestion, la circulation, les sécrétions, toutes les fonctions conservent leur régularité ; elles s'exécutent avec plus d'énergie, avec plus de perfection, et le corps prend en peu de tems une constitution pléthorique.

On voit toujours que même dans cette circonstance, le froid n'est qu'une des causes qui concourent en commun à produire dans le système vivant une plus grande vigueur ; mais si toutes ces causes n'existent pas, comme pour les personnes qui ne peuvent se procurer des alimens bien substantiels, qui n'ont pas de feu, qui sont mal vêtues, que le froid attaque de toutes parts et tourmente continuellement, on n'observe pas ce résultat. La vie assimilatrice peut-elle maintenir son intégrité, la nutrition peut-elle être régulière dans un corps qui frissonne sans cesse ?

Nous terminerons par observer que tout ce qui produit une déperdition du calorique qui forme notre température vitale, épuise les forces : un exercice violent, l'emploi des boissons alcoholiques, etc., qui dégagent une plus grande proportion de calorique du corps, conduisent promptement à la fatigue : il semble que l'acte qui reproduit la chaleur et répare ses pertes , soit un effort vital assez pénible pour la nature animale , et qu'il faille employer à cet acte une certaine quantité de vigueur ; aussi nous voyons les personnes faibles , épuisées, rechercher les endroits chauds , le feu, les rayons du soleil, s'envelopper de vêtemens épais, etc.

§ IV. *De l'air sec et froid considéré comme agent médicinal.*

Les effets que produit sur nous l'air sec et froid nous montrent dans quelles maladies son impression sur les organes vivans peut être utile. Il est évident que dans toutes les affections morbifiques qui tiennent à un relâchement de nos parties, à la faiblesse de leurs mouvemens, à la langueur des fonctions de la vie, l'action d'un air dont la température est à zéro ou au-dessous, et qui a une qualité sèche , doit être considérée par le thérapeutiste comme un moyen efficace dont il peut tirer parti.

Dans le traitement des maladies fébriles de l'ordre des fièvres adynamiques ou putrides (*Nosogr. philos.*) l'impression instantanée de ce fluide développera les forces toniques du système vivant , et par là elle concourra efficacement à diminuer les accidens de la maladie.

L'air froid et sec peut aussi servir dans ces maladies pour combattre une exaltation factice des forces de la vie ; l'action réfrigérante qu'il exerce, lorsque l'on soumet le corps entier à son contact, pourra apaiser d'une manière soudaine cette agitation morbifique, et même causer par suite un accroissement utile de la vigueur organique du corps (1).

Dans les fièvres de l'ordre des ataxiques, l'air froid et sec peut aussi rendre de grands services. Il existe dans ces maladies une anomalie singulière dans les propriétés vitales ; elles s'exaltent dans certaines parties, et paraissent en même tems engourdies dans d'autres, ce qui donne lieu aux symptômes les plus bizarres. (*Nosog. philos.*) Or, l'impression momentanée d'un froid vif, en rappelant la tonicité des organes à son type naturel, en augmentant l'énergie de tous les systèmes,

---

(1) Je dois porter l'attention du lecteur sur les observations du docteur Giannini, médecin italien, et sur les effets singulièrement remarquables qu'il a vu opérer par les bains froids dans le moment des plus fortes exacerbations des maladies fébriles. Voyez son ouvrage intitulé : *De la nature des Fièvres,* etc., traduit par M. Heurteloup.

pourrait régulariser les mouvemens des nerfs et détruire leur disposition ataxique. On sait que l'on a conseillé les bains froids dans les fièvres putrides et malignes, et que les lotions faites avec une liqueur froide sur toute l'habitude du corps, ou seulement sur quelques parties, ont reçu de grands éloges dans ces maladies (1).

Mais, pour retirer quelque succès de l'influence tonique de l'air froid et sec, ou au moins la rendre un auxiliaire utile des autres moyens que l'on met en usage, il faut en faire un emploi méthodique. Or, on peut se servir de ce fluide de plusieurs manières. Si l'on découvre le corps du malade, pour le recouvrir bientôt après, l'air ne fait qu'une impression momentanée, mais elle est très-vive ; cette espèce de bain d'air froid se répète à des intervalles plus ou moins éloignés. Assez souvent, surtout si la qualité froide de l'atmosphère est très-intense, le contact continuel de l'air sur la figure, sur le haut de la poitrine, sur la surface pulmonaire suffit pour déterminer les chan-

_____

(1) Cullen, Méd. pratiq., tom. 1, p. 156. Trad. Nosograp. philosoph., tom. 1, p. 175, 232. Voyez surtout le chapitre premier de l'ouvrage de Giannini que nous venons de citer, où l'on trouve des rapprochemens piquans qui ont rapport à l'objet qui nous occupe.

gemens organiques (1) que l'on désire alors obtenir.

— L'air pourvu d'une qualité froide et sèche peut
aussi devenir un agent médicinal très-efficace dans
le traitement des affections chroniques ; mais alors
une influence de plusieurs semaines est nécessaire,
car ce n'est pas seulement l'action altérée des
organes qu'il faut rétablir, il faut corriger leur
complexion intime. Or, l'air ne peut être utile
qu'en agissant long-tems sur les fonctions assimilatrices, qu'en maintenant dans tous les actes de la
vie nutritive un mode d'exercice qui cause une
mutation profonde dans l'économie animale, qui
change sa disposition morbifique.

Ainsi dans toutes les affections de long cours
avec bouffissure générale, pâleur, faiblesse, etc., une
constitution atmosphérique froide et sèche deviendra une circonstance extérieure très-avantageuse
pour le traitement. Dans ces maladies, le tissu des
organes est relâché et dans l'atonie, leurs mouvemens sont affaiblis et tardifs, la nutrition est vi-

______

(1) Rappelons ici une observation d'Huxham : *Ego quoque novi sæpiùs febres putridas, malignas, per æstuosam
ac nebulosam atmosphæram, tum vi, tum numero, auctas
maximè, mox tamen, sicco flante boreâ gelidoque, extinctas
penitùs.* Op. cit., tom. 2, in præf.

I.   6

ciée, le corps est dans une sorte de détérioration.
Or, si l'on veut réparer ce désordre, l'influence
de l'air sec et froid sur le malade se montre très-
utile ; son action tonique donne à tous les appareils
organiques de la vigueur, elle rend les fonctions
assimilatrices plus régulières, elle tend à rétablir
l'exercice de la nutrition dans le sang et dans le
tissu des organes, et à dissiper par là la complexion morbifique de l'économie animale. Seul,
l'air froid et sec n'occasionnerait pas un résultat
aussi important, mais on doit le compter pour un
auxiliaire efficace de la nourriture, des médicamens et des autres agens que l'on emploie (1).

N'oublions pas que l'air, dont nous cherchons
ici à apprécier les vertus médicinales, a une qualité
réellement froide, c'est-à-dire que sa température

---

(1) Dans toute maladie chronique, le médecin doit étudier avec soin l'état actuel, la complexion intime du corps
malade ; il ne se bornera pas à connaître la lésion locale qui
fait le caractère de la maladie et qui souvent lui donne le
nom qu'elle porte ; il faut qu'il embrasse l'ensemble des
systèmes vivans et qu'il examine la disposition organique
de l'économie animale. Les moyens curatifs doivent être
combinés de manière qu'ils détruisent en même tems le vice
essentiel de la maladie et l'état morbifique du corps. Le
traitement de la phthisie commençante en offre un exemple.
Nosogr. philos., tom. 3. La péripneumonie doit être trai-

approche du terme de la glace, ou même qu'elle est au-dessous ; et n'allons pas attribuer à l'influence d'un air froid des effets qui ne tiendraient qu'à ce que ce fluide a cessé d'être chaud ; ainsi, dans une fièvre inflammatoire, dans les phlegmasies, etc., un air surchargé de calorique libre exerce une influence nuisible sur le malade, il augmente tous les accidens morbifiques ; dans cette circonstance, le malade éprouve un soulagement subit, si on le transporte dans un lieu souterrain et frais, ou seulement si l'on rafraîchit l'air de l'appartement qu'il occupe, en jetant de l'eau sur le plancher, sur les murs, etc., ou en y apportant des rameaux de rosier, de myrte, d'aubépine, de saule, etc., que l'on a soin d'humecter (1) : souvent il suffit d'ouvrir les fenêtres, d'admettre un

tée différemment, selon qu'elle est inflammatoire, bilieuse, ou muqueuse, etc. Le traitement d'une affection cutanée, d'un engorgement abdominal, etc., variera également, selon que l'individu malade sera d'une complexion sèche, irritable, ou qu'il aura une constitution molle avec relâchement du tissu des organes, sensibilité obtuse, etc.

(1) *Vid.* ARETÆI CAPPAD. *de morb. acutor. curation.*, lib. 1 et lib. 2 ; *vid. inprimis de curat. card.*, lib. 2, cap. 3 ; ALEXANDR. TRALLIAN. *de febre hecticâ*, cap. 4, lib. 12 ; CÆLII AURELIAN. *de curat. hemorrag.*, cap. 13, lib. 2 ; HERMAN. BOERHAAVE, *prælect. academ.*, tom. 5,

courant d'air extérieur (1), en débarrassant le malade des couvertures de lit pesantes, etc.; mais rapportera-t-on cette amélioration à l'action d'un air froid? non sans doute, puisque ce fluide a seulement perdu un excès de chaleur, et qu'il n'a pas acquis une froideur positive. En diminuant la température excessive de l'air qui environnait le corps malade, on a supprimé une cause active dont l'impression stimulante exaspérait tous les accidens de la maladie : or, c'est seulement de la suppression de cette influence contraire que procède le calme que l'on a obtenu.

---

p. 249; VANSWIETEN, *Comment. in Aphor.*, etc., tom. 2, p. 110, QUARIN, Traité des Fièvres et des Inflammat., trad. du D. Emonnot, tom. 1, p. 56.

(1) Dans les fièvres ardentes, accompagnées d'un pouls plein et fréquent, de rougeur à la peau, et d'une respiration fréquente, il m'est arrivé plus d'une fois de procurer un prompt soulagement en ouvrant une fenêtre et en permettant aux malades de respirer un air frais. J'ai observé attentivement les effets de cette méthode, et j'ai remarqué que, quoique le malade restât toujours bien couvert, la respiration devenait moins fréquente au bout d'une minute, que fort peu de tems après le pouls perdait de sa plénitude et que la rougeur et la chaleur du visage et de tout le corps diminuaient. JEAN STEVENSON, *sur la caus. de la chal. anim.*, etc.; *Ess. et Observ. de Méd. de la Soc. d'Edimbourg*, tom. 6, pag. 478.

Chacun sait que Sydenham ordonnait comme un moyen supérieur, une chose indispensable dans le traitement des maladies inflammatoires, de sortir souvent les malades hors du lit, et même de les habiller, pour les laisser ainsi reposer quelque tems. Or, par ce moyen, cet habile praticien retirait le corps du milieu d'un air qui, sous les couvertures, avait acquis une température très-élevée, et qui exerçait sur les organes vivans une impression très-nuisible; mais Sydenham ne soumettait pas le malade à l'action d'un air froid qui, dans ces sortes de maladies, serait aussi contraire qu'un air chaud; il mettait en contact avec les organes un fluide tempéré qui, ne les excitant plus, semblait faire sur eux l'office d'un agent tempérant.

Faisons un aveu contrariant. Nous n'avons pas la faculté de rendre l'air qui nous entoure, un corps froid: il serait à désirer que l'on inventât une machine frigorifique, à l'aide de laquelle on pût enlever à l'air d'un appartement le calorique libre qu'il contient, et abaisser sa température jusqu'au degré que l'on désirerait. La médecine pratique aurait alors à sa disposition un moyen de plus. Dans l'état actuel des choses, le médecin peut seulement se servir de l'air froid, quand l'atmosphère présente elle-même les qualités convenables.

§ V. *Des maladies dans lesquelles l'air sec et froid sera nuisible.*

Les changemens organiques auxquels l'impression de l'air sec et froid sur le corps vivant donne lieu, prouvent assez aux praticiens qu'ils ne doivent jamais laisser dans un air pourvu de ces qualités physiques, les personnes attaquées de fièvres inflammatoires, de phlegmasies essentielles, de pleurésie, de péripneumonie, de l'angine, etc.; d'hémorragies actives, de l'hémoptysie, etc. L'air sec et froid agit à la manière des agens toniques; or, il est évident qu'il ajouterait sans cesse, par sa propriété fortifiante, à l'intensité des accidens morbifiques, qu'il rendrait moins utiles ou moins efficaces les moyens que l'on mettrait alors en usage, enfin qu'il serait un obstacle puissant à la guérison.

Ne suffit-il pas que le praticien trouve l'air sec et froid au rang des causes occasionnelles ou prédisposantes des maladies dont nous venons de parler, pour qu'il sente aussitôt la nécessité de soustraire son malade à cette influence extérieure. Or, on parvient à ce but, en faisant perdre à l'air de l'appartement du malade sa qualité froide, en élevant, à l'aide du feu, la température de ce fluide jusque vers le 14°. degré du thermomètre de Réaumur (1). Si l'on communiquait plus de chaleur à l'air, si le calorique libre y devenait plus abondant, il exercerait une influence différente dont nous exposerons le caractère dans la section suivante, et qui serait également nuisible, à moins cependant que l'on ne répandît en même tems des vapeurs dans l'appartement: car, l'air chaud chargé d'humidité, possède une propriété relàchante, dont l'influence pourrait, dans cette occasion, devenir favorable. Ce fluide entrerait alors au nombre des agens médicinaux que l'on dirigerait contre la maladie.

DEUXIÈME SECTION.

DE L'AIR CHAUD ET SEC.

§ I*er*. *De l'origine de l'influence que l'air chaud et sec exerce sur nous.*

L'air chaud et sec nous présente un fluide dans lequel il existe une grande quantité de calorique libre. Cet air se fait aussi remarquer par son avidité pour l'eau : il absorbe l'humidité avec une grande force; mais il tient les molécules aqueuses dans un état de combinaison qui les prive de leurs

---

(1) Cullen veut que dans la pneumonie, la température de la chambre du malade n'excède pas 13 degrés du thermomètre de Réaumur.

propriétés , qui leur enlève toute puissance sur les instrumens hygrométriques.

Le fluide atmosphérique qui a la constitution physique qui nous occupe, ne peut être une circonstance indifférente pour les corps vivans qui y sont plongés : aussi exerce-t-il sur eux une influence bien remarquable. Les plantes, les insectes, les reptiles, etc. sont d'autant plus vivans que l'air devient plus chaud. La facilité de leurs mouvemens organiques, l'activité de leurs fonctions se proportionnent toujours à l'abondance du calorique libre dans le fluide atmosphérique. Tous les actes de leur vie s'accélèrent dans un air chaud , et se ralentissent à mesure que sa température diminue.

Le pouvoir que l'air sec et chaud exerce sur la nature vivante s'étend aussi sur l'homme ; le calorique libre que contient ce fluide agit sur ses organes ; il fait sur eux une impression qui développe leurs propriétés vitales , qui accélère leurs mouvemens. De plus, l'avidité de l'air sec et chaud pour l'eau, lui donne une autre espèce d'action; il tend à dépouiller les surfaces vivantes de leur humidité ; il cause sur elles une sorte d'irritation (1) qui se propage par sympathie à tous les appareils organiques du corps.

____

(1) C'est à l'action desséchante de l'air sec sur la con-

L'air atmosphérique qui a une qualité sèche, a aussi pour nous une température chaude, aussitôt que le thermomètre s'élève au delà de 14 degrés (*R.*). D'abord sa puissance est faible, et ses effets sont peu perceptibles ; mais elle se développe peu à peu à mesure que le calorique libre y devient plus abondant ; alors elle suscite des changemens considérables, elle maîtrise les mouvemens des organes, elle fait prendre aux diverses fonctions de la vie un mode particulier d'exercice que nous allons constater.

§ II. *Des effets que l'air chaud et sec produit dans l'économie vivante.*

Le calorique libre produit sur nous un effet stimulant ; son impression augmente toujours l'activité des organes, elle précipite leurs mouvemens. Si l'on approche du feu une partie vivante, elle devient aussitôt plus rouge, plus sensible ; ses propriétés vitales se développent, le sang aborde avec force dans ses vaisseaux capillaires, il gonfle son tissu, etc. Nous allons voir dans l'examen du mode d'exercice des diverses fonctions de la vie, pen-

---

jonctive, qu'il faut attribuer les ophthalmies si fréquentes quand cette constitution de l'air devient dominante. Hippocrate a dit : *In siccitatibus ophthalmiæ.*

dant que l'air est chaud et sec, que l'influence excitante du calorique libre s'étend alors à tout le système vivant (1).

Digestion. L'appétit n'augmente pas quand l'air devient sec et chaud : l'appareil digestif n'acquiert pas plus de vigueur organique : les digestions sont néanmoins assez faciles, elles paraissent surtout se faire avec promptitude. L'influence de l'air sec et chaud ne fortifie pas l'estomac, mais il semble augmenter son activité vitale. On conçoit que si la chaleur devient trop forte, elle épuise les forces; alors la digestion devient languissante comme les autres fonctions.

Circulation. La propriété excitante de l'air qui a une qualité sèche et chaude se manifeste bien sur le système circulatoire. En effet, l'action propulsive du cœur et des artères est augmentée, le cours du sang est accéléré ; on trouve le pouls grand,

-----

(1) Lorsque l'on prend une boisson aqueuse très-chaude, on éprouve une sensation excitante à la région épigastrique; le pouls devient un peu plus fréquent, la chaleur de la peau augmente. Or, ces effets, qui ne durent qu'un instant, dépendent de l'impression immédiate qu'exerce sur l'appareil gastrique le calorique libre que contient cette boisson. Voyez les expériences de Thouvenel, dans sa Dissertation sur les subst. animal. médicam.

vif et fréquent. Les vaisseaux capillaires sentent aussi fortement l'impression du calorique ; leurs propriétés vitales sont comme exaltées, le sang s'y meut avec rapidité.

Respiration. Dans un air sec et chaud, les phénomènes mécaniques de la respiration paraissent plus actifs ; mais c'est l'exercice des phénomènes chimiques ou physiologiques qu'il nous importe surtout d'apprécier. Or, les recherches des physiciens modernes ont prouvé que dans l'acte de la respiration, l'absorption de l'oxigène et le dégagement du carbone ne se font pas toujours dans la même proportion ; les qualités artérielles du sang qui revient des poumons ne sont donc pas toujours également prononcées.

Spallanzani (1) a vu que les chenilles, les chrysalides, les insectes, les limaçons, les serpens, les salamandres, les grenouilles, les mammifères susceptibles de s'engourdir par le froid, consommaient une quantité d'oxigène d'autant plus forte que leurs propriétés vitales étaient plus développées, leurs mouvemens plus prompts, plus vifs, en un mot qu'ils étaient plus vivans. Si le froid ou

____

(1) *Mémoires sur la Respiration*, traduits par Senebier. Voyez surtout l'ouvrage plein de faits que nous avons déjà cité : *Rapports de l'air avec les êtres organisés.*

d'autres circonstances ralentissaient dans ces animaux l'exercice de la vie, ils viciaient moins l'air qu'ils respiraient ; si au contraire la chaleur extérieure les animait davantage, si elle excitait leur vitalité, si elle accélérait leurs fonctions, aussitôt l'absorption de l'oxigène devenait plus considérable, ainsi que le dégagement du gaz acide carbonique (1).

M. Jurine a expérimenté que le sang recevait plus d'oxigène et perdait plus de carbone dans la respiration, lorsque les propriétés vitales étaient exaltées dans tous les systèmes vivans, lorsque le corps se trouvait dans un état d'excitation. Après s'être fortement échauffé en jouant à la paume, l'air que ce physicien expirait était réduit par le gaz nitreux, à 1,40, tandis que dans un état de

---

(1) On a remarqué qu'il y avait toujours dans les animaux un rapport constant entre l'activité des organes, la vitesse des mouvemens et la quantité d'oxigène qu'ils employaient dans un tems donné. Ainsi les papillons si agiles absorbent plus de ce gaz que les grenouilles ; les oiseaux qui ont une circulation si rapide, des contractions musculaires si vives, des passions violentes, en consomment une quantité considérable. Il en faut beaucoup moins pour les poissons, qui semblent moins animés, dont la vie a un exercice plus lent, moins marqué. Voyez l'*Anatom. compar.* du professeur Cuvier, tom. 4, p. 171, 301, etc.

calme et de repos, l'air qui sortait des poumons, éprouvé de la même manière, donnait 1,28 ; il trouva dans le premier 0,09 d'acide carbonique, et seulement 0,05 dans le second.

Le sang prend une couleur plus vermeille dans les animaux qui restent exposés à une température très-élevée. Ce changement se remarque sur le sang veineux, comme l'avait observé M. Crawford. M. de la Roche fils (1) introduisit dans une étuve un ânon auquel il avait fait la veille une petite saignée ; après avoir laissé cet animal pendant 44 minutes dans un air qui marquait 47 degrés au-dessus de zéro, (*Th. de Réaum.*) il lui fit une nouvelle saignée ; le sang qu'il avait tiré la veille était d'un rouge extrêmement foncé, presque noirâtre ; celui de la seconde saignée ressemblait à du sang artériel tant par sa couleur que par la consistance de son caillot.

De ce qui précède, ne pouvons-nous pas conclure que l'air sec et chaud qui stimule tous les organes, accélère leurs mouvemens, augmente la circulation artérielle et capillaire, etc., porte aussi son influence excitante sur le système pulmonaire; qu'il rend plus prompte et plus parfaite la trans-

____

(1) Expériences sur les effets qu'une forte chaleur produit dans l'économie animale. Paris 1806.

mutation du sang veineux en sang artériel , que
cette chair coulante perd alors plus de carbone.,
principe stupéfiant; qu'elle reçoit plus d'oxigène,
principe stimulant ; enfin, que le sang artériel possède une qualité plus vivifiante pour tous les tissus
organisés qu'il pénètre.

Absorption. L'exercice occulte de cette fonction
ne permet pas de constater directement les changemens qu'une influence extérieure lui fait éprouver.
On peut cependant avancer que , dans un air sec
et chaud , les vaisseaux absorbans ont beaucoup
d'activité sur la peau , sur les surfaces muqueuses,
dans le tissu même des organes. En effet par un tems
chaud, les maladies contagieuses se contractent plus
facilement : les boissons que l'on prend alors péné-
trent dans le sang avec une extrême rapidité :
enfin , l'amaigrissement que l'on éprouve assez
souvent, n'annonce-t-il pas une absorption très-
active dans le tissu cellulaire ?....

Sécrétions et *exhalations*. Le calorique libre
que recèle l'air sec et chaud , agit vivement sur les
appareils sécréteurs et exhalans; il développe leurs
propriétés vitales , précipite leurs mouvemens. C'est
surtout sur le système dermoïde que son impression stimulante s'aperçoit bien. La transpiration cu-

tanée est singulièrement augmentée (1) ; cette excrétion présente même alors un caractère particulier ;
elle salit davantage le linge ; elle semble déposer sur
lui un principe huileux (2). Sont-ce des molécules
de chyle qui ont traversé la masse sanguine avec
trop de rapidité pour avoir été assimilées (3)?
Sont-ce des particules graisseuses que l'absorption

---

(1) *Aer siccus, quatenùs calidus est, humores perspi-
rantes exhaurit maximè, undè serosa pars sanguinis dissi-
patur, et liquidissima corporis avolant,* HUXHAM., op. cit.
Lorsque par un tems chaud, on s'échauffe fortement par
la marche, la course, etc., la sueur coule en abondance
d'abord ; mais si l'on ne prend aucune boisson, on remarque bientôt que la peau devient rouge, comme irritée ;
on y éprouve un sentiment d'ardeur ; alors la sueur a
cessé. Dans cette circonstance, boit-on une tasse d'un liquide aqueux, le contact de cette liqueur sur la surface
gastrique semble produire aussitôt un relâchement dans le
système cutané. Bientôt cette boisson est absorbée, portée
dans le torrent circulatoire, et expulsée par la peau. Mon
corps est un crible, écrivait de Cachemir un voyageur, à
peine ai-je avalé une pinte d'eau, que je la vois sortir
comme une rosée de tous mes membres.

(2) Lorry, *Essai sur l'usage des alim.,* tom. 2, p. 266.

(3) *In aere calido corpus est minoris roboris, tum quia
cum perspiratione exhalat aliquid bonorum spirituum, tum
quia calor non est concentratus. Sanct.* Aph. 25, sect. 2.
Voyez aussi les réflexions de Gorter, sur cet aphorisme :
De persp. insens., p. 356.

aurait prises dans le tissu cellulaire et qu'elle aurait importées dans le sang, ce qui expliquerait
pourquoi on maigrit un peu, quand cette constitution atmosphérique devient dominante?

L'influence de l'air sec et chaud se remarque
aussi sur le foie ; le caractère plus vivifiant du sang
que lui porte l'artère hépatique, l'action stimulante qu'exerce sur lui, comme sur les autres parties du corps, la chaleur atmosphérique, maintiennent dans cet organe un grand degré de vitalité : aussi dans tous les troubles morbifiques, il
se forme des mouvemens fluxionnaires sur le foie ;
il s'opère des sécrétions exubérantes de bile.

Nutrition. L'air sec et chaud ne paraît pas favorable à la nutrition du sang ; il semble que le mouvement accéléré de ce fluide gêne l'assimilation
des principes nourriciers qui y abordent : le sang
ne devient pas plus abondant ; il n'acquiert pas une
riche complexion, il est moins épais, il n'y a pas
alors de pléthore vraie : mais ce fluide a une qualité
plus vivifiante, souvent il produit une exaltation
des propriétés vitales du système circulatoire, et
on observe des symptômes de pléthore fausse. Dans
les constitutions atmosphériques sèches et chaudes,
on rencontre peu de phlegmasies essentielles. (1).

____

(1) On trouve cependant dans les ouvrages de pathologie

L'action d'un air sec et chaud sur les organes vivans ne paraît pas contraire à la nutrition de leur tissu ; mais les mouvemens organiques, alors si rapides, si vifs, causent une grande déperdition ; ils exigent une abondante réparation, et la nutrition devient rarement active, au point d'accumuler dans le corps une somme assez grande de vigueur organique, pour qu'on en ait la conscience (1). Souvent, au contraire, quand la chaleur est excessive, la nutrition ne peut entretenir les forces ;

---

une température sèche et chaude au rang des causes prédisposantes des fièvres inflammatoires ; mais il faut distinguer dans quelle occasion ceci arrive. Par exemple, après un hiver sec et froid pendant lequel la nutrition plus active du sang et des organes a accumulé une grande somme de vigueur organique dans le corps, l'impression stimulante d'un air sec et chaud, en mettant en jeu cette énergie acquise, peut favoriser le développement d'une affection inflammatoire.

(1) On remarque cependant que dans les constitutions atmosphériques sèches et chaudes les personnes molles, d'une complexion lymphatique, ont plus d'appétit, digèrent mieux, acquièrent de l'embonpoint, etc. Il semble que l'influence excitante de l'air sec et chaud élève chez elles la vitalité de tous les appareils organiques au degré convenable pour que leur action soit plus régulière ; elle établit dans les fonctions nutritives de leur économie, un mode plus favorable d'exercice.

I.

7

elles paraissent dans une sorte d'épuisement ; on éprouve un sentiment de débilité. Le calorique fait le même effet que le vin, les liqueurs alcoholiques, etc., qui provoquent d'abord une vive excitation, puis amènent la fatigue, l'épuisement.

Sensations. Par un tems sec et chaud, la sensibilité générale est plus développée ; les sensations sont plus vives ; les facultés cérébrales plus actives ; mais on conçoit que si la chaleur devient trop forte ou si elle dure trop long-tems, elle stimule trop vivement les organes et elle amène bientôt un accablement au moral comme au physique.

Locomotion. La force excitante de l'air chaud et sec s'aperçoit bien sur le système musculaire ; la faculté contractile des muscles est exaltée ; leurs mouvemens sont prompts, libres et faciles : on est alors plus alerte, plus agile ; mais la tonicité, l'énergie de ces organes ne se développent pas comme leur irritabilité, on éprouve bientôt de la fatigue, de la lassitude : on est réellement plus actif que vigoureux.

§ III. *De la constitution organique que le corps acquiert sous l'influence de l'air sec et chaud.*

Le mode d'exercice que suivent toutes les fonctions quand l'air est chaud et sec, nous montre que la contractilité, la sensibilité, la caloricité, sont plus développées dans tous les systèmes organiques, que les mouvemens des organes sont accélérés, que la vie est plus active sur tous les points de l'économie animale : nous trouvons dans chaque fonction la preuve que l'air exerce sur nous une influence stimulante, quand il a les qualités physiques dont nous parlons.

Il suffit peut-être, pour apprécier l'action d'un air sec et chaud sur nous, de réfléchir aux effets qui ont lieu, lorsque l'on entre dans un appartement très-échauffé ; n'éprouve-t-on pas tous les symptômes d'une vive excitation ? le pouls devient plus fréquent, la peau rouge, la figure animée : le sang se porte à la tête ; on éprouve bientôt une légère céphalalgie, etc.

L'air sec et chaud peut être considéré comme un fluide rempli de principes excitans qui tendent à pénétrer tous les organes, qui aiguillonnent les fibres qui les constituent, qui produisent un état permanent d'excitation dans le système vivant.

Mais nous ne devons pas nous borner à observer les effets immédiats de l'air sec et chaud ; nous devons chercher à apprécier quelle disposition l'économie entière prend, lorsque le fluide atmosphérique conserve pendant quelque tems une qualité sèche et une température élevée. En effet, nous vivons alors sous l'influence d'une puissance excitante qui donne peu à peu au corps une *constitution organique* particulière. C'est cette manière d'être que chacun a dans les tems de sécheresse et de chaleur ; elle est remarquable par une irritabilité , une sensibilité plus vives, avec une diminution de tonicité, de force organique. Les impressions extérieures font plus d'effet sur les organes ; elles excitent une réaction plus violente , mais l'agitation qu'elles produisent amène bientôt la fatigue, parce qu'il y a peu d'énergie vraie, de vigueur réelle dans l'économie animale.

L'observation des maladies qui surviennent dans les tems secs et chauds, semble mettre plus en évidence l'état organique dont nous parlons. En effet , toutes les maladies aiguës ont alors une marche très-rapide ; elles offrent , au moment de leur invasion , un appareil menaçant de symptômes graves ; des fièvres éphémères donnent lieu tout d'abord au délire , à une agitation violente, à des anxiétés, etc. (1). Or, le développement que pré-

____

(1) *In siccitatibus febres acutæ fiunt. et , si quidem annus majore parte talis fuerit , qualem fecit constitutionem , ut plurimùm tales etiam morbos exspectare oportet.* HIPPOC., Aph. 7 , sect. 3. Dans les tems de sécheresse , *febres nu-*

sentent les propriétés vitales dans tous les systèmes organiques explique ce phénomène ; la cause morbifique a plus de prise sur eux. Les médecins nouvellement arrivés dans les climats chauds sont frappés de la violence avec laquelle débutent les maladies : ce fait se rattache à ce que nous venons de dire.

Lorsque le fluide atmosphérique reste sec et chaud, les maladies bilieuses deviennent dominantes ; dans toutes les affections morbifiques, on observe des symptômes de sabure, la bouche amère, la langue jaunâtre, une douleur obtuse à l'épigastre, des nausées, etc. Or, ces symptômes annoncent un développement des propriétés vitales de l'appareil hépatique, et une congestion sanguine formée sur cette partie. Aussi la sécrétion de la bile est-elle alors plus active ; elle devient souvent excessivement abondante (1). Nous savons

---

mero pauciores sunt iis quæ fiunt in temporibus pluviosis, sed sunt acutiores. BALLONII, epid. et ephemer., lib. 2, constitut. autumnal. 1575.

Sydenham a aussi noté que les petites véroles qu'il traita pendant l'été de 1681, qui fut très-sec, étaient remarquables par la violence des symptômes. *Dissert. epist. ad G. Cole.*

(1) Chacun sait que, dans les pays chauds, les fièvres bilieuses prennent souvent une intensité effrayante. Les

qu'une fièvre essentielle suscite toujours à son début des mouvemens fluxionnaires qui se portent sur tous les points de l'économie vivante : les yeux vifs et brillans, la figure rouge et animée, le saignement de nez, l'engourdissement passager des membres, etc., ne sont-ils pas le produit d'une concentration locale de vitalité, d'un afflux plus considérable de sang dans ces diverses parties. Or, quand l'air est sec et chaud, il se forme des fluxions sanguines analogues sur le foie, l'impression que produit sur cet organe le fluide sanguin plus oxigéné, plus vivifiant, le dispose à entrer dans cette sorte d'orgasme morbifique.

Les phénomènes qui s'observent dans le corps vivant, pendant un tems de chaleur et de sécheresse, porteraient à croire que le sang acquiert alors un caractère particulier, qu'il exerce une action comme irritante sur les organes qu'il pénètre. Il est peut-être digne de remarque que quand l'air conserve une constitution sèche et chaude, la proportion des principes volatils, résineux, extractifs, etc. augmente dans les filières végétales ; les mêmes plantes aromatiques, qui donnent alors

---

malades rendent des quantités si considérables de bile, que l'on désigne ce phénomène morbifique sous le nom de *fonte bilieuse*.

beaucoup d'huile essentielle , en fourniraient peu si l'air était resté humide, ou qu'il ait eu une température modérée.

§ IV. *De l'air chaud et sec considéré comme agent médicinal.*

L'air sec , dont la température est très-élevée , qui contient une grande quantité de calorique à l'état de liberté, est un agent très-puissant dont la thérapeutique a intérêt de s'emparer. Les effets que détermine son action sur nous , indiquent qu'il possède une influence excitante qui peut être très-utile dans le traitement des maladies soit aiguës, soit chroniques caractérisées par l'inertie des mouvemens organiques , par la langueur des fonctions de la vie.

Mais dans l'emploi de l'air sec et chaud, comme agent médicinal, on n'oubliera pas que son impression développe seulement l'action contractile de nos organes, qu'elle accélère leurs mouvemens, sans fortifier leur tissu , sans augmenter leur énergie. Ainsi dans la plupart des indications curatives qui pourraient réclamer l'influence stimulante d'un air sec et chaud, il sera avantageux d'administrer en même tems un agent tonique pour agir sur la contractilité fibrillaire des parties vivantes, pour leur donner plus de vigueur.

L'action d'un air sec, chargé de calorique, ne peut-elle pas quelquefois se rendre utile dans le cours des maladies aiguës, lorsque l'on veut stimuler momentanément le système vivant, accélérer l'exercice des fonctions de la vie? Mais nous savons que l'excitation provoquée par ce fluide., peut amener à sa suite une débilité plus profonde.

Un séjour continuel dans un air sec, dont la température est très-élevée sera incontestablement un moyen utile et efficace dans les affections scrophuleuses (1), dans beaucoup de maladies scorbutiques, dans les engorgemens lymphatiques, dans les leucophlegmaties, dans toutes les maladies chroniques avec pâleur, bouffissure générale, relâchement des tégumens, mollesse des chairs, langueur des fonctions, etc., ainsi que dans les convalescences des maladies aiguës. L'impression permanente de l'air sec et chaud deviendra un puissant auxiliaire des alimens, des médicamens, des autres secours que l'on dirigera contre ces maladies. Sous son influence, la digestion, la circulation, la respiration, les sécrétions deviendront plus actives. L'absorption enlèvera les sucs lymphatiques qui stagnent dans le tissu des organes; une nutrition plus régulière, plus forte, ressuscitera leur vigueur or-

____

(1) Lassus, Patholog. chirurg., tom. 2, pag. 386.

dinaire, et réformera la complexion du sang : l'air sec et chaud n'aura pas peu contribué à effectuer cette utile transmutation.

Quoi qu'il en soit, il est constant que dans les affections morbifiques dont nous venons de parler, les remèdes les mieux indiqués restent sans succès, leur propriété médicinale paraît sans énergie, tant que le malade habite un lieu humide, tant que sa maladie continue d'être nourrie, si j'ose ainsi parler, par l'action débilitante d'un air chargé d'humidité (1).

Quand le médecin veut employer l'air comme agent excitant, et que l'atmosphère ne présente pas une constitution sèche et chaude, il faut qu'il élabore en quelque sorte la portion du fluide atmosphérique qui remplit l'appartement du malade, et qu'il la fasse jouir de la propriété qu'il désire y trouver. Ainsi l'air est-il sec et froid ; à l'aide d'un bon feu, d'un poêle, etc. on accumulera le calorique dans ce fluide, on élèvera sa tempé-

---

(1) Quant à moi, dit Sarcone, je puis bien dire, d'après mes propres observations, que les convalescences des maladies aiguës sont longues, que la guérison des maladies chroniques est difficile, quand les constitutions australes sont continues et opiniâtres. *Hist. des Maladies observées à Naples.*

rature. L'air froid est-il chargé d'humidité ; la matière de la chaleur développera la faculté dissolvante du fluide atmosphérique pour l'eau, et lui fera d'abord acquérir une qualité sèche, puis elle lui donnera une température chaude. Enfin si l'air est chaud et humide, on se servira encore du feu pour changer sa condition physique et lui communiquer la propriété excitante. Le calorique libre, en se répandant dans l'air humide, forcera ce fluide à absorber les molécules aqueuses suspendues entre ses parties, à se combiner avec elles ; et dans cette sorte d'opération chimique, une énorme quantité du calorique qui est libre, passera à l'état latent, et perdra sa puissance sur le thermomètre, comme sur nos organes, de sorte que l'air deviendra plus sec, sans que sa température augmente trop (1).

§ V. *Des maladies dans lesquelles l'air chaud et sec sera nuisible.*

Il ne suffit pas d'avoir indiqué d'une manière

______

(1) Vanswieten avait dit : *In magno calore aeris focum accendere absonum videbitur, sed si sub largo et patenti camino hoc fiat, non adeò augebitur calor, et interim difflabitur pulcherrimè nimia aeris humiditas.* Comment. in aphor. BOERH., tom. 2, pag. 113.

générale, dans quelles occasions l'air sec et chaud pouvait se comporter comme un agent médicinal. Nous devons aussi nous occuper des circonstances pathologiques dans lesquelles ce fluide devient une influence contraire, dans lesquelles les praticiens doivent s'empresser de soustraire les malades à son action, puisqu'elle doit augmenter l'intensité de tous les accidens morbifiques. Car ce serait en vain que l'on suivrait alors un traitement parfaitement combiné, on n'obtiendrait que de légers avantages, si l'on n'éloignait une cause active qui s'oppose aux vues que l'on veut remplir, qui paralyse les efforts curatifs de tous les agens que l'on met en usage.

Un air sec et chaud exerce une influence excitante qui devient très-nuisible dans toutes les maladies fébriles de l'ordre des fièvres gastriques ou bilieuses, dans les phlegmasies cutanées, la petite vérole, la miliaire, la rougeole, la scarlatine, l'érysipèle. (*Nosog. phil.*) Dans ces affections, le médecin doit se hâter de diminuer la température de l'air, si elle est trop élevée, et de la ramener au degré où ce fluide cesse d'agir sur nous par le calorique libre qu'il contient : ce qu'il est facile d'obtenir, en plaçant le malade dans un lieu frais, qui ne soit pas exposé aux rayons du soleil, et dont

on arrosera fréquemment les murs et le plancher
avec de l'eau froide (1). Il faut alors un air tempéré qui, ne stimulant plus les organes, n'accélérant plus leur action vitale, et n'ajoutant pas à
leur tonicité, permette à leurs mouvemens trop
vifs et trop forts de se modérer, de devenir plus
réguliers. L'air n'exerce alors qu'une action négative ; mais, par le soulagement prompt et bien
marqué qu'il produit, il fait l'office d'un rafraî-
chissant positif (2).

____

(1) La physique nous apprend que l'eau qui se réduit en
vapeur absorbe une énorme dose de calorique libre , et que
ce calorique passe alors à l'état de chaleur latente. Ceci nous
explique pourquoi nous produisons une fraîcheur subite
aussitôt que nous jetons de l'eau dans un appartement où il
fait très-chaud. L'eau qui passe alors de l'état liquide à celui
de vapeur, absorbe du calorique qui se combine avec elle
et perd comme dans la liquéfaction de la glace, sa puissance
sur le thermomètre ; la quantité de calorique qui disparaît
par là, élèverait, suivant les expériences du célèbre Watt,
un même poids d'eau qui ne se réduirait pas en vapeur à
943 degrés du thermomètre de Fahreneith, ou à peu près
à 500 degrés de centigrade. BERTHOLLET, *Statiq. chimiq.*,
tom. 1, pag. 144. THOMSON, *Syst. de chimie*, tom. 2,
traduct.

(2) *Etenim à cibo et potu refrigerante non tantùm ju-
vantur, quantùm à frigidi aeris inspiratu.* ALEXAND. TRAL-
LIANI , de art. med. , lib. 12, cap. 4.

L'impression stimulante d'un air sec et chaud
tourmentera aussi d'une manière nuisible ceux qui
seront atteints d'une fièvre muqueuse, adynamique
ou ataxique. Un séjour continuel dans un air pourvu de ces qualités physiques pourrait aggraver tous
les accidens morbifiques, et même contribuer à
rendre funeste l'issue de ces maladies. Il faut alors
un air sec, mais qui ait une température modérée
(environ 14 dégrés R.) à moins que le praticien ne
veuille remplir quelque indication curative à l'aide
du fluide atmosphérique, fortifier le système vivant par l'action d'un air froid, ou provoquer une
excitation momentanée par l'influence d'un air
chaud.

Dans les fièvres inflammatoires, dans les phlegmasies essentielles des membranes séreuses, la
phrénésie, la pleurésie, etc., dans celles des viscères, la péripneumonie, etc., dans l'hémoptysie, etc.,
(*Nosog. philos.*) il suffira de répandre de l'eau en
vapeurs dans l'air chaud qui entoure le malade,
ce fluide acquerra une qualité humide, il recevra
en même tems une propriété relâchante qui deviendra très-utile. Dans toutes ces affections où il
y a trop d'irritation, de mouvement et d'agitation,
où les forces toniques de chaque système organique sont trop développées, les malades ne peuvent
séjourner sans danger dans un air sec et chaud. Un

air sec et froid leur serait également nuisible (1).

Un air sec et chaud est aussi en général une circonstance contraire dans le traitement de l'hypocondrie, de la mélancolie, de la manie, de toutes les maladies chroniques, qui sont comme identifiées avec une complexion sèche et irritable du corps, qui coexistent avec la maigreur, une sensibilité excessive, un pouls vif, plus fréquent, une fièvre lente, etc.

Mais dans la thérapeutique, l'étude de l'action de l'air sec et chaud sur le système vivant, conduit, à des considérations majeures sur l'emploi du lit dans les maladies aiguës. On sait que les anciens s'occupaient beaucoup de cette circonstance extérieure, qu'ils la regardaient comme un objet qui exerce une puissante influence sur les malades et qui mérite toute l'attention du praticien. Aussi, lorsqu'ils font l'énumération des moyens à employer dans chaque maladie fébrile, nous les voyons toujours disposer le lit de manière à le rendre favorable, ou au moins à l'empêcher de nuire (2).

---

(1) *Ultrà modum fervens aer naturaliter febriculâ caput incendit, et rursùm frigidus constringit, atque corporis auget densitatem.* CÆLII AURELIAN. acutor. morb., lib. 1, cap. 9.

(2) Que l'on nous permette de citer ici quelques passages

. Un des plus grands observateurs des tems modernes, Sydenham, avait bien apprécié toute l'importance du lit et l'étendue de son pouvoir sur le corps
malade qui y repose. Tantôt il recommande de
lever fréquemment le malade : il indique l'époque
fixe où l'on doit cesser cette pratique ; tantôt, au
contraire, il prescrit de laisser le malade couché ;
il regarde le séjour du lit comme une chose
utile, etc.

Il suffit peut-être de réfléchir à l'état dans lequel nous nous trouvons, lorsque nous reposons
dans un lit, pour reconnaître aussitôt l'origine de
la force active qui s'exerce alors sur nous, pour
avoir la raison des effets que l'on observe sur les

---

d'Arétée et de Celse sur ce sujet : *In molli lecto decumbant,
nam durum stratum nervis ingratum est. De curatione
phreniticorum.* ARETÆI, *Cap. de curat. morb. acut.,* lib. 1,
cap. 1. *Stratum solidum, haud multùm cedens, neque pro-
fundum, neque calidum esto. De curat. hæmorrhagiæ,*
lib. 2, cap. 2, op. cit. *Operimentum quoque leve sit, et
obsoletum, ut aerem quidem accipiat, calorem autem pec-
toris exhalare permittat, optimum verò est vetus linteum.*
De curat. feb. ard. id. cap. 3. Celse place un lit mollet au
nombre des causes qui augmentent les humeurs et l'embonpoint. *De causis quæ implent corpus;* et un lit dur au
nombre de celles qui peuvent faire maigrir. *De causis quæ
extenuant corpus,* lib. 1, cap. 3.

personnes malades qui cessent de rester couchées.
Observons que dans le lit, les couvertures forment avec les matelas une sorte de vide dans
lequel le corps se trouve, et qui est rempli par
une portion d'air en stagnation. Or, ce fluide s'é-
chauffe bientôt par le calorique qu'il reçoit du
corps; et si les couvertures ont beaucoup d'é-
paisseur, ou si elles sont d'un tissu qui ne se laisse
pas facilement traverser par la matière de la chaleur, l'air du lit acquiert une température très-
élevée: alors le principe stimulant qu'il recèle,
aiguillonne les organes vivans, précipite leur action, exaspère tous les accidens morbifiques dans
les affections fébriles où il y a excès de force,
agitation trop violente (1).

Frappé des effets excitans qu'il voyait produire
par la chaleur du lit, Sydenham place cette circonstance extérieure au rang des choses échauf-
fantes; il assimile le séjour du lit à l'usage des

---

(1) *Corpus nostrum calidius est aere communi ambiente,
in quo vivimus; adeòque calor nostri corporis minuitur,
dum aer illud liberè alluit. Si jam æger nimio calore
æstuans lecto coerceatur, et stragulis sic tegatur, ut aer
arceatur undique : totum corpus in calidâ, de ægri corpore
exhalante, atmosphærâ hæret, et calor augetur, quia de-
ficit aeris alluentis refrigerium.* VANSWIETEN, Comment.
in aphor., etc., tom. 2, pag. 287.

cordiaux (1) : il recommande de lever chaque jour
les malades chez qui on observe une disposition
inflammatoire, un mouvement trop violent du
sang, les symptômes d'une vive excitation. Si
l'état du malade ne lui permet pas de rester levé,
il le fait habiller et le laisse ainsi sur son lit la tête
un peu élevée, ou bien il le couvre médiocrement
et l'oblige à changer souvent de place. On conçoit
que ces divers procédés avaient toujours pour résultat de chasser la couche d'air échauffé qui entourait le corps malade, et qui faisait sur lui une
impression stimulante nuisible, et de la remplacer
par un air plus frais dont le contact avec les organes irrités apaisait l'exaltation de leurs propriétés vitales, ralentissait leurs mouvemens,
procurait un calme bien marqué.

Sydenham a vu des accidens graves, le délire,
le coma, des éruptions pétéchiales, etc., cesser ou
au moins diminuer aussitôt que le malade sortait de son lit, dans les fièvres continues des années 1667, 1668, 1673, dans la pleurésie, dans la
péripneumonie, dans le rhumatisme aigu, dans
l'esquinancie, dans la petite-vérole, dans l'hémoptysie, etc. Les saignées souvent répétées et les mé-

______

(1) Voyez le traitement de la dyssenterie des années,
1670, etc., celui des fièvres continues, etc.

dicamens les plus tempérans ne pouvaient modérer l'agitation du sang et calmer la violence des symptômes, tant que le malade restait dans son lit et qu'il était stimulé par sa propre chaleur (1).

Les anciens médecins qui ne négligeaient aucune des choses extérieures qui pouvaient exercer quelque influence sur le corps malade, indiquaient dans le traitement de chaque maladie la manière dont le malade devait être couché. Sydenham les a imités; il a même ajouté à leurs observations. Boerhaave, Vanswiéten (2), De-

---

(1) *Præ reliquis omnibus edixi, ne se in lecto assiduè contineret, sed illo abstineret bonam diei partem, idque quotidie; quando observaverim in hâc febre, uti etiam in pleuritide, rheumatismo, aliisque omnibus morbis inflammatoriis, in quibus abigendis venæ sectio et refrigeratio primas obtinent, medicamenta summè refrigerantia et repetitam sæpissimè phlebotomiam, nihilum prodesse, dum interim æger lecto indesinenter affixus, ejus calore torreatur.* Curat. febr. continu., sect. 3, cap. 3. Si l'air extérieur était froid, son impression sur les organes vivans, en déterminant une contraction fibrillaire de leur tissu, en animant leur tonicité, serait très-nuisible. Sydenham était trop bon observateur pour n'avoir pas remarqué ces mauvais effets; aussi, en hiver, il faisait faire un feu médiocre dans la chambre même des personnes atteintes de la petite-vérole.

(2) Boerhaave conseille, pour guérir l'insomnie fébrile,

haën, Cullen, etc., ont appuyé de leur autorité la conduite de ce grand praticien, en mettant le lit au nombre des objets que le médecin doit prendre en considération.

SECTION TROISIÈME.

DE L'AIR CHAUD ET HUMIDE.

§ Ier. *De l'origine de l'influence que l'air chaud et humide exerce sur nous.*

L'air qui a une constitution chaude et humide contient deux matières actives à l'état de liberté : ces deux matières sont le calorique et l'eau ; le fluide atmosphérique leur sert seulement de véhicule.

---

de placer le malade dans un air tempéré et humide ; son commentateur ajoute des réflexions sages pour faire sentir toute la valeur de ce précepte : *Æstivis sub caloribus sani etiam homines vix placido somno frui possunt, si in conclavi diurnis solis radiis expositi dormiunt. Cùm autem in febricitantibus major calor sit multò molestior ipsis adhuc aeris æstus erit. Naturaliter nocturnum tempus somno dicatum est, tuncque et gratum aeris refrigerium et major humiditas, cœteris paribus, semper adest. Dum verò itinere, vel labore valido lassi homines meridiano somno languentes vires reficere tentant, patulæ sub tegmine fagi recubant, aut tremulæ populi umbras quærunt....* Tom. 2, pag. 315.

8*

L'eau que l'air chaud et humide recèle est hygrométrique ; elle ne tient plus au fluide atmosphérique par une combinaison intime ; elle jouit de toutes ses propriétés ; elle se trouve seulement disséminée par molécules errantes et très-tenues dans l'air. Aussi les corps qui ont quelqu'affinité pour l'eau en recueillent alors des quantités considérables ; le muriate de chaux, la potasse caustique se liquéfient, le papier se ramollit, les bois qui forment nos meubles, nos habitations se gonflent, parce que l'humidité pénètre entre les fibres ligneuses, etc., etc.

L'air chaud et humide nous présente de plus du calorique en abondance ; mais la matière de la chaleur s'est associée aux molécules aqueuses suspendues dans le fluide atmosphérique ; elle a élevé leur température et l'air se trouve rempli d'une vapeur tiède, qui entoure tous les corps qui y sont plongés.

Si nous examinons l'action de l'air humide et chaud sur le thermomètre et sur l'hygromètre, nous voyons le calorique et l'eau s'isoler en quelque sorte, agir séparément sur l'un ou sur l'autre de ces instrumens ; mais cette sorte de divorce n'a pas lieu pour nos organes : ces deux matières ont alors une activité conjointe. Dans les changemens organiques que produit l'air chaud et humide, on ne retrouve plus l'impression stimulante du calorique ; ce principe, en s'unissant avec l'humidité répandue dans l'air, a perdu son influence particulière ; il a concouru à produire une force active nouvelle qui a un caractère fortement relâchant ou débilitant, et dont l'exercice sur l'économie animale donne lieu à des effets aussi prompts que remarquables.

(C'est parce que l'humidité a la faculté d'absorber le calorique répandu dans l'air atmosphérique, et de le priver de sa propriété stimulante, que l'on tient toujours un vase plein d'eau en évaporation dans les endroits clos où il y a un poêle. On prévient par ce moyen la vive excitation que produit un air chaud et sec, et le mal de tête, l'accablement, etc., qui en sont les suites.)

N'oublions pas que l'air chaud, quand il est rempli d'humidité, a perdu de sa pesanteur, de son élasticité ; or, ce changement dans les qualités passives de ce fluide contribue aussi aux effets organiques que l'on observe alors.

§ II. *Des effets que l'air chaud et humide produit dans l'économie vivante.*

Dans le mode d'exercice que suit chaque fonction de la vie, pendant que l'air est chaud et humide, nous allons reconnaître que les organes qui les exécutent, sont affaiblis ou relâchés, que les propriétés vitales qui les animent ont éprouvé une diminution, que leurs mouvemens sont plus lents et moins énergiques.

Digestion. L'air humide et chaud a une influence bien marquée sur l'organe gastrique ; il affaiblit manifestement son action vitale ; il ralentit l'élaboration des matières alimentaires ; il rend plus pénible cette grande opération de la vie. L'appétit est tardif et comme émoussé ; les excrémens sont plus abondans et plus humides ; *austrinæ constitutiones alvos humectant.* HIPP. : ce qui semble indiquer que tous les élémens nutritifs que recèlent les alimens, ne sont pas absorbés. Les effets débilitans que produit sur l'appareil digestif l'air chaud, chargé d'humidité, se rendent surtout évidens, quand le fluide atmosphérique, après avoir été sec, prend tout à coup une qualité humide et qu'il conserve une température élevée.

Circulation. Les atteintes énervantes de l'air chaud et humide s'observent aussi sur le système circulatoire ; les contractions du cœur deviennent faibles, languissantes et tardives : le pouls est mou, moins vif, moins fréquent (1). Les vaisseaux

---

(1) *Si atmosphæra et densa, humida, pluviosa et diu-*

capillaires partagent la débilité du cœur et des artères : leurs propriétés vitales sont affaiblies. Aussi lorsque, sous cette constitution atmosphérique, il se forme une congestion sanguine dans quelque partie du corps , elle a un caractère comme passif ou atonique.

Respiration. Par un tems humide et chaud, les phénomènes mécaniques de la respiration semblent laborieux , parce que les muscles qui les produisent , n'ont plus la même énergie contractile. Mais que conclure de là au sujet des phénomènes physiologiques qui forment la partie vraiment intéressante de cette fonction? Chargé d'une humidité tiède , le fluide atmosphérique fait - il sur la surface pulmonaire une impression débilitante? prive-t-il l'organe respiratoire de sa vitalité accoutumée? La fixation de l'oxigène dans le sang veineux devient-elle moins active? le sang artériel prend - il un caractère moins vivifiant , moins excitant pour les parties vivantes qu'il pénètre?

Absorption. Lorsque l'on passe dans un air chargé d'humidité, les vaisseaux absorbans de la peau et des membranes muqueuses pompent les

---

turna austrina ejus constitutio., languescit pulsus et minor redditur. HOFFMANN , loc, cit.

molécules aqueuses qui roulent dans ce fluide et qui viennent se mettre en contact avec ces surfaces vivantes ; ils les entraînent dans là masse des humeurs et augmentent le poids réel du corps (1). L'abbé Fontana, après s'être promené quelques heures en plein air par un tems humide, pesait quelques onces de plus qu'auparavant. Keil cite un jeune homme qui, se trouvant accablé de besoin et de fatigue, passa une nuit dans un air humide ; le lendemain son corps avait absorbé dix-huit onces d'humidité. Robinson a expérimenté que, quoiqu'il prît moins de nourriture, son corps acquérait plus de pesanteur, aussitôt que l'air sec et serein devenait humide et que le ciel se couvrait de nuages.

Sans doute ces observations n'annoncent pas que l'action vitale des vaisseaux absorbans augmente, quand l'air devient chaud et humide ; elles prouvent seulement que le produit de l'absorption est alors plus considérable : or, c'est dans l'humidité atmosphérique que nous trouvons la cause matérielle de cet effet.

---

(1) *Quæ in aere sub vaporis specie circumvolitant aqueæ particulæ, à cute nostrâ attractæ, cum sanguine commiscentur, et corpus pondere augent.* JACOBI KEIL, apbot. static.

Sécrétions et *Exhalations*. Les appareils sécréteurs et exhalans tombent dans une espèce de relâchement et de langueur , quand l'air est chaud et humide : la transpiration cutanée diminue (1) ; alors les reins deviennent une issue comme supplémentaire, les urines sont plus copieuses (2). Les sécrétions muqueuses paraissent aussi augmentées ; elles restent plus aqueuses, parce que l'air ne leur enlève pas l'humidité surabondante dans leur composition.

Quoi qu'il en soit , l'action vitale des organes sécréteurs et exhalans , se ralentit dans un air chaud et humide, et la somme totale des excrétions éprouve une grande diminution. Or, perdant moins par les sécrétions et les exhalations , et gagnant beaucoup par l'absorption , l'économie animale prend en peu de tems une complexion molle et humide ; les sucs lymphatiques stagnent dans le tissu matériel des organes , et les fluides semblent plus abondans dans leur composition : *Austri-*

----

(1). Voyez l'essai sur l'usage des alimens, par Lorry, tom. 2 , pag. 3o4 et suiv.

(2) Piquer dit avoir observé avec beaucoup de soin que , quand l'air est excessivement humide , une grande partie de l'eau qu'il charrie se communique au corps, ce qui le rend plus pesant et augmente la quantité des urines. *Traité des Fièvres,* pag. 34 de la trad.

*nœ constitutiones corpora dissolvunt et humec-
tant.* HIPPOC. ; nous devenons alors plus lourds
à la balance, et ce surcroît de pesanteur nous
est d'autant plus sensible que nos forces musculaires sont énervées. Nous dirons avec Lorry:
*Retenta intùs pondus corporis augent, tùm ad
sensum, tùm ad stateram.* Comment. in aph.
Sanctorii (1).

Nutrition. Si l'on jugeait de l'exercice actuel
de la nutrition par le volume apparent des parties vivantes, on pourrait croire que cette fonction acquiert plus d'énergie quand l'air devient
chaud et humide ; car tous les organes éprouvent
alors un gonflement manifeste : mais cet effet ne
dépend pas d'une nutrition plus active de leur
tissu ; il a pour cause des excrétions moins copieuses, une absorption plus forte, une surabondance de sucs lymphatiques dans tous les systèmes
organiques (2).

---

(1) On a estimé que le poids du corps pouvait augmenter
d'une livre, en une heure, lorsqu'on passait d'un air sec
dans un air humide. LININGS, *Transact. philos.*

2) *Dum per multos dies aer nebulosus est, corpora
omnium hominum apparent inflata, quia partes externæ
sic quasi in perpetuo ponuntur balneo, undè labefactatæ
cedunt liquidis distendentibus.* VANSWIETEN, op. cit. y
tom. 1, pag. 25.

Il paraît que par un tems chaud et humide, les molécules du chyle s'assimilent plus lentement au sang. La composition de cette chair coulante semble moins parfaite ; elle est d'une nature moins concrescible : elle se répare aussi avec plus de peine. Les praticiens observent que les saignées doivent être alors moins copieuses et moins répétées (1).

La nutrition est également languissante dans le tissu des organes. La faiblesse des mouvemens organiques en est une preuve. On peut y ajouter le sentiment d'une débilité profonde que l'on ressent alors.

L'influence d'un air chaud et humide est favorable à la séparation de la graisse , à son accumulation dans le tissu cellulaire; mais nous savons que ce produit est indépendant de la nutrition du sang et des organes, qu'il décèle souvent un relâchement des solides, un défaut d'activité dans l'exercice de la fonction assimilatrice (2).

____

(1) Huxham , *de aer. et morb. epid.* Ce praticien dit aussi , dans son Essai sur les Fièvres, que l'on sait par expérience qu'il y a des constitutions atmosphériques qui ne permettent pas de tirer trop de sang aux pleurétiques , et que l'on peut mettre de ce nombre les tems épais et humides , pag. 318.

(2) L'humidité chaude , comme celle des étables , favorise

Sensations. Dans un tems humide et chaud, la sensibilité générale diminuée donne moins de prise aux impressions extérieures ; les facultés cérébrales paraissent comme engourdies ; on éprouve une inaptitude singulière à tous les genres d'applications ; les idées sont embarrassées (1) : les passions ont moins de vivacité. *Austri auditum gravantes, caliginosi, caput gravantes, segnes, dissolventes.* HIPPOC., aphor. 5 , sect. 3.

Locomotion. La force débilitante de l'air chaud et humide a beaucoup d'empire sur le système musculaire ; elle énerve les propriétés vitales des muscles, affaiblit leur action contractile, rend

---

singulièrement la séparation de la graisse dans les bestiaux que l'on destine aux boucheries : 1°. le repos que gardent alors ces animaux, fait qu'ils éprouvent peu de déperdition ; 2°. l'action de l'air humide produit dans les solides un relâchement utile pour l'engraissement : et, quand les digestions restent régulières, tous les sucs nourriciers qui abordent dans la masse circulatoire, semblent se convertir en graisse et se déposer dans le tissu cellulaire. On sait que l'on saigne souvent les animaux que l'on veut engraisser promptement ; on produit par cette opération, un affaiblissement de tout le système qui assure la réussite de l'objet que l'on se propose.

(1) Cabanis , *Rapp. du phys. et du mor.*, tom. 2 , p. 18 et suiv.

les mouvemens des membres moins faciles, moins prompts, moins vigoureux. Dans cette constitution atmosphérique, nous nous sentons plus pesans; le moindre travail nous fatigue (1). *Austrinæ constitutiones corporibus motum difficilem faciunt.* HIPPOC. Ce que nous apercevons sur les muscles, ne peut-il pas nous conduire à juger de l'état des parties vivantes dont l'action n'est point perceptible?

§ III. *De la constitution organique que le corps acquiert sous l'influence de l'air chaud et humide.*

Les effets que produit dans l'économie animale le fluide atmosphérique, lorsqu'il devient chaud et humide, nous prouvent qu'une influence débilitante agit alors sur le système vivant, qu'elle affaiblit dans tous les organes la sensibilité, la contractilité, la tonicité, en un mot qu'elle ralentit l'exercice général de la vie.

Remarquons que le père de la médecine a exprimé la plupart des changemens organiques que détermine dans le corps l'action d'un air chaud

---

(1) *In atmosphærâ æstuosâ et humidâ, brevis sit utcunque mora, vel validissimus homo vim corporis et animi languidiorem fieri citò persentit.* HUXHAM, op. cit.

chargé d'humidité dans l'aphorisme suivant : *Aus-*
trinæ constitutiones corpora dissolvunt, et hu-
mectant, et auditus graves, et capitis gravitates
faciunt, et vertigines in oculis, et corporibus
motum difficilem, et alvos humectant. Aph. 17,
sect. 3 (1).

Mais quand l'air atmosphérique conserve un
état chaud et humide, et que le nouveau mode
d'exercice que son influence fait prendre à la digestion, à la circulation, à la respiration, à l'absorption, aux sécrétions, etc., dure pendant un
certain tems, alors une mutation plus importante appelle notre attention : l'état actuel de
toutes les parties vivantes éprouve peu à peu une
altération, l'économie animale prend une *consti-*
tution organique particulière.

Il serait peut-être difficile de signaler cette disposition intime du corps par des signes extérieurs,
par des attributs distincts ; cependant une certaine
pâleur de la figure, une sorte de bouffissure universelle, un pouls mou et plus lent, une inertie
dans les mouvemens organiques, un sentiment
profond de débilité, etc., sont comme les symp-

-----

(1) *Auster aures hebetat, sensus tardat, capitis dolorem*
movet, alvum solvit, totum corpus efficit hebes, humidum,
languidum, a dit Celse après Hippocrate.

tômes de cette complexion acquise que l'on a en vue dans le langage médical, lorsque l'on dit que la fibre est relâchée, que les humeurs sont aqueuses, mal élaborées, etc.

Cette disposition particulière que le corps prend sous l'influence continuelle ou stationnaire d'un air chaud et humide, devient en quelque sorte plus saillante, lorsque l'on observe la nature des maladies qui sont alors dominantes, que l'on étudie leur marche et les phénomènes qu'elles présentent.

En effet, la constitution organique dont nous parlons, est un état de prédisposition aux maladies fébriles de l'ordre des fièvres muqueuses, adynamiques, ataxiques, intermittentes pernicieuses (1), aux phlegmasies associées à ces fièvres primitives à la dyssenterie (2), aux affections scorbu-

---

(1) *Per humidas equidem tepidasque atmosphæræ constitutiones, permanentes diù, febres lentæ, putridæ, malignæ, semper grassantur, sicuti observavit tota medicorum schola ab ultimâ antiquitate ad hoc usque tempus.* HUXHAM, op. cit., tom. 2, pag. 11, in præf. Voyez aussi tom. 1, p. 149, ce qu'il dit de la constitution atmosphérique des années 1734, 1735, et des maladies qui régnèrent alors.

(2) *Morbi autem in pluviosis quidem plerumque fiunt, et febres longæ, et alvi fluxiones, et putredines, et comitiales, et siderationes, et anginæ.* HIPP., aph. 16, sect. 3.

tiques, cachectiques, à l'hydropisie, etc. La condition où se trouve alors l'économie animale, favorise le développement de ces maladies : aussi l'air chaud et humide est-il placé dans tous les ouvrages de pathologie au nombre des causes qui les occasionnent.

La disposition organique que le corps acquiert sous la puissance débilitante de l'air chaud et humide, influe aussi sur la marche des maladies aiguës ; en effet, leur invasion ne provoque pas une forte réaction vitale, elles parcourent avec lenteur leurs diverses périodes ; *in siccitatibus febres acutæ fiunt ; in pluviosis autem febres longæ.* HIPP. On n'observe pas de mouvemens critiques, ou ils sont peu prononcés ; souvent même ils prennent une direction vicieuse, et provoquent de nouveaux accidens morbifiques (1). En un mot, la nature ne paraît faire aucun effort efficace pour surmonter la cause qui la tourmente et rétablir la santé. Remarquons aussi que les maladies deviennent très-communes, très-répandues dans les tems humides et chauds (2). La complexion que reçoit

---

(1) Voyez la troisième section du troisième livre des épidémies d'Hippocrate.

(2) *Ex anni verò constitutionibus, in universum quidem siccitates pluviosis sunt salubriores, et minùs lethales.*

alors le système vivant, semble donner plus de prise aux causes morbifiques, elle rend plus fréquentes les altérations de la santé.

C'est aussi dans les constitutions atmosphériques chaudes et humides, que l'on voit souvent se développer avec fureur des épidémies meurtrières de fièvres putrides et malignes ; mais la naissance de ces maladies ne dépend pas seulement de l'impression que l'humidité tiède répandue dans l'air, fait sur nos organes : d'autres principes plus puissans, contenus dans ce fluide, sont ordinairement la cause de ces grands désordres.

L'air qui recèle à la fois du calorique libre, et de l'eau en suspension, est un agent chimique qui sollicite vivement toutes les matières végétales et animales qu'il touche, à se décomposer, à se putréfier. Aussi, ce fluide, quand il est chaud et humide, conserve-t-il rarement sa pureté près des lieux où il y a beaucoup de ces matières ; il provoque en elle un mouvement intestin ; des effluves putrides, des miasmes fétides, s'en déga-

---

HIPP., Aph. 15, sect. 3. *Si æstuosa simul sit atmosphæra et humida nimis, de sanitate periclitatur admodùm..... Morbi proindè quamplurimi oriuntur, et acuti, et chronici, cùm durat diù gravis adeò et infelix cœli constitutio.* HUXHAM, op. cit.

I.

gent en abondance ; elles se répandent dans les
couches inférieures de l'atmosphère, et lui communiquent une propriété délétère (1). Les molécules aqueuses , suspendues dans l'air, servent
singulièrement à la propagation de ces élémens
malfaisans ; elles les mettent en contact immédiat
avec les surfaces du corps vivant et facilitent le développement de leur funeste activité. C'est ainsi
que l'air des pays qui sont situés au milieu d'un
marais, sur un terrain fangeux, ou près d'une eau
stagnante et chargée d'immondices , se remplit
dans les tems chauds et humides , de principes nuisibles qui donnent naissance à des fièvres
rebelles.

On sait que l'air, tant qu'il reste sec, est en général sain, même dans les lieux les plus insalubres (2) ; 1°. ce fluide, alors avide d'eau, dessèche
les matières putréfiables , suspend leur décom-

____

(1) Quand en été l'atmosphère a été long-tems sèche
et chaude , et qu'il fait une pluie douce , l'air des
villes exhale aussitôt une odeur fétide. La poussière
qui recouvre le pavé contient des matières végétales et animales qui ont été long-tems triturées, divisées ; or, elles se
décomposent alors avec une extrême promptitude , et donnent à l'air cette qualité insolite.

(2) LIND, Malad. des Europ. dans les pays chauds. LE-
BLOND, Observ. sur la fièv. jaune et les malad. desTropiques.

position (1) ; 2°. l'air sec ne présente pas aux miasmes putrides l'humidité atmosphérique, cet intermède si favorable pour les répandre au loin et développer leur action sur nos organes.

La propriété délétère dont jouit en général l'air chaud et humide dans les pays marécageux, etc., ne procède donc ni du calorique ni de l'eau, mais elle dépend de principes étrangers dont il est assez souvent rempli. Seulement on conçoit que par son influence débilitante, l'air doit, dans ce cas, favoriser l'action de ces miasmes morbifiques et contribuer à rendre plus graves les maladies auxquelles ils donnent naissance (2).

§ IV. *De l'air chaud et humide considéré comme agent médicinal.*

La puissance relâchante que le fluide atmos-

______

(1) De même si, une couche d'eau pure empêche le contact de l'air avec ces matières, la putréfaction n'a pas lieu ; les endroits inondés, à moins que l'eau ne soit épaisse et sale, ne communiquent ordinairement une qualité malfaisante à l'air que quand la chaleur les dessèche et qu'elle met leur fond en contact avec le fluide atmosphérique. C'est alors seulement qu'il s'établit dans la vase une putréfaction qui en dégage des effluves nuisibles : avant la retraite ou l'évaporation des eaux, l'air en recevait seulement de l'humidité.

(2) Encyclop. méthod., part. méd., art. AIR, pag. 555.

9*

phérique exerce sur nous, quand il est chaud et
rempli de molécules aqueuses, se montre sans
doute assez active, elle produit des effets immédiats assez importans pour que le thérapeutiste
cherche à s'en emparer et à la faire concourir,
comme un moyen médicinal, à la guérison des maladies.

La nature des changemens organiques que détermine dans l'économie animale l'air chaud et
humide, nous assure que son influence peut être
extrêmement utile dans toutes les affections morbifiques qui seront caractérisées par une exaltation
des propriétés vitales, une trop grande énergie des
mouvemens organiques, une violente agitation
du sang, etc.

Dans toutes les maladies fébriles de l'ordre des
fièvres inflammatoires, dans quelques phlegmasies essentielles, comme la pleurésie, la péripneumonie, l'angine, la phrénésie, dans l'he-
moptysie, etc., le médecin doit regarder l'action
débilitante d'un air chaud et humide comme une
ressource très-avantageuse. En remplissant de vapeurs l'air qui entoure le malade, il opère un relâchement utile dans toutes les parties vivantes,
il diminue la tension morbifique de tous les systèmes organiques, il affaiblit leur vitalité trop développée.

Tous les jours on se sert avec succès de vapeurs dans le coryza. Ce même moyen est également avantageux dans les phlegmasies de l'appareil respiratoire. Boerhaave connaissait un homme qui s'était acquis une réputation pour le traitement des péripneumonies et des angines, et qui employait la vapeur d'une décoction de plantes émollientes, que le malade attirait dans la poitrine à l'aide d'un entonnoir. C'est encore dans la même intention que l'on recommande de tenir devant la bouche du malade, une éponge ou un mouchoir imbibé de lait, de décoction de mauve, de guimauve, etc. (1).

A l'aide de ces divers procédés, on agit seulement sur une partie malade ; c'est une sorte de topique émollient que l'on met en usage pour calmer l'irritation d'un organe. Mais dans toutes les maladies qui ont un caractère inflammatoire, le médecin exercera une influence et plus générale et plus utile, en maintenant dans l'air une

______

(1) BOERHAAVE, Aph. 850, 866 : *Curat. perip. ver. Aer inspiratus tepidus et humidus sit , quo nil magis laxat, undè muccinia , aquâ tepente madida , naribus supponere oportet , totamque atmosphæram , in quâ æger decumbit, simili halitu replere.* VANSWIETEN, Comment. in Aph. eosdem. QUARIN , ouvrage cité, tom. 2, p. 162.

température assez élevée et en remplissant ce fluide d'eau hygrométrique ; le corps malade se trouvera comme dans un bain de vapeurs tièdes ; il sera sous l'empire d'une force active dont l'exercice produira un relâchement général dans tout le système et tendra directement à diminuer l'intensité des accidens morbifiques.

Dans le traitement de toutes les maladies dont nous venons de parler, le praticien portera toujours son attention sur le fluide atmosphérique. Il ne doit laisser son malade, ni dans un air sec et froid, ni dans un air sec et chaud : l'action tonique du premier, comme l'action excitante du dernier lui serait également nuisible : il aura toujours soin que le fluide atmosphérique de l'appartement ait une température chaude et une qualité humide : par là il éludera une influence contraire à ses vues ; il créera en même tems une circonstance active qui lui sera favorable.

Un air chaud et humide peut aussi être regardé comme un secours efficace dans le traitement des consomptions nerveuses, de quelques phthisies commençartes, enfin des maladies chroniques dans lesquelles il y a maigreur générale, chaleur plus développée, accélération du pouls, irritabilité extrême, etc. Ce sont ces complexions morbifiques que l'on caractérise dans le langage médical en disant que la fibre est trop sèche, les solides trop tendus, le sang trop cháud, etc.

Dans ces diverses affections, l'exercice des fonctions nutritives est altéré, l'agitation du sang nuit à l'assimilation des principes alibiles, les excrétions sont trop abondantes; une absorption interstitielle trop active semble dessécher le tissu des organes. Or, l'influence relâchante d'un air chaud et chargé de vapeurs change ce mode d'exercice des actes de la vie assimilatrice, et par suite elle fait acquérir à l'économie animale une nouvelle disposition qui diminue, à mesure qu'elle se réalise, les accidens de la maladie, et souvent la déracine entièrement. Le séjour d'un lieu où l'air jouirait constamment des qualités physiques dont nous parlons, tiendrait une place distinguée parmi les secours médicinaux que l'on mettrait en usage contre ces affections pathologiques, et ne contribuerait pas peu à assurer leur guérison.

§ V. *Des maladies dans lesquelles l'air chaud et humide sera nuisible.*

Après avoir montré l'air chaud et humide comme un agent que la thérapeutique reconnaît, indiquons les cas où il doit être considéré comme une circonstance nuisible.

Il n'est pas difficile de concevoir que dans les

fièvres muqueuses, adynamiques, ataxiques, dans les fièvres intermittentes avec pâleur générale, faiblesse, inertie des mouvemens organiques, etc., l'air chaud et humide doit fournir sans cesse de nouvelles forces à la maladie, aggraver l'intensité de tous les symptômes. Ne savons-nous pas d'ailleurs que le fluide atmosphérique, quand il a ces qualités physiques, est une des causes occasionnelles de toutes les maladies que nous venons d'indiquer.

Il en sera de même pour toutes les affections chroniques avec cachexie, pour les engorgemens atoniques, le scorbut, les hydropisies, etc., de même que pour les convalescences des maladies aiguës (1). En vain le médecin administre alors les remèdes les mieux indiqués, il n'en retire que peu d'avantages, tant qu'un air chaud et humide continue d'affaiblir le système vivant, et de rendre imparfait ou irrégulier l'exercice des fonctions nutritives.

____

(1) *Nunquàm profectò citiùs, neque feliciùs, restituuntur ægrotantes, quàm sudo effulgente cœlo, altèque in baroscopio stante mercurio ; hoc ego observavi constanter, idemque olim notavit percelebris frid. Hoffmannus, in medicinâ faciendâ diutissimè versatus, lentissimè contrà convalescunt, dum nubilis perflat ac pluviosus auster.* Huxham, op. cit., tom. 2, p. 7, in præf.

Il est sans doute superflu de dire que l'on ne doit jamais laisser un malade dans un air souillé de miasmes putrides, rempli de principes qui sont essentiellement contraires à la nature vivante. On conçoit assez qu'il faut alors ou s'en éloigner ou corriger ses mauvaises qualités. Rappellerons-nous que l'on observe une diminution sensible dans les accidens qui accompagnent les fièvres de mauvais caractère, aussitôt qu'un air pur et salubre remplace autour du corps malade un air infect et plein d'effluves nuisibles. Lind, dans son ouvrage sur les maladies des Européens dans les pays chauds, rapporte sur ce sujet des observations bien remarquables (1). Mais dans cette occasion le médecin ne s'arrête plus aux qualités thermométriques et hygrométriques du fluide atmosphérique.

SECTION QUATRIÈME.

DE L'AIR FROID ET HUMIDE.

§ Ier. *De l'origine de l'influence que l'air froid et humide exerce sur nous.*

Dans l'air froid et humide, nous trouvons encore deux causes pour l'action qu'il exerce sur nous. 1°. Ce fluide a une température trop peu élevée;

---

(1) Voyez les sections 6 et 7 du chap. 1er. de la deuxième partie.

il se présente à nos organes comme un corps froid qui tend à soutirer le calorique qui forme leur chaleur vitale. 2°. Cet air recèle de l'eau disséminée par molécules errantes ; il est chargé d'une humidité froide qui fait une impression assez vive sur les surfaces vivantes qu'il touche.

L'air froid, quand il a une qualité sèche, détermine dans nos parties vivantes un resserrement fibrillaire qui fortifie leur tissu : l'air froid, quand il est chargé d'humidité, se montre un agent doué d'une propriété différente. On ne retrouve plus l'influence propre à la température froide du fluide atmosphérique : les phénomènes organiques qui surviennent alors, annoncent une puissance d'un autre caractère.

C'est la froideur de l'air combinée avec l'eau qu'il tient en suspension qui donne naissance à cette puissance. C'est de la vapeur froide répandue entre les parties du fluide atmosphérique qu'elle procède. L'air est alors pour nos organes une cause offensive qui change l'ordre de leurs mouvemens, altère l'exercice de chaque fonction.

On sait que la qualité froide de l'air nous paraît plus sensible, quand ce fluide est chargé d'humidité. Les molécules aqueuses qu'il recèle, en s'appliquant intimement sur les surfaces vivantes exposées à son contact, font sentir plus vivement son défaut de température : le froid est plus pénétrant.

§ II. *Des effets que l'air froid et humide produit dans l'économie vivante.*

Il est difficile de caractériser l'influence que l'air chargé d'une humidité froide exerce sur nous. Son impression sur nos organes altère leurs mouvemens naturels et cause une perversion manifeste dans l'exercice des fonctions qui leur sont confiées. (L'air froid et humide paraît contraire à tous les êtres animés.) Son action tend à troubler dans l'économie animale l'harmonie qui constitue l'état de santé.

Digestion. Quand le corps est plongé dans un air froid et humide, l'estomac remplit mal ses fonctions : l'impression désagréable que fait sur la peau le contact de ce fluide, semble altérer l'action naturelle de ce viscère. Lorsqu'en hiver, l'air, après avoir été sec pendant quelque tems, devient humide, on sent que les forces digestives perdent de leur énergie, de leur activité.

Circulation. L'air froid et humide a aussi beaucoup d'empire sur l'appareil circulatoire : il trouble sa vitalité, dérange l'ordre de ses mouvemens et produit des anomalies fréquentes dans le cours du sang. Dans un tems froid et humide , le pouls est irrégulier : le système capillaire éprouve des concentrations vicieuses de vitalité dans diverses parties ; on observe alors des congestions sangui- nes erratiques qui donnent lieu à des hémorragies, à l'apoplexie, à des gonflemens fluxionnaires, à des affections rhumatismales, à des coryzas, etc., etc.

Respiration. L'impression de l'humidité froide, que recèle l'air atmosphérique, sur la surface pul- monaire, ne doit-elle pas altérer l'exercice des phénomènes chimiques de cette fonction, et ren- dre moins parfaite la transmutation du sang vei- neux en sang artériel ?

Absorption. L'absorption cutanée conserve son activité dans un air froid et humide. Les vaisseaux absorbans de la peau pompent l'humidité conte- nue dans la couche d'air qui s'applique sur elle ; ils importent ces molécules aqueuses dans le corps (1). On sait que les miasmes morbifiques qui s'élèvent des lieux malsains paraissent avoir plus d'activité, quand ils sont portés sur nos organes par un air froid et humide : cet état de l'atmosphère semble favoriser leur absorption.

---

(1) Voyez la description des effets que produit cet état de l'atmosphère, dans l'ouvrage sur l'usage des alimens, par le célèbre Lorry, tom. 2, p. 318.

Sécrétions et exhalations. L'air pourvu des qualités physiques dont nous parlons, altère l'action des organes sécréteurs et exhalans; la transpiration cutanée est presque supprimée (1); les sécrétions muqueuses sont augmentées et semblent devenir alors une évacuation supplémentaire. Cependant la somme totale des excrétions diminue notablement; or, comme l'absorption cutanée plus active ajoute dans un tems humide, à la quantité des humeurs, les fluides paraissent bientôt prédominer sur les solides dans la composition des organes: le poids réel du corps est plus fort; et ce surcroît de pesanteur se fait d'autant mieux sentir que l'impression d'un air froid et humide énerve en même tems les forces de la vie. *In cœnoso aere (sive ad galeni mentem, humiditate et frigore vitiato,) prohibetur perspiratio; meatus implentur, sed non densantur; fibræ laxantur, non roborantur; et pondus perspirabilis retenti lædit, et sentitur.* Sanctor., aph. 8, sect. 2.

Nutrition. La disposition vitale que prennent tous les systèmes organiques dans un air froid et

____

(1) *Frigus cum humiditate multò magis retardat perspirationem quàm cum siccitate.* Gorter de persp. insensib., p. 129.

humide n'est pas favorable à l'assimilation des principes nourriciers. La sanguification ne s'exécute pas
avec la même énergie: cette opération de la vie paraît
se faire avec moins de perfection, et donner au fluide
sanguin une mauvaise complexion. La nutrition est
peu active dans le tissu des organes (1). Aussi
a-t-on alors la conscience d'une diminution dans
la vigueur accoutumée du système vivant.

Sensations. Dans un air froid et humide, les organes des sens paraissent perdre de leur activité;
les passions sont peu vives, la vie animale paraît
languissante. Deseze, *Recherch. sur la Sensib.* a
remarqué que l'air du soir qui avait une fraîcheur
humide, affaiblissait l'imagination, troublait la net-
teté des idées.

____

(1) On indique une température froide et humide comme
une condition favorable pour le prompt engraissement des
animaux domestiques. Les chasseurs n'ignorent pas que les
grives, les ortolans, les rouge-gorges, achèvent de s'engraisser en vingt-quatre heures, en automne, lorsque l'air
devient humide et qu'ils se sont gorgés de fruits mûrs;
mais il faut alors que les digestions conservent leur régularité ; comme les excrétions sont moins abondantes, et
que la nutrition du sang et des organes est peu active, la
grande quantité de sucs nourriciers qui pénètrent dans le
corps, reste en quelque sorte, sans emploi, et se dépose
dans le tissu cellulaire.

Locomotion. Sous l'influence d'un air froid et humide, les propriétés vitales des muscles sont affaiblies. Cependant les forces musculaires paraissent énervées moins vite et moins complètement, que par l'action d'un air chaud et humide.

§ III. *De la constitution organique que le corps acquiert sous l'influence de l'air froid et humide.*

Le phénomène le plus remarquable que nous présentent les diverses fonctions de la vie, pendant que le tems est froid et humide, c'est sans doute l'irrégularité de leur exercice. L'impression que le fluide atmosphérique fait sur les organes vivans, paraît pénible pour eux ; elle dérange l'ordre de leurs mouvemens ; elle est essentiellement perturbatrice de leur action naturelle.

Le mode irrégulier d'exercice que suivent, dans un air froid et humide, la digestion, la circulation, les sécrétions, en un mot, l'ensemble des actes de la vie assimilatrice, ne tarde pas à opérer une mutation profonde dans le corps vivant. Aussi, lorsque cet état du fluide atmosphérique devient stationnaire et permanent, toutes les parties vivantes subissent peu à peu une modification, ou plutôt une altération dans leur complexion intime. Tous les individus acquièrent en peu de tems une *cons-*

titution organique que nous ne chercherons pas à signaler par des attributs extérieurs, mais que nous indiquerons comme une manière d'être qui prédispose le corps aux fièvres muqueuses, vermineuses (1), adynamiques, (2), ataxiques, aux fièvres intermittentes pernicieuses, etc., ainsi qu'aux affections catarrhales, scorbutiques (3), aux fluxions rhumatismales, aux engorgemens atoniques des viscères, aux hydropisies (4), etc.

La disposition organique dont nous parlons, sera moins prononcée, ou même ne se réalisera pas chez ceux que des vêtemens chauds, des alimens substantiels, des boissons fermentées, un bon feu, etc., garantiront de l'action prédominante de l'air froid, chargé d'humidité. On en sent facilement la raison.

Tous les médecins observateurs signalent l'air froid et humide, comme une circonstance active très-malsaine, comme une cause puissante qui contribue singulièrement à multiplier les affections

---

(1) Pinel, Nosograp. philos. ordre des fièvres muqueuses.

(2) Hallé, art. Air, de l'Encyclop. méthod., p. 560.

(3) Une humidité froide, répandue dans l'air, est regardée comme la cause la plus active des affections scorbutiques. *Nosog. philos.* Delivet, *princip. d'hygiène navale,* p. 102.

(4) Lorry, ouv. cit., tom. 2, p. 320.

morbifiques (1) ; ils remarquent aussi que les maladies aiguës se développent alors d'une manière insidieuse, qu'elles cachent souvent un danger pressant par le peu de vivacité des symptômes, que les mouvemens critiques sont nuls ou peu apparens. Or, tous ces phénomènes dépendent de la disposition organique que le corps prend sous l'empire d'un air froid et humide.

Enfin, tout ce que l'on aperçoit dans l'économie animale, en santé comme en maladie, quand l'air a conservé quelque tems l'état physique que nous avons en vue, semble prouver que le fluide sanguin et les organes ont éprouvé une sorte de détérioration dans leur complexion intime. C'est surtout dans les indigens que ce résultat organique est bien prononcé, parce que rien ne s'oppose chez eux aux effets désordonnés du fluide atmosphérique.

§ IV. *De l'air froid et humide considéré comme agent médicinal.*

Les effets que détermine dans le corps vivant l'impression d'un air froid chargé d'humidité,

----

(1) Huxham dit, en parlant de l'air froid et humide : *Si talis tempestas manet diù, febres catarrhales, intermittentes, putridæ, lentæ, nervosæ ingruunt.* Op. cit.

I.   10

ne permettent pas de le considérer comme un moyen dont on puisse se servir utilement dans le traitement des affections morbifiques. Le médecin tirera un parti avantageux de l'influence de l'air froid et sec, quand il voudra fortifier le tissu des organes ; il emploiera avec un égal succès l'air chaud et sec pour stimuler les parties vivantes, accélérer leurs mouvemens, ou l'air chaud et humide pour diminuer leur vitalité, affaiblir leur action. Ces circonstances extérieures le disputeront en vertu aux agens avoués de la matière médicale : elles deviendront souvent des secours efficaces pour la thérapeutique ; mais dirons-nous la même chose de l'air froid et humide qui n'exerce sur nous qu'un pouvoir perturbateur, qui tend à porter le trouble dans l'économie animale.

L'air chargé d'une humidité froide tourmente, offense tous les corps organisés. Aussi, l'hygiène fait-elle une loi à l'homme en santé d'éluder son activité par une forte nourriture et du vin pour boisson, par l'exercice, par des vêtemens chauds, etc.

On pourrait peut-être penser que les anciens employaient quelquefois, comme un moyen médicinal, l'air pourvu des qualités dont nous parlons, lorsque l'on voit qu'ils plaçaient des malades dans des lieux souterrains, qu'ils en faisaient arroser le plancher et les murs avec de l'eau fraîche ;

mais il est facile de juger, comme nous l'avons déjà dit, que ces praticiens si attentifs ne choisissaient ces endroits que pour y trouver dans une saison brûlante un air qui fût tempéré, que pour soustraire leurs malades à l'impression stimulante d'une atmosphère surchargée de calorique (1).

§ V. *Des maladies dans lesquelles l'air froid et humide sera nuisible.*

Il est assez facile de décider quelles sont les affections morbifiques dans lesquelles l'air froid et humide devient une circonstance extérieure capable de fournir sans cesse de nouvelles forces à la maladie, une cause active dont l'influence s'oppose aux vues du praticien.

Ainsi, dans les fièvres muqueuses et putrides, dans les phlegmasies associées à ces fièvres primitives, dans les affections catarrhales, scorbutiques, scrophuleuses, cachectiques, dans les hydropisies, etc., on donne souvent sans succès les médi-

______

(1) *Non solùm autem refrigeriis, quæ extrinsecùs admoventur, sed etiam aeris mutandi ad frigidius, artificio auxiliari tentabimus. Si igitur æstas fuerit, in subterraneâ domo æger decumbet, et pavimentum aquâ frigidâ copiosè conspergatur, ut aer hinc frigidior evadat.* ALEXAND. trallani de art. medic., lib. 12, cap. 4.

camens les mieux appropriés, tant que les malades restent exposés à l'action d'un air froid et humide. Cet état atmosphérique exerce sur nous un empire si puissant qu'il peut seul produire ces maladies ; or, cette cause, agissant sur ceux qui en sont actuellement atteints, tend à consolider l'existence du désordre morbifique ; elle ajoute sans cesse aux accidens qui l'accompagnent ; elle paralyse de plus les efforts des agens médicinaux que l'on met en usage. On conçoit assez que, dans ces occasions, le premier soin du médecin doit être de changer les qualités physiques du fluide atmosphérique qui entoure le malade, et de lui donner une autre espèce d'activité.

Chargé de traiter les pauvres d'un des quatre arrondissemens de la ville d'Amiens, j'ai trop souvent lieu d'observer combien est nuisible l'influence d'un air froid chargé d'humidité dans toutes les maladies aiguës et chroniques que nous venons d'indiquer. Les habitations de ces indigens sont enfoncées dans un terrain humide et placées près des divers canaux de la Somme ; elles contiennent, la plus grande partie de l'année, un air plein de vapeurs froides. Or, toutes les affections morbifiques montrent sur ces individus un caractère plus grave ; les fièvres aiguës donnent fréquemment lieu à des dépôts de mauvaise nature ; les convalescences sont plus longues ; les maladies chroniques paraissent plus opiniâtres ; elles vont toujours en s'aggravant, malgré tous les secours que l'on dirige contre elles : on croirait que les agens pharmaceutiques perdent sur ces malades de leur activité, de leur vertu ordinaire.

CHAPITRE II.

DES SAISONS.

DANS chacune des divisions de l'année, les corps organisés présentent à l'observateur un ordre particulier de phénomènes qui attestent qu'une puissance spéciale se fait alors sentir à toute la nature vivante. Or, le médecin, autant que le naturaliste, doit remonter à l'origine de cette influence si remarquable, et étudier le caractère bien distinct qu'elle prend dans chaque saison.

On sait que le soleil, par son mouvement annuel entre les deux tropiques, divise pour nous l'année en quatre parties. Cet astre est aussi la source d'où procède la force suprême qui, dans chaque saison, donne naissance aux effets physiques et organiques qui la caractérisent. Le degré d'éloignement ou de proximité du soleil, par rapport au lieu que nous habitons, est la cause première ou éloignée de tout ce qui se passe alors sous nos yeux; la quantité de calorique et de lumière qu'en reçoit l'air dans lequel nous vivons, en sera la cause directe ou immédiate.

Rappelons-nous qu'en partant du moment où le

soleil se trouve au tropique du capricorne , le tems qu'il emploie pour arriver à l'équateur nous donne l'hiver ; que, dans son cours de l'équateur au tropique du cancer , le soleil nous fait jouir du printems : mais arrivé à ce terme , cet astre s'arrête et prend un mouvement rétrograde ; et repassant par les mêmes points qu'il avait parcourus en s'avançant vers nous , il donne naissance à deux nouvelles saisons. L'été existe pendant que le soleil redescend vers l'équateur ; enfin, l'automne dure le tems qu'il met pour rejoindre le tropique du capricorne où nous l'avons d'abord supposé : alors se ferme le cercle de l'année (1).

Si c'est le mouvement du soleil dans l'écliptique ou sa position par rapport à nous, qui donne naissance aux phénomènes que les saisons nous présentent , il semble que l'on devrait ne diviser l'année qu'en deux parties. L'une comprendrait tout le tems que le soleil reste sur notre hémisphère ; elle durerait les six mois que cet astre emploie pour s'avancer de l'équateur jusqu'au tropique du cancer ou d'été, et pour rétrograder ensuite jusqu'à l'équateur : alors commencerait la seconde partie de l'année , qui serait marquée par

(1) Laplace, Exposit. du système du monde. Biot , Astronom. physiq.

le cours du soleil sur l'hémisphère austral ; d'abord pour parvenir au tropique du capricorne ou d'hiver, puis pour remonter ou revenir jusqu'à l'équateur.

Mais, quoique pendant le printems et pendant l'été, le soleil se trouve à une égale distance de nous , quoiqu'il parcoure la même route pour s'approcher de nous dans la première saison, et pour s'en éloigner dans la seconde , cependant le prin-tems et l'été ne se ressemblent ni pour leur température ordinaire ni pour leur pouvoir sur les êtres vivans. De plus, pendant l'automne et pendant l'hiver, les hauteurs méridiennes du soleil rede-viennent les mêmes ; son éloignement est égal pour nous. Cependant, combien ces deux saisons ne présentent-elles pas de différences au physicien et au médecin ?

Il est facile de concevoir que les quatre saisons de l'année, se succédant dans un ordre immuable, celle qui précède influe toujours sur celle qui suit. Ainsi, lorsqu'au printems le soleil passe sur notre hémisphère et qu'il s'avance vers nous , la surface du globe est refroidie ; la chaleur qu'elle reçoit, est en grande partie absorbée par tous les corps ter-restres : mais à l'époque où le soleil parvient au tropique du cancer, la terre est échauffée ; toute la somme de calorique que les rayons solaires versent sur elle en été reste dans l'atmosphère ; ce principe s'accumule autour de nous ; il devient très-sensible pour nos organes : l'astre d'où il émane s'éloigne de nous pendant cette saison ; c'est alors cependant que nous éprouvons les chaleurs les plus fortes de toute l'année. La température, dit le célèbre auteur de l'exposition du système du monde, n'est pas un effet instantané de la présence du soleil : elle est le résultat de son action long-tems continuée : elle n'atteint son *maximum* dans le jour qu'après la plus grande hauteur de cet astre sur l'horizon ; elle n'y parvient dans l'année qu'après la plus grande hauteur solsticiale du soleil.

Nous ferons une remarque analogue pour l'automne et pour l'hiver. L'automne succède à l'été : il trouve la surface de la terre et tous les corps inorganiques qui y sont répandus, chargés de calorique libre. Or, ce principe est rendu peu à peu à l'atmosphère pendant cette saison : il modère toujours la froideur de l'air, et donne à l'automne un caractère doux et tempéré que l'hiver n'a pas ; dans cette dernière saison le soleil se rapproche de notre hémisphère, mais il ne nous envoie que des rayons obliques ; ces rayons ne nous apportent que peu de calorique ; et, comme rien ne supplée alors au défaut de cette source de chaleur, il règne des froids violens ; la terre se couvre de neige et de glace.

§ Ier. *Considérations générales sur l'influence que les saisons exercent sur les êtres vivans.*

Chaque saison imprime sur la nature entière les marques de sa puissance. Il est des météores, il est des effets physiques qui distinguent l'hiver, le printems, l'été et l'automne. A chacune de ces époques, l'observateur trouve dans les productions végétales et animales un ordre différent de phénomènes : enfin, le même point de la terre présente dans le cours d'une année une succession de tableaux bien distincts.

Si nous portons nos regards sur le règne végétal, nous voyons les plantes vivaces, les arbrisseaux, les arbres frappés pendant l'hiver d'une mort apparente ; leur existence est occulte, ils n'ont qu'une vie en puissance. Aussitôt que le printems met en jeu son influence vivifiante, tous les corps végétaux semblent s'animer. Des organes nombreux et très-importans se développent ; des feuilles, des stipules, des bractées, etc., viennent donner à la vie végétative une grande activité qui se continue pendant l'été : mais l'automne dépouille les plantes de ces organes si vivans pendant les deux saisons qui l'ont précédé : il les jette dans une sorte d'engourdissement qui subsiste pendant l'hiver. Quelle puissance que celle qui détermine de pareils effets ! Combien ne doit-elle pas avoir de prise sur les animaux pourvus d'un système nerveux, doués de la faculté de sentir.

Aussi l'empire des saisons est-il bien marqué dans le règne animal. Combien d'espèces d'insectes ne vivent qu'un espace de tems qui est toujours le même : une époque de l'année les anime, l'époque qui suit, les fait disparaître.

Les principaux phénomènes de la vie des animaux sont liés à des termes fixes dans l'année. La même saison voit toujours les reptiles naître, s'engourdir, sortir de leur léthargie, s'accoupler, etc., les momens où les oiseaux émigrent, où ils charment nos bois, nos vergers par leurs chants d'amour, où leurs couleurs prennent plus de vivacité, etc. ne varient pas : c'est toujours aux mêmes époques que les mammifères sont tourmentés du besoin de se reproduire, qu'ils éprouvent la mue , etc. , etc.

Or, la plupart de ces actes ou de ces habitudes dépendent de mouvemens organiques qui s'opèrent alors dans le corps de ces animaux , et que l'influence de la saison a provoqués. Ce sont des résultats nécessaires de l'état intime que prennent leurs humeurs, de la disposition vitale qu'acquièrent certains organes.

L'homme partage la sujétion dans laquelle les quatre parties de l'année tiennent toute la nature vivante. Comment resterait-il le même, quand tout change autour de lui? Le nouvel ordre de choses au milieu duquel le place chaque saison, réagit, en quelque sorte, sur son corps, et modifie sa manière d'être.

C'est un fait reconnu et vérifié par tous les observateurs que la digestion, la circulation, la respiration, les sécrétions, etc., en un mot tous les actes de la vie assimilatrice ne s'exécutent pas dans tous les tems suivant le même rhythme, ni avec une égale activité. Dans chaque saison, toutes les fonctions nutritives suivent un mode particulier d'exercice; et cette nouvelle manière de vivre donne aux humeurs et aux organes une complexion spéciale, à l'économie entière une *constitution organique* distincte. On a donc pu dire avec raison que l'homme du printems ne ressemble pas plus à celui de l'automne, que l'homme de l'été à celui de l'hiver (1).

On sait que chaque saison produit un ordre différent de maladies (2); on sait de plus que la même maladie, lorsqu'on l'observe en hiver, au printems, en été, en automne, présente des phénomènes

______

(1) Voyez le Discours préliminaire de la traduction du Traité des Airs, des Eaux, etc., par le docteur Coray.

(2) Hippocrate, Celse, Baillou, Sydenham, Huxham, etc.

particuliers et un caractère qui n'est pas le même. (1) Or, la cause de ces effets pathologiques se trouve sans doute dans la complexion organique, dans la prédisposition dissemblable que le système vivant prend à chacune de ces époques de l'année ; car un trouble morbifique met, en quelque sorte, en évidence l'état intime des humeurs et des organes : ou, en d'autres termes, la nature d'une maladie se conforme toujours à la situation actuelle du corps dans lequel elle se développe.

L'influence spéciale que chaque saison tient en action sur nous, signale quelquefois son exercice par un mouvement sensible dans le corps, par une altération momentanée dans la santé. Baillou éprouvait tous les trois mois une légère fièvre éphémère que provoquait chaque saison nouvelle : (2) cette fièvre décelait l'action d'une force extérieure sur son corps : elle était l'expression des changemens qui s'opéraient en lui. Mais le plus souvent on ne s'aperçoit pas des mutations profondes que suscite la succession des saisons. Elles s'effectuent sans qu'on les remarque.

----

(1) Voyez surtout Sydenham, Stoll....

(2) *Quater, in anno, in magnis quatuor temporum anni mutationibus, febriculâ tanquam diariâ prehendor, cum totius corporis gravitate, inappetentiâ maximâ. Consilior. medicin. lib. 1, consil. 48.*

Quoi qu'il en soit, dans le cours d'une année, la complexion de nos humeurs et de nos organes subissent plusieurs changemens successifs. Par exemple, quand l'hiver arrive, il produit une variation dans l'exercice de tous les actes de la vie assimilatrice; la digestion est plus active, la circulation plus lente, les excrétions sont moins abondantes, etc. Or, cette mutation dans les fonctions nutritives, modifie la constitution organique que le corps avait acquise pendant l'automne, et réalise peu à peu un autre état; mais le printems qui succède à l'hiver apporte une altération dans cette disposition du corps, il donne à toutes les fonctions de la vie un mode nouveau d'exercice: toutes les parties vivantes prennent une complexion particulière que l'été qui suit changera encore, pour la remplacer par une autre qui ne résistera pas à l'action de l'automne.

Pourquoi dans notre zone tempérée, les tems de la plus grande mortalité se trouvent-ils à l'époque des équinoxes et des solstices, comme l'observe Barthez (1)? C'est que ceux qui depuis long-tems sont minés par des affections chroniques, par des lésions organiques, ou épuisés par des

---

(1) Nouveaux Elémens de la Science de l'Homme, 2°. édit. tom. 2, p. 311.

fièvres lentes, les personnes qui portent un germe ancien de destruction, les vieillards valétudinaires, les enfans trop faibles, etc., ne peuvent supporter la grande mutation que suscite une nouvelle saison ; ils succombent sous son influence.

Tous ces phénomènes n'attestent-ils pas que dans chaque saison une puissance sans cesse agissante domine la nature entière et la soumet à son empire. Or, remontons à la source de cette puissance si remarquable, et tâchons d'en trouver l'origine.

Dans les diverses phases de l'année, le soleil occupe des points différens dans l'écliptique ; et selon que cet astre est éloigné ou rapproché de nous, ses rayons ont plus ou moins de force ; ils répandent sur la terre des quantités inégales de calorique et de lumière. Or, c'est de ces deux principes que nous ferons dépendre la puissance qui, dans chaque saison, suscite autour de nous des effets si étonnans. En effet l'abondance ou la pénurie de ces deux agens explique parfaitement tous les phénomènes physiques et organiques qui distinguent l'hiver, le printems, l'été, l'automne.

Nous connaissons l'action du calorique libre sur l'économie animale. Ce principe devient-il abondant dans les corps qui nous entourent, il excite nos parties vivantes, il accélère leurs mouvemens ; au contraire le calorique libre est-il absorbé ou dissipé, ces mêmes corps font sur nous une autre espèce d'impression qui dérive de leur moindre température ; ils jouissent d'un pouvoir qui procède de leur froideur.

Mais le fluide lumineux est une seconde cause, non moins remarquable que la précédente, de la puissance que chaque saison met en jeu sur l'homme et sur toute la nature. Il est même vrai de dire que c'est cet agent qui spécifie surtout l'influence des saisons, et qui la distingue de celle des autres circonstances qui ont sur nous quelque empire.

Rappelons-nous d'abord que la lumière exerce une action bien connue et bien manifeste sur les substances inorganiques, et qu'elle parvient même à détruire plusieurs combinaisons chimiques. On sait que si l'on expose de l'acide nitrique à la lumière, une portion d'oxigène s'en dégage et qu'il se forme du gaz nitreux. L'acide muriatique oxigéné perd son excès d'oxigène, si le fluide lumineux le pénètre. Une dissolution de prussiate de potasse dans laquelle on a mêlé un peu d'acide, est promptement décomposée, lorsqu'on la laisse au grand jour. Il est bien remarquable que le calorique n'opère pas ces effets, et qu'il en produit d'autres qui sont différens et même opposés (1).

Si le fluide lumineux est capable de produire des changemens aussi grands dans la nature chimique des corps inorganiques, lorsqu'on les soumet à son action, il doit exercer une puissante influence sur les corps qui sont doués de la vie. Aussi voyons-nous la lumière favoriser évidemment les fonctions des plantes. C'est elle qui opère la décomposition de l'acide carbonique dans les filières végétales, qui détermine la fixation du carbone et le dégagement de l'oxigène. Le fluide lumineux concourt à la formation de la matière colorante, de l'extractif, de l'huile volatile, etc. On sait que les plantes qui croissent dans l'obscurité, deviennent blanches, insipides, aqueuses, étiolées.

La lumière se montre un agent aussi puissant sur les animaux et en particulier sur l'homme. Cet élément, en pénétrant nos parties vivantes, exerce une

______

(1) Berthollet, Statiq. chimiq., t. 1, p. 193; Fourcroy, Système des Connaiss. chimiq., t. 1, p. 102, 103. Voyez aussi ce que M. de Humboldt dit des effets de la lumière sur la végétation et sur la fibre nerveuse des animaux, dans son Tableau physique des régions équatoriales, p. 105.

I.

influence incontestable sur leur complexion. Il semble se combiner avec les fluides et les solides du corps, perfectionner la compsition du sang et donner plus de force, plus d'énergie au tissu de nos organes. Ne voyons-nous pas que *les personnes* qui restent constamment dans des endroits obscurs, sont décolorées, faibles, bouffies, prédisposées à toutes les affections par relâchement, par atonie.

Or, le fluide lumineux, ce principe si actif sur la nature vivante, appartient comme en propre aux saisons. C'est de l'astre qui règle leur cours qu'émane la lumière. La durée de son écoulement sur la partie du globe que nous habitons, son dégré d'abondance ou d'intensité autour de nous sont déterminés par la position du soleil dans l'écliptique. Eloigné de nous pendant l'automne et l'hiver, il ne reste que peu de tems sur l'horizon ; nous ne recevons que des rayons affaiblis. Au contraire au printems et en été, le soleil s'est rapproché de nous ; il nous éclaire pendant environ les deux tiers de chaque journée ; il verse des torrens de lumière dans les couches inférieures de l'atmosphère ; la surface de la terre en est inondée.

Nous savons que le fluide lumineux ne produit pas seul l'influence qui s'exerce sur nous à chaque époque de l'année : le calorique concourt aussi à

lui donner naissance (1) ; et c'est la quantité absolue de chacun de ces principes et leur abondance relative dans les couches inférieures de l'atmosphère
qui donnent aux saisons leur caractère propre, leur
couleur distincte. Ainsi en hiver il existe autour de
nous peu de calorique libre et peu de lumière : au
printems les rayons solaires sont plus forts, plus
chargés : ils répandent beaucoup de fluide lumineux,
mais la matière de la chaleur reste dans une proportion moindre, parce que tous les corps terrestres
en absorbent ; en été le calorique libre et la lumière
sont également surabondans : enfin l'automne nous

***

(1) Des physiciens pensent qu'il émane du soleil deux
sortes de rayons, 1°. des rayons lumineux ; 2°. des rayons
calorifiques, et que les derniers produisent de la chaleur
sans avoir aucune faculté d'illuminer. M. Herschell avait
cru observer qu'en dehors du rayon rouge du spectre pris-
matique, il existait des rayons calorifiques qui n'étaient
pas visibles, mais qui agissaient fortement sur le thermomètre et le faisaient monter très - haut. Schèele a séparé
les uns des autres, les rayons lumineux et les rayons calorifiques. Si l'on présente au feu deux miroirs, l'un de verre,
l'autre de métal, celui de verre ne réfléchit que les rayons
lumineux, il se laisse pénétrer par le calorique, il
s'échauffe : le miroir métallique réfléchit à la fois les
rayons de lumière et ceux de calorique ; sa température
ne change pas,

offre plus de calorique que l'hiver, parce qu'alors les corps terrestres en rendent à l'atmosphère ; mais la lumière a aussi peu d'intensité que dans cette dernière saison (1).

Sans doute on a déjà fait la réflexion que les causes d'où procède la puissance des saisons, résident dans l'air atmosphérique. Il semble que cette nouvelle source d'activité vient seulement compliquer celle qui appartient à ce fluide ; on pourrait tout d'abord penser que celui qui s'occupe d'étudier l'homme en rapport avec tout ce qui l'entoure, devrait confondre ces deux circonstances actives.

Mais observons, 1°. que la lumière est une des causes génératrices de l'influence que les saisons mettent en jeu sur le système vivant et que ce principe est étranger à l'action que l'air atmosphérique exerce par ses qualités physiques ; 2°. que l'existence de l'eau dans l'air à l'état de combinaison intime ou à l'état de suspension par molécules er-

---

(1) La boule d'un thermomètre à mercure enfoncée à un pied et demi de profondeur dans la terre pendant les mois de juillet et d'août marquait 15 à 16 degrés au-dessus de zéro. A la fin d'octobre, ce thermomètre s'élevait encore à 11 degrés ; en janvier, il n'était plus qu'à 3 degrés au-dessus. *Le Botaniste cultiv.* t. , 5, p. 438.

rantes, ce qui donne à ce fluide une activité si différente, ne tient pas au mouvement du soleil entre les
tropiques, n'a pas de rapport direct avec les saisons.

La puissance des saisons et celle de l'air atmosphérique n'ont pas une identité de nature ; elles ne
reconnaissent pas la même origine ; elles ne procèdent pas des mêmes principes. L'influence des
saisons provient d'élémens émanés du soleil et répandus sur la surface du sol ; c'est la position de cet
astre par rapport à nous qui règle le caractère et
l'énergie de cette influence : elle reste invariable
comme la cause qui lui donne naissance. L'air atmosphérique tire son activité de ses qualités thermométriques et hygrométriques : or, dans tous les
tems de l'année, il survient des variations dans les
qualités physiques de l'air ; alors sa force active
n'est plus la même : ce fluide fait sur nos organes
des impressions différentes.

Dans les diverses saisons, ne voyons - nous
pas l'air passer du froid ou du chaud au tempéré, devenir tour à tour sec ou humide ? Dans ces
mutations atmosphériques, il arrive souvent que
l'air et la saison agissent sur le corps vivant d'une
manière opposée, et que ces deux causes tendent
à produire des effets organiques différens : or, c'est
alors que l'indépendance de leur pouvoir se rend
bien manifeste. Par exemple , en hiver, il y a pé-

nurie de calorique dans tout ce qui nous entoure ; les rayons que le soleil nous envoie, sont peu chargés de lumière, nous ne les recevons que peu de tems : voilà la source de l'action que cette saison exerce sur le corps vivant. Or, combien de fois n'arrive-t-il pas que l'air prend en hiver une qualité humide et qu'il conserve une température modérée : cette saison doit fortifier le tissu des organes, augmenter leur énergie, mais l'influence débilitante de l'air humide empêche ce produit ; elle affaiblit l'impression de la saison ; elle efface son opération ; tous les individus prennent une autre prédisposition ; au lieu de maladies inflammatoires, il règne des affections muqueuses. De même, c'est d'une chaleur forte et constante jointe à une grande intensité de lumière que découle la force active de l'été : mais si, pendant cette saison, l'air prend une constitution humide, s'il conserve une fraîcheur bien prononcée, on n'aperçoit plus les effets organiques que l'été a coutume de produire : on devient sujet à des maladies qui ne répondent plus à la saison.

C'est cette discordance si fréquente entre l'air atmosphérique et la saison, que l'on a en vue, lorsque dans certaines années, on accuse l'ordre des saisons d'être perverti. C'est aussi du produit de cette discordance sur nous, qu'Hippocrate s'occupe dans ses aphorismes et dans son traité des airs, des eaux et des lieux, lorsqu'il dit que, si à un hiver sec et boréal succède un printems pluvieux et austral, les personnes d'une complexion molle et surtout les femmes seront sujettes en été à des fièvres aiguës, etc.; ou bien, lorsqu'après un hiver pluvieux et doux, survient un printems sec et froid, les femmes enceintes ne mettent au monde que des enfans délicats, maladifs, etc., etc.

Mais s'il existe un accord entre l'action de la saison et l'action du fluide atmosphérique; si par exemple l'air est sec et froid en hiver, ou sec et chaud en été, alors l'observateur ne peut distinguer le produit de leur influence particulière. Leurs forces individuelles semblent se confondre sur nous; ces deux causes actives font sur les appareils organiques une impression analogue; elles tendent à donner aux fonctions de la vie le même mode d'exercice. Aussi tous les individus prennent-ils promptement une prédisposition prochaine à certaines familles déterminées de maladies.

Avant de cesser ces considérations générales sur les saisons, nous rappellerons que leur pouvoir n'a pas la même étendue, la même force dans toutes les zones de chaque hémisphère. Ce pouvoir prend de l'accroissement à mesure que l'on s'avance des tropiques vers les pôles. D'abord nous trouvons des parallèles où la température est toujours très-élevée, où les jours les plus longs diffèrent peu des plus courts ; là, le changement de saison est peu marqué. En nous reportant aux latitudes que nous habitons, nous voyons les saisons former quatre époques bien tranchées pour les phénomènes physiques et physiologiques qu'elles nous présentent : mais aussi dans le cours de l'année, la température varie depuis 10 degrés au-dessous de zéro jusqu'à 3o au-dessus. Les jours les plus longs sont de seize heures ; les plus courts de huit heures seulement. Si nous pénétrons dans les contrées septentrionales, les révolutions produites dans la nature morte et vivante par la succession des saisons, sont encore plus fortes, plus étonnantes ; là le thermomètre descend en hiver à 3o degrés au-dessous de zéro ; il s'élève en été jusqu'à 3o degrés au-dessus ; à cette époque de l'année, le soleil reste presque continuellement sur l'horizon ; il se montre à peine en hiver (1). Ainsi on peut dire en général de la puis-

____

(1) Dans la zone torride on ne compte que deux saisons, la saison des pluies et la saison sèche. Près de la zone glaciale, on ne compte de même que deux époques, celle d'un froid excessif et celle des chaleurs brûlantes ; ces deux températures extrêmes se partagent en quelque sorte l'année ; elles se succèdent si brusquement, que l'on ne peut distinguer ni le printems, ni l'automne.

sance des saisons, qu'elle est forte dans nos régions, violente vers le nord, douce, faible dans le midi.

La température, en été, est à peu près la même sous tous les parallèles de notre hémisphère (1); mais il n'en est pas de même du froid en hiver. Son intensité devient d'autant plus forte, et sa durée d'autant plus longue, que l'on pénètre davantage vers le pôle ; aussi remarquons que c'est principalement du froid que dépendent dans chaque contrée les phénomènes qui caractérisent les saisons. La grande froideur qui règne en hiver, signale cette partie de l'année : la température plus douce du printems qui lui succède, réveille la nature engourdie, et donne à cette brillante époque sa couleur. Le froid qui se fait sentir en automne

______

(1) Le *maximum* de la chaleur, lorsque l'on prend un grand nombre d'années, se trouve presque égal sous tous les parallèles du monde, sur les bords de la Newa, du Sénégal, du Gange et de l'Orénoque, c'est-à-dire, qu'il est toujours entre le 30°. et le 32°. degré de Réaumur. Il ne s'élève pas plus haut, si l'on fait les observations à l'ombre, loin de tout corps solide qui réfléchit la chaleur, et non dans un air rempli d'une poussière échauffée, ni avec un thermomètre à l'esprit de vin qui absorbe la lumière. DE HUMBOLDT, *Consid. sur les Steppes. Etud. de la Nature*, t. 1, p. 125

occasionne de nouveaux effets ; et c'est le contraste du froid de l'hiver avec la chaleur de l'été, et le passage d'un extrême à l'autre qui rend nos saisons si distinctes.

§ II. *Des saisons considérées comme moyens de la thérapeutique.*

Les saisons ont un droit fondé sur l'expérience de tous les tems pour entrer au nombre des moyens de la thérapeutique. Leurs propriétés curatives ont été célébrées par le père de la médecine, quand il a dit que l'été guérissait les maladies qui s'étaient développées en hiver, et l'hiver celles que l'été avait fait naître ; que l'automne chassait les maladies du printems, et le printems celles de l'automne précédent (1). Des observations nouvelles viennent sans cesse confirmer la sentence d'Hippocrate. Chaque année nous voyons des maladies contre lesquelles tous les secours de la médecine paraissent inutiles , céder à la révolution organique que

______

(1) *Quicunque morbi hyeme augescunt, æstate desinere solent ; quicunque vero æstate augescunt , hyeme finire consueverunt. Quicunque autem morbi vere fiunt , ad au-tumnum eorum discessum fore expectare oportet. Quicunque postremùm autumnales morbi sunt , eorum discessum ne-cesse est vere fieri.* De Natur. human. lib.

provoque dans le corps malade une saison nouvelle.

Mais considérées comme agens de la thérapeutique, les saisons présentent un grand défaut. L'é-
nergie de la force active qu'elles exercent sur
nous, promet des services importans dans le traitement des maladies : mais l'impossibilité de maîtriser cette force, de la diriger à son gré, de
régler son exercice, réduit beaucoup le mérite des
saisons comme moyens médicinaux. En effet, le
médecin peut seulement profiter de l'action de la
saison sur le corps malade, lorsqu'elle vient à
propos lui faire sentir son pouvoir; il peut aussi
dans les affections chroniques attendre l'époque
qui convient à ses vues, et faire alors servir son
influence dans le traitement méthodique qu'il établit contre elles; mais il ne trouve plus dans les
saisons ce que lui présentent les autres secours de
la médecine, une puissance, si j'ose dire, obli-
geante, qu'il peut toujours à volonté mettre en
jeu, qui est toujours prête à servir ses intérêts.

Si l'influence à laquelle chaque saison soumet
l'économie animale contribue souvent à la cure
des maladies, produit même seule des guérisons remarquables, le praticien rencontre beaucoup plus d'occasions où cette force si puissante
devient contraire au malade, où son action tend

à consolider le désordre morbifique, à rendre les accidens plus graves. Alors la saison apporte des obstacles sans cesse renaissans au succès du traitement que l'on emploie. Cependant le médecin n'a pas plus de prise sur la saison qui contrarie ses intentions que sur celle qui lui serait favorable. Mais, en agissant sur la portion d'air atmosphérique qui remplit l'appartement du malade, en lui donnant une température et une qualité hygrométrique convenables, il peut communiquer à ce fluide une force agissante qui dominera l'activité de la saison, qui réprimera son action nuisible.

SECTION PREMIÈRE.

DE L'HIVER.

§. Ier. *De l'origine de l'influence que cette saison exerce sur nous.*

Le soleil qui s'est éloigné de nous durant l'automne, revient vers l'équateur dans le cours de l'hiver. Mais la terre est refroidie ; l'astre du jour ne reste que peu de tems sur l'horizon ; nous ne recevons que des rayons très-obliques ; ils répandent sur tous les corps terrestres, peu de calorique et de lumière ; pendant les deux tiers environ de chaque journée, tous les êtres vivans sont plongés dans l'obscurité.

A cette époque de l'année, nous observons une série particulière de phénomènes météorologiques des neiges, des frimas, etc. Or, la cause qui détermine ces grands effets dans la nature physique n'est pas sans pouvoir sur la nature vivante. Le règne végétal et le règne animal deviennent pour l'observateur un champ fertile en sujets dignes de son attention. Les plantes annuelles ont disparu, les arbres sont dépouillés de leurs feuilles; les vers, les insectes, les reptiles sont frappés de stupeur; ils offrent l'image de la mort : les oiseaux voyageurs se sont éloignés, ils sont allés vers le midi chercher des contrées plus fortunées. Beaucoup de nos mammifères sont privés de chaleur, de mouvement, de circulation, etc., en un mot on dirait que la force organique devient impuissante sur la zone que nous habitons; l'empire des lois physiques prend une prépondérance qui semble menacer tous les êtres vivans.

En considérant d'une manière générale les phénomènes que le mouvement annuel du soleil, entre les tropiques, détermine sur chaque hémisphère, on voit que la vie éprouve, dans le cours d'une année, une sorte de flux et de reflux d'un pôle à l'autre. Ainsi en hiver, le soleil, éloigné de nous, laisse les lois physiques dominer les lois vitales sur notre hémisphère. Les êtres organisés sont plus rares dans nos contrées; ils sont moins vivans, et comme dans la souffrance. Au contraire sur l'hémisphère austral la même époque de l'année produit un ordre opposé de choses: tous les végétaux et les animaux ont une grande plénitude de vie; sans cesse de nouveaux corps organisés se développent, et là les lois physiologiques semblent plus fortes que les lois chimiques.

En nous attachant seulement à observer l'homme pendant l'hiver, nous verrons qu'il sent fortement le pouvoir d'une cause si active sur la nature entière. Ses organes sont soumis à une impression offensive qui détermine une sorte de resserrement dans leur tissu, mais qui diminue en même tems leur caloricité, leur sensibilité, leur contractilité; dans cette saison l'homme lutte toujours contre tout ce qui l'entoure, et son existence ne se maintient que par les efforts continuels du principe qui veille à sa conservation; aussi a-t-il besoin pour soutenir l'action de cette saison du secours de vêtemens chauds, d'alimens substantiels, de feu, etc. Ceux qui sont privés de ces ressources perdent bientôt leur énergie, tombent dans la langueur, offrent tous les signes du dépérissement, de la faiblesse.

On trouvera une grande analogie entre les changemens organiques que produit la saison qui nous occupe et ceux qui procèdent de l'influence de l'air sec et froid. Quand en hiver, l'air a une température froide et une qualité sèche, la saison et le fluide atmosphérique agissent de concert, ils réunissent leurs efforts, ils tendent à réaliser dans le système vivant une même opération. Dans ce cas il est impossible de séparer le produit de chacune de ces deux circonstances actives. Mais souvent en hiver l'air devient humide, alors ce fluide acquiert une propriété opposée à celle de la saison; et les phénomènes que le médecin observe dans l'économie animale, varient selon que l'une ou l'autre de ces causes devient dominante.

§. II. *Des effets que l'hiver produit dans l'économie vivante.*

Le mode d'exercice que suit chaque fonction pendant l'hiver, va nous faire connaître les variations que cette saison occasionne dans la vitalité de nos organes et dans leurs mouvemens; mais nous porterons principalement notre attention sur les classes d'individus qu'une bonne nourriture, des vêtemens chauds etc. garantissent de l'action trop violente ou trop prolongée du froid, et des altérations dans les actes de la vie assimilatrice qui en sont la suite.

Digestion. Il est bien reconnu que l'appétit est plus fort en hiver que dans toute autre saison. Les forces digestives sont bien développées ; l'appareil gastrique a beaucoup de vigueur. *Hyeme cibos facillimè ferunt.* Hipp. Aph. 18, sect. 1. On prend alors une plus grande quantité de substances alimentaires et la digestion en est prompte et facile. *Ventres hyeme et vere naturâ sunt calidissimi. In his igitur temporibus etiam alimenta plura exhibenda. Innatum enim calorem majorem habent. Nutrimento igitur copiosiore indigent.* Aph. 15, sect. 1.

Circulation. En hiver, le cours du sang est régulier, mais il est moins rapide. Les contractions du cœur se font avec beaucoup de vigueur, mais elles sont plus tardives ; elles montrent que les forces toniques de cet organe sont augmentées, et que sa contractilité est moins développée. Le pouls est plein, fort ; mais il a une lenteur remarquée par tous les observateurs (1). Le sys-

---

(1) Galeni , *de Caus. pulsuum* , lib. 3 , cap. 5 ; Hoffmann , *de Rational. puls. explicat. et judic.*, etc. , t. 1 , p. 368. *In hieme pulsus duriores et paulò vehemen-*

tème capillaire partage l'énergie de l'organe central de la circulation. Sa tonicité plus forte le rend fréquemment le siége de congestions inflammatoires, d'affections phlegmasiques.

Respiration. Si l'on doit juger des phénomènes chimiques de cette fonction par l'activité de la circulation et des autres mouvemens organiques, on est porté à penser avec Senebier (1), que dans l'hiver ces phénomènes sont moins actifs. Si le sang artériel absorbe alors moins d'oxigène et perd moins de carbone, il doit acquérir un caractère moins vivifiant ; aussi ce fluide paraît-il exciter peu en hiver les appareils organiques qu'il pénètre.

---

tiores, *tardiores fiunt.* Id. *de pulsuum. natur.*, etc., t. 6, p. 242.

(1) *Rapports de l'air avec les êtres organ.*, tom. 2. C'est parce que les saisons et les autres causes extérieures qui agissent sur l'homme modifient les phénomènes physiologiques de cette fonction, que les chimistes qui ont voulu apprécier la quantité d'oxigène que les poumons absorbaient dans un tems donné, ont trouvé tant de variations dans les résultats de leurs expériences. Il est très-probable, dit Thomson, si ce n'est pas chose absolument certaine, que le changement produit par le même animal sur l'air respiré, varie matériellement dans des tems différens, et en conséquence de circonstances diverses. *Système de Chimie*, trad. de *M. Riffault*, tom. 9, p. 388.

I.

Absorption. Cette fonction montre peu d'énergie sur la peau, mais elle s'exécute avec une grande activité sur les voies intestinales. Toutes les molécules chyleuses produites par l'acte de la digestion sont pompées par les suçoirs absorbans répandus sur cette surface : les matières fécales en deviennent plus denses et moins abondantes. *Ventres hyeme calidissimi.* HIPP. L'absorption interstitielle est aussi très-active, et le tissu de tous les appareils organiques paraît moins gonflé, moins humide.

Sécrétions et *Exhalations.* En hiver, les appareils sécréteurs et exhalans ont une action facile et régulière; cependant la fonction exhalante est ralentie sur quelques parties et surtout sur la peau. La somme totale des excrétions est diminuée. Le corps est plus lourd à la balance; mais la vigueur organique qu'il recèle alors, fait que l'on se sent plus léger.

Nutrition. La nutrition est très-active en hiver dans le sang et dans le tissu des organes. Le fluide sanguin est très-abondant dans le système circulatoire, comme l'indique le pouls plein et fort : cette chair coulante se fait de plus remarquer par la richesse de sa composition; elle est mieux nourrie, plus concrescible, mais elle paraît moins oxigénée , moins stimulante : il existe alors une pléthore vraie dans tous les individus.

Tous les actes de la vie décèlent une grande énergie dans les appareils organiques ; ils dénotent une assimilation très-active dans leur tissu ; mais cette énergie reste latente et difficile à apercevoir, parce que tous les mouvemens organiques sont tardifs, que la sensibilité, la contractilité sont comme engourdies , et qu'il règne dans le système vivant un calme qui maintient dans un état occulte, sa vigueur acquise. Cette vigueur devient évidente quand une cause morbifique en provoque le développement ; toutes les maladies sont avec excès de force , elles offrent un caractère inflammatoire.

Sensations. La sensibilité générale est moins développée en hiver ; la complexion robuste qu'acquiert le corps, semble donner moins de prise aux impressions extérieures. On prétend que cette saison porte aux passions haineuses. Un poëte a remarqué que les grands crimes se commettent presque tous en hiver , saison où l'homme joint à la disposition, à la dureté , un sentiment vif de ses forces. *Deseze , Recherch. sur la sensibilité.*

Il est aussi remarquable que l'on dort beau-

12*

coup en hiver , comme Hippocrate l'a remarqué. *Hyeme somni longissimi.*

Locomotion. Le système musculaire soumis à la volonté paraît avoir alors, comme les autres appareils organiques, plus de tonicité, mais sa sensibilité, sa contractilité sont moins développées. Les mouvemens des muscles annoncent une grande force , mais les actes de la locomotion sont moins prompts , moins faciles , moins précis. On est alors plus robuste qu'agile. On supporte des exercices pénibles et prolongés.

§. III. *De la constitution organique que le corps prend en hiver.*

Le mode d'exercice, qu'adoptent en hiver toutes les fonctions assimilatrices, doit donner au corps vivant une *constitution organique* caractérisée par tous les attributs d'une grande vigueur interne. En effet, des digestions promptes et parfaites, une circulation lente , des excrétions modérées, favorisent l'acte de la sanguification, augmentent la quantité du sang, et lui font acquérir une riche complexion. De plus, les organes trouvent dans le fluide sanguin qui pénètre leur tissu , une grande abondance d'élémens nourriciers propres à être incorporés à leur substance : leur complexion matérielle devient plus forte.

La constitution organique dont nous parlons est un état de prédisposition à la fièvre inflammatoire, aux plegmasies essentielles, aux hémorragies actives, etc. ; aussi les maladies qui règnent en hiver appartiennent-elles aux familles nosographiques que nous venons d'indiquer (1). Ces affections demandent en général un traitement débilitant ; on observe des mouvemens critiques assez prononcés dans les fièvres hivernales.

Mais pour que le corps prenne la disposition organique que nous venons d'indiquer, il faut qu'aucune influence extérieure ne contrarie l'action de la saison, n'anéantisse son pouvoir sur nos parties vivantes. Car si, comme cela arrive fréquemment, l'air reste humide pendant l'hiver, l'impression débilitante du fluide atmosphérique détruit les effets toniques de la saison ; tous les appareils d'organes ne reçoivent pas plus de vigueur ; les fonctions assimilatrices ne prennent un exercice ni plus actif, ni plus parfait, et la constitution organique dont nous avons indiqué les caractères, ne se réalise pas dans l'éco-

----

(1) *Hyeme verò, pleuritides, peripneumoniæ, lethargi, gravedines, raucedines, tusses, dolores pectorum, et caterum, et lumborum, et capitis dolores, vertigines, apoplexiæ.* HIPPOC., aph. 23, sect. 3.

nomie animale. Souvent même la puissance de l'air humide devient prédominante; le système vivant s'affaiblit sous son empire; les maladies catarrhales, cachectiques, atoniques deviennent très-répandues.

Redirons-nous encore que d'autres conditions sont nécessaires pour qu'une prédisposition aux maladies par excès de force, aux affections inflammatoires se réalise en hiver dans le système animal, qu'il faut que l'on se nourrisse d'alimens bien substantiels (1), et que des vêtemens chauds, le secours du feu empêchent le froid d'agir trop fortement ou trop long-tems sur nous, et maintiennent l'intégrité des actes de la vie assimilatrice. Les individus pauvres, mal nourris, mal couverts, loin d'être fortifiés par cette saison, deviennent pâles, bouffis, disposés à toutes les maladies par relâchement, par faiblesse.

§. IV. *De l'hiver considéré comme moyen médicinal.*

L'action tonique que l'hiver imprime sur le corps vivant, la vigueur plus grande qu'il donne à tous

---

(1) *Jam verò magis nutriuntur, et carnem augent corpora hyeme, et plus optimi sanguinis cumulant, nisi malo prorsùs utantur victu.* GALENI, in aph. 15, lib. 1. HIPP.

les organes, l'exercice plus actif qu'il fait prendre à toutes les fonctions assimilatrices, sont autant de raisons pour penser que cette saison sera une époque favorable pour traiter toutes les maladies chroniques caractérisées par l'inertie des mouvemens organiques, l'irrégularité des fonctions nutritives. On peut regarder l'influence d'un hiver sec et froid sur l'économie animale, comme un auxiliaire efficace de l'exercice, de la nourriture, des médicamens, et des autres moyens que l'on fait agir d'une manière méthodique contre les affections de long cours qui se sont développées dans l'été (1).

Mais le plus souvent l'air atmosphérique sera un obstacle à l'action curative de la saison, parce que ce fluide prendra une qualité humide, et qu'alors il fera sur le corps vivant une impression débilitante qui neutralisera la propriété tonique de la saison.

§ V. *Des maladies auxquelles l'hiver sera contraire.*

Les effets que l'hiver détermine dans l'économie animale, nous indiquent que son influence sera

______

(1) *Æstivos morbos hyems succedens solvit.* Hippoc. de morb. popular., lib. 3, sect. 3.

nuisible dans les maladies fébriles de l'ordre des
fièvres inflammatoires, dans les phlegmasies essentielles, les pleurésies, la péripneumonie, l'angine, dans les hémorragies actives, etc. Nous savons que la saison qui nous occupe est une cause
occasionnelle ou prédisposante de ces diverses
maladies : or, il est évident que son action sur le
corps malade doit aggraver les accidens qui les
accompagnent. Le praticien s'empressera donc,
dans le traitement de ces affections, d'anéantir
une force extérieure, qui tend, par la continuité
de son impression, à augmenter le désordre morbifique.

Le médecin parviendra facilement à ce but en
élevant la température de l'air qui entoure le malade, à l'aide d'un bon feu, d'un poêle : s'il lui
donne en même tems une qualité humide, il
obtient deux résultats bien distincts, 1°. il empêche la puissance de la saison de se faire sentir
au corps malade ; 2°. il crée dans le fluide atmosphérique une nouvelle influence, qui relâche les
organes vivans, diminue leur vitalité, qui, enfin,
produit des changemens organiques favorables.

SECTION DEUXIÈME.

DU PRINTEMS.

**§ Iᵉʳ. *De l'origine de l'influence que cette saison
exerce sur nous.***

Le printems est la saison dont le pouvoir sur la
nature vivante est le plus remarquable. Une foule
de merveilles dans le règne végétal comme dans le
règne animal viennent alors frapper l'attention de
l'observateur. La vie des plantes, réduite pendant
l'hiver à un mouvement intérieur et occulte, devient au printems très-manifeste. La terre végétale s'échauffe ; elle éprouve un mouvement intérieur de fermentation : sans cesse de l'acide carbonique et d'autres principes s'en dégagent : stimulées
par la chaleur, les radicules qui y sont plongées
les absorbent : c'est alors que l'on voit les semences
des plantes annuelles éclore et produire de nouveaux individus, les plantes vivaces renaître et se
développer avec rapidité, les arbres reprendre des
feuilles, des stipules, etc. ; alors les fonctions vé-
gétatives montrent une activité extrême ; la terre se
couvre de verdure et de fleurs.

L'influence du printems n'est pas moins marquée
dans le règne animal. Les vers, les insectes, les
reptiles, cette multitude d'êtres vivans qui s'étaient

engourdis en automne se raniment ; les oiseaux que le froid avait repoussés vers le midi, reviennent embellir nos bois , nos vergers : tous paraissent pleins de vigueur et d'énergie ; leurs mouvemens sont plus animés , plus vifs ; on les voit agités du besoin de se reproduire ; leurs actions décèlent une plénitude de vie qui cherche à se répandre.

Dans cette saison la surface de la terre et les couches inférieures de l'air se remplissent d'êtres vivans ; des principes vivifians semblent s'insinuer partout ; la matière s'organise de toutes parts ; tout fourmille de corps qui reçoivent le don de l'existence ; la force vitale se montre très-active et très-puissante sur notre hémisphère ; les lois physiologiques paraissent prendre une prépondérance sur les lois physiques : alors s'opère le reflux de la vie vers le pôle arctique.

Si nous cherchons la cause des grands évènemens qui se passent alors autour de nous, nous la trouverons dans l'affluence continuelle du fluide lumineux et du calorique sur la partie du globe que nous habitons , et dans l'action excitante que ces matières exercent sur tous les corps doués d'un principe de vie.

Rappelons-nous qu'à l'époque où commence le printems le soleil reste douze heures sur notre horizon , qu'il ajoute sans cesse à cet espace de tems,

en s'approchant du tropique du cancer ou tropique
d'été, et qu'il finit par éclairer notre latitude pendant à peu près seize heures de chaque journée.
Or, conçoit-on quelle effusion de lumière et de
calorique les rayons solaires produisent alors dans
les couches inférieures de l'atmosphère. Ces principes actifs se répandent sur la surface de la terre,
ils stimulent fortement les êtres vivans qui s'y trouvent : aussi toutes les actions des animaux décèlent-elles l'empire d'une force extérieure qui les aiguillonne sans cesse.

§ II. *Des effets que le printems produit dans
l'économie vivante.*

Cherchons dans les mouvemens des appareils
organiques et dans l'exercice des fonctions de la
vie à juger du caractère de l'influence qui s'exerce
sur l'homme pendant le printems.

Digestion. Les forces gastriques sont au printems presque aussi puissantes qu'en hiver ; c'est le
sentiment d'Hippocrate : *Hyeme cibos facillimè ferunt, deindè vere* (1). Dans cette saison l'appétit

---

(1) *Aph. 18, sect. 1.* Rappelons ici le quinzième aphorisme de la même section : *Ventres hyeme et vere naturâ
sunt calidissimi, et somni longissimi....*

est fort, les digestions sont faciles et régulières ; elles fournissent à tout le système les élémens convenables pour une nutrition très-active.

Circulation. L'influence du printems sur l'exercice de cette fonction est bien évidente. Les contractions du cœur n'ont rien perdu de leur énergie ; mais elles sont plus vives et plus fréquentes ; l'impulsion artérielle est plus forte, le cours du sang plus rapide, comme l'ont observé Galien, Hoffman (1). Les vaisseaux capillaires ont aussi dans cette saison une plus grande vitalité : leur tonicité, leur contractilité sont également développées ; ils deviennent souvent le siége de fluxions sanguines, qui se convertissent en engorgemens inflammatoires, et qui donnent naissance à des phlegmasies essentielles, à des hémorragies actives.

Respiration. La force stimulante que cette saison met en jeu, et qui s'exerce sur toutes les parties vivantes, influe-t-elle sur l'exercice des phénomènes chimiques de cette fonction ? La régénéra-

____

(1) GALENI, *de Causis pulsuum*, lib. 3, cap. 5. *Vere medio pulsus magni sunt et vehementes, ubi etiam vigor corporis tunc est maximus, undè rariùs tunc ægrotant homines et citiùs convalescunt.* HOFFMANN, de Puls. natur., etc.

tion de la qualité vivifiante du fluide sanguin est-elle alors plus prompte ou plus parfaite? Puisqu'il paraît constant que dans l'acte de la respiration, l'absorption de l'oxigène est d'autant plus forte que les mouvemens des organes sont plus vifs, plus rapides, que les individus sont plus vivans, la réponse à ces questions ne peut être incertaine. Spallanzani a toujours vu que des animaux qu'il choisissait exprès d'une égale grandeur et de la même vigueur, placés dans les mêmes vases, périssaient plus vite quand il faisait ses expériences dans une saison chaude. Ce célèbre physicien s'est servi de vers, de reptiles, de chauve-souris (1). Le résultat de ses observations ne nous autorise-t-il pas à croire que l'organe pulmonaire consomme plus d'oxigène au printems ; que le sang se dépouille alors d'une plus grande proportion de carbone ; qu'il est plus oxigéné, plus vivifiant ?

Absorption. Cette fonction dont l'exercice est occulte paraît s'exercer dans toutes les parties avec

---

(1) Voyez ses Opuscules de physique végét. et anim., tom. 2, p. 156, 157, 174, 175. Il est vrai que la dilatation de l'air par la chaleur, la moindre quantité d'oxigène qui se trouve alors sous un même volume de ce fluide, doit être comptée pour quelque chose.

régularité ; au moins elle n'offre pas de variation qui soit appréciable.

Sécrétions et *exhalations.* Les organes sécréteurs et exhalans ont assez d'activité au printems ; la somme totale des excrétions qui sortent du corps est plus considérable que dans la saison précédente.

Nutrition. Au printems, la force assimilatrice paraît très-développée dans le sang. *Ver sanguinem parit,* a dit Hippocrate, *lib. de humorib.* Ce fluide a alors une riche composition ; il est épais, concrescible (1) ; il devient aussi comme surabondant. Il existe ordinairement dans tous les individus une pléthore vraie à cette époque de l'année, et les praticiens ont observé que les saignées devaient être plus copieuses (2). La nutrition est aussi très-active au printems dans le tissu des organes : la vigueur profonde dont on a alors la conscience, la force et l'activité que l'on remarque dans les mouvemens des divers appareils organiques

(1) Ramazzini a observé que le sang des Laboureurs devenait plus épais au printems. *Sanguis enim qui hujusmodi tempore, venâ sectâ, emittitur, tam crassus est, ut ceræ apiariæ, densitate et colore speciem referat.* De morb. artif. diatrib.

(2) *Vernæ febres plus sanguinis missionem poscunt.* HUXHAM, op. cit. tom. 2, p. 177.

en sont le produit, et rendent en quelque manière manifeste l'énergie acquise de tout le système. On sait que les enfans prennent beaucoup d'accroissement pendant la saison qui nous occupe.

Sensations. Les sensations sont très-vives au printems. La force organique dont on jouit alors donne l'idée du bonheur, et excite les passions gaies. On a dit que le printems inspirait à tous les êtres du penchant au plaisir; c'est la saison la plus favorable aux amours : *Venus eo tempore anni tutissima est.* CELSE. On observe que le nombre des naissances est constamment plus considérable en hiver.

Locomotion. La tonicité des muscles est aussi forte au printems qu'en hiver, mais la contractilité de ces organes est plus développée : aussi les mouvemens des membres sont plus libres, on est réellement plus agile, plus vif dans cette saison. Les reptiles ont une activité musculaire, une vivacité de locomotion qui contraste avec l'engourdissement dont ils étaient frappés dans la saison précédente.

§ III. *De la constitution organique que le corps prend au printems.*

L'examen du rhythme que suivent au printems les diverses fonctions de la vie, nous découvre que les propriétés vitales sont alors très-développées dans toutes les parties vivantes, et qu'il existe dans l'économie animale une grande somme de vigueur. Pour trouver la raison de cette disposition organique, il ne faut pas seulement voir l'influence de la saison présente, il faut de plus reporter son attention sur la saison qui a précédé, et se rappeler que le corps venait de sentir l'action de l'hiver quand l'action du printems l'a soumis à son empire.

Pendant l'hiver, un exercice plus actif et plus régulier des fonctions nutritives a donné au sang une bonne complexion, et accumulé dans les organes une grande énergie. Mais cette vigueur acquise restait en quelque sorte latente ; elle ne paraissait que quand un trouble morbifique provoquait son développement, et que la maladie, par son caractère inflammatoire ou sthénique, la mettait en évidence. Or, au printems, une influence stimulante vient agiter le système vivant. Cette saison est comme une cause impulsive qui, en augmentant le mouvement des organes, en donnant plus d'activité aux fonctions, découvre les forces toniques que possède le corps.

Nous avons vu au reste que la manière dont s'exécutent au printems tous les actes de la vie assimilatrice tend à conserver et même à augmenter la vigueur de l'économie animale : aussi tous les individus prennent-ils ordinairement dans cette saison une *constitution organique*, qui est un état de prédisposition prochaine aux maladies inflammatoires et aux hémorrhagies actives. Les pleurésies, les péripneumonies, les angines, les hémoptysies, etc. se rencontrent alors très-fréquemment. *Sydenham, Ramazzini, Huxham.......*

Nous pourrions donner pour attributs de la disposition qu'acquiert l'économie animale au printems, la figure plus colorée (1), la chaleur plus développée, la vivacité et la force du pouls, le sentiment d'une grande vigueur interne, plus d'agilité, etc. Il est encore d'autres effets qui dépendent de l'état où se trouve le corps dans cette saison, et que l'observateur remarque dans les affections morbifiques qu'il rencontre alors. Ainsi, dans les fièvres vernales, la nature montre beaucoup de ressources, les efforts critiques sont fréquens et très-prononcés. Au printems, les maladies ont

---

(1) Hippocrate, qui met l'économie animale sous l'empire de la bile en été, de l'atrabile en automne, de la pituite en hiver, dit que c'est le sang qui prédomine dans le corps au printems. *Vere sanguis augescit.... homines calidissimi sunt ac ruberrimi.* De natur. human.

une marche plus vive , elles présentent toujours quelque chose d'inflammatoire (1); les convalescences plus sont courtes.

Mais , pour que la constitution organique dont nous venons de parler soit bien prononcée , il faut que rien n'ait contrarié l'action de la saison ; il faut 1°. que pendant l'hiver la vie assimilatrice ait accumulé dans le système vivant un grand fonds d'énergie; 2°. que pendant le printems d'autres circonstances extérieures, et surtout l'air atmosphérique , ne produisent pas une influence active d'une nature opposée à celle de la saison.

Par exemple, si dans le cours de l'hiver, l'air a conservé une qualité sèche, que l'influence de la saison se soit exercée sans obstacle, enfin que l'air et l'hiver aient agi de la même manière , le printems trouvera tous les individus avec une prédisposition aux affections inflammatoires. Ainsi, Sydenham rapporte qu'après un hiver très-froid et une gelée sèche, qui dura sans interruption jusqu'au printems, on vit à la fin de mars des péripneumonies , des pleurésies, des esquinancies, et d'autres maladies du même genre , faire de grands

____

(1) Stoll , Méd. pratiq.

vages. Les saignées étaient très-nécessaires ; le
ng toujours couenneux (1).

Mais si, pendant l'hiver, l'action d'un air hu-
ide contrarie ou même annulle la force tonique
e la saison, si les fonctions nutritives sont lan-
uissantes, le corps n'acquerra pas un état plé-
horique, et en entrant dans le printems, il n'aura
pas la complexion robuste qu'il devrait avoir ;
l ne sera pas prédisposé aux phlegmasies essen-
ielles. Ainsi les pleurésies observées par Baillou,
dans le printems de 1571, n'étaient pas inflammatoires, elles ne demandaient pas la saignée : le
tems avait été très-humide à la fin de l'hiver (2).

L'air qui exerce, comme nous l'avons dit,
une puissance indépendante de celle des saisons,
peut aussi empêcher directement les effets du printems de se manifester. Si ce fluide conserve à cette
époque de l'année une qualité humide, son impression sur les organes vivans relâche leur tissu ;
elle les rend moins sensibles à l'action stimulante
de la saison ; on n'aperçoit plus cette sorte d'ex-
plosion que l'arrivée du printems suscite dans

_____

(1) *Constitut. epidemica*, ann. 1665 et 1666, sect. 2
cap. 1.

(2) *Epidem. et Ephemerid.*, lib. 1 ; *Constitut. verna*,
ann. 1571.

l'énergie vitale du corps : la puissance de l'atmosphère altère, anéantit même celle de la saison.

Lorsque, vers le milieu du printems, l'air atmosphérique prend tout à coup une constitution sèche et froide, un ordre nouveau de phénomènes annonce qu'une influence distincte de celle de la saison devient alors dominante. La puissance vivifiante du printems s'est déjà manifestée sur la nature vivante ; mais ce froid tardif met en jeu une force qui réprime cette puissance, qui contrarie son opération. La végétation se ralentit ; les insectes, les reptiles cessent de se montrer ou paraissent plus rares ; les oiseaux suspendent leurs poursuites amoureuses, etc. ; la froideur de l'air émousse la propriété stimulante de la saison ; elle rend moins sensibles les effets de cette dernière : l'homme, sur qui agissent vivement ces forces contraires, reçoit une altération singulière dans sa disposition organique : il devient sujet à des maladies d'une nature très-diversifiée, qui ont un cours peu régulier, qui se guérissent plus lentement (1). Il sur-

______

(1) *In constantibus temporibus, si tempestivè tempestiva reddantur, constantes, et judicatu faciles fiunt morbi : in inconstantibus autem, inconstantes, et difficiles judicatu.* Hipp., Aph. 8, sect. 3.

vient alors une foule d'accidens que ce mélange de circonstances actives semble susciter, comme des apoplexies, des hémorragies, des catarrhes, etc., et qui tiennent à une pléthore sanguine, associée à une vigueur tonique du système vivant, qu'une atmosphère froide développe trop. Mais le printems, quand il est régulier, est en général une saison saine : chacun reçoit alors, avec une sorte de plaisir, une influence qui vient augmenter l'action des organes, et donner la conscience d'une énergie plus grande. Hippocrate a dit : *Ver saluberrimum et minimè exitiale.* Aph. 9, sect. 3. Cette sentence est surtout applicable aux heureux climats de la Grèce et de l'Italie, où le printems présente tous les délices que les poëtes célèbrent dans leurs vers (1).

Quoiqu'il y ait en général peu de maladies au printems, lorsque le froid et l'humidité de l'air n'altèrent pas l'influence de la saison, cependant la mortalité est toujours très-forte à cette époque de l'année. Ceux qui depuis long-tems sont minés par des maladies chroniques, et dont les forces sont épuisées, ne peuvent soutenir l'action stimulante du printems : la révolution qu'elle provoque en eux, les fait périr.

____

(1) Voyez l'article Europe, dans l'Encyclop. méthod., par le professeur Hallé, pag. 228.

§ IV. *Du printems considéré comme moyen médicinal.*

Les propriétés médicinales du printems ne peuvent être contestées ; elles ont été célébrées par tous les observateurs : chaque année, des maladies qui, pendant l'automne et l'hiver, ont résisté à tous les moyens, cessent spontanément, aussitôt que le printems vient aiguillonner les organes, établir un nouvel ordre dans les fonctions assimilatrices, en un mot, soumettre le corps malade à sa puissance.

La mutation organique que l'arrivée de cette saison détermine dans l'économie animale suffit souvent pour arrêter le cours des fièvres intermittentes ; il semble qu'elles ne peuvent coexister avec la disposition nouvelle qu'acquiert alors le corps. La vertu curative du printems est si puissante contre ces maladies, que l'on ne doit qu'avec une extrême réserve ajouter foi aux propriétés fébrifuges attribuées à des substances médicinales, lorsque les observations sur lesquelles on se fonde, ont été faites dans cette saison. (1)

___

(1) *Hoc verum assevero , in magnâ quartanariorum iliade , et fracturâ anno domini 1571 ex quartanariis , qui*

Il est facile de concevoir quelles seront les maladies chroniques dont le praticien peut abandonner le soin de la guérison à l'influence du printems, ou au moins dans lesquelles il pourra s'aider utilement de l'action que cette saison exerce sur le système vivant.

Le printems anime la vitalité de tous les appareils organiques, il accélère leurs mouvemens, il favorise l'exercice des fonctions de la vie ; en un mot, il imprime une sorte de secousse à l'organisme animal. Or, cette saison sera un auxiliaire efficace dans le traitement des affections chroniques avec inertie et faiblesse. Le printems est une époque favorable pour traiter les écoulemens muqueux , les affections cutanées, scrophuleuses, scorbutiques, les lésions du système lymphatique , ainsi que l'hypocondrie , la mélancolie , surtout lorsque les individus atteints de ces vésanies , sont d'une complexion molle, etc. : la saison devient alors une circonstance active que le médecin a dans ses intérêts, et qui ne contribue pas peu à assurer le succès de la cure qu'il entreprend.

---

et phlebotomiis , et medicamentis vexati sunt ; omnes ferè perierunt. Qui incurati fuerunt, ii ferè omnes naturæ vi ad mensem martium sensìm convaluerunt. G. BALIONII, Epidem. et Ephemerid., lib. 2.

Le célèbre auteur de la nosographie philoso-phique, en observant la correspondance qu'il y avait entre la succession des saisons et le nombre des personnes attaquées du scorbut dans l'hospice de Bicêtre, a vu que, pendant le printems, cette maladie disparaissait peu à peu ; que ceux qui en étaient atteints guérissaient à cette époque de l'an-née et au commencement de l'été. (*Tom. III*, *pag.* 299, *3ᵉ. édit.*)

§ V. *Des maladies auxquelles le printems sera contraire.*

Le printems excite tous les êtres vivans ; il les stimule fortement : or, l'exercice de cette force active deviendra nuisible à toutes les personnes qui seront attaquées d'affections morbifiques dans les-quelles on observera trop de vigueur organique, ou trop d'agitation et de mouvement.

Il est clair, par exemple, que toutes les ma-ladies aiguës dont le printems est une cause occa-sionnelle ou prédisposante seront d'autant plus difficiles à guérir que la saison aura plus d'em-pire sur le corps malade. Ainsi, dans les fièvres de l'ordre des inflammatoires, dans les phleg-masies essentielles, dans les hémorragies actives, le médecin doit considérer la saison comme un obstacle qui s'oppose à ses vues, qui affaiblit les vertus curatives des moyens qu'il emploie : ces affections morbifiques sont alors sans cesse fomentées par une de leurs causes génératrices.

Dans ces maladies, la première indication que le praticien doit remplir, c'est de paralyser l'activité propre à la saison, de soustraire le corps malade à son impression stimulante. Or, il suffira pour cela de répandre des vapeurs aqueuses dans l'air qui remplit l'appartement qu'habite le malade, et de maintenir sa température à un degré modéré. Alors l'air exercera une influence relâchante qui dominera celle de la saison et qui produira même des effets organiques favorables.

Il est des maladies chroniques dont le printems doit contrarier la guérison : ce sont celles qui coexistent avec une constitution du corps caractérisée par une sensibilité très-vive, une grande maigreur, une circulation accélérée, une chaleur très-développée, une fièvre lente, etc. Dans ces affections pathologiques, l'action excitante de la saison augmente le trouble, aggrave les accidens, retarde la guérison. La méthode curative que demandent ces maladies, doit être surtout composée de moyens relâchans et tempérans. Or, l'influence que le printems met en jeu se trouve alors discordante ; elle est directement opposée aux intentions du praticien.

SECTION TROISIÈME.

DE L'ÉTÉ.

§ I*er*. *De l'origine de l'influence que cette saison exerce sur nous.*

A l'instant où nous entrons dans l'été, le soleil nous éclaire environ seize heures de la journée ; alors il est parvenu à sa plus grande hauteur ; ses rayons calorifiques et lumineux ont la plus grande vivacité possible. La courbe que cet astre décrit sur l'horizon se rétrécit peu à peu, il est vrai, à mesure qu'il rétrograde vers l'équateur ; mais à la fin de cette saison, nous jouissons encore de sa présence pendant douze heures.

Remarquons que, dans le printems, tous les corps terrestres refroidis par l'hiver absorbent une grande partie du fluide calorifique que le soleil nous envoie : mais en été la surface de la terre a une température très-élevée ; les flots de lumière et de calorique que les rayons solaires versent sur elle, s'accumulent dans les couches inférieures de l'atmosphère, et celles-ci recèlent une plus grande portion de la matière de la chaleur qu'au printems ; or, c'est cette égale surabondance de lumière et de calorique libre qui spécifie la saison dont nous nous occupons et qui donne à son influence sur la nature vivante le caractère qui lui est propre.

Les plantes conservent en été une grande vitalité. C'est surtout dans cette saison que se forment dans les corps végétaux l'huile volatile, la résine, la gomme-résine, etc. L'analyse chimique montre que ces produits immédiats de la végétation prennent une prédominance relative sur les autres à cette époque de l'année.

Cette affluence de calorique libre et de lumière sur notre hémisphère, occasionne des effets bien marqués dans les animaux qui y sont répandus. Jamais on ne les voit plus actifs ni plus vivans. Sans cesse de nouvelles générations viennent augmenter le nombre des individus dans toutes les familles. Sans cesse le feu de la vie anime de nouveaux êtres, et la force organique montre une grande plénitude de puissance sur la matière (1).

---

(1) Souvent, en été, il survient des sécheresses qui, par un effet analogue à celui d'un froid violent, suspendent l'exercice de la vie dans beaucoup de corps organisés. Les arbres perdent leurs feuilles ; les limaçons et beaucoup d'autres animaux tombent dans une sorte d'engourdissement jusqu'à ce qu'une humidité bienfaisante vienne les ranimer. Cette observation nous rappelle le phénomène des déserts où des serpens et des crocodiles restent enfouis sans mou-

L'homme sent bien le pouvoir de cette force singulière qui en été domine la nature végétale comme la nature animale. Ses organes sont continuellement stimulés ; souvent leurs mouvemens deviennent si violens qu'ils amènent la faiblesse, qu'ils donnent lieu à une sorte d'épuisement. Ce résultat a quelque analogie avec l'effet que produisent les liqueurs vineuses et alcoholiques, lorsqu'on en prend une trop grande quantité.

§ II. *Des effets que l'été produit dans l'économie vivante.*

Examinons le mode d'exercice qu'adopte chaque fonction en été , par là nous connaîtrons la nature de l'impression que ressent alors chaque système organique.

Digestion. L'appareil gastrique a peu d'énergie pendant l'été : il montre moins d'activité que dans les saisons précédentes. En été l'appétit est moins fort ; il revient moins vite ; les digestions sont plus lentes ; souvent même elles deviennent

---

vement sous un sable brûlant , et reprennent une nouvelle férocité aussitôt qu'une ondée de pluie vient dissiper cette stupeur , et les retirer de cette mort apparente. (*Voyez le Tableau de la Nature , par M. de Humboldt , tom.* 1.)

pénibles. *Æstate cibos difficillimè ferunt.* Hipp.,
Aph. 18., sect. 1.

Circulation. L'impression excitante que ressentent'en été toutes les parties vivantes se manifeste bien sur l'appareil circulatoire. Les contractions du cœur sont plus fréquentes, plus
promptes, mais elles sont moins vigoureuses
que dans la saison précédente. L'impulsion
artérielle annonce une contractilité du cœur
bien développée, mais elle décèle une faiblesse relative dans l'énergie tonique de ce viscère (1). Le pouls est vif, accéléré, mais il a
peu de force. Les propriétés vitales des vaisseaux
capillaires sont exaltées surtout sur la peau : le ré-
seau que ces vaisseaux forment sur cette partie
est comme épanoui ; le tissu cutané est gonflé (2).
Cet état du système capillaire est favorable pour
la formation de congestions sanguines ; mais comme
sa tonicité est énervée, et qu'il y a peu de vi-

---

(1) Galeni *de Caus. puls.* lib. 3, cap. 5. *In œstate mediâ
celeriores et debiliores sunt pulsus.* Hoffmann, *loc. cit. Vide
etiam Haller elem., physiolog.* tom. 2. p. 265.

(2) Une remarque assez simple prouve cette assertion.
Le même anneau qui est lâche dans le doigt en hiver et
par un tems sec, devient serré en été, parce que le tissu
cutané reçoit plus de sang. Huxham, *op. cit. tom. 1. p. 11.
prolegom.*

gueur dans l'économie animale, on rencontre rarement des congestions inflammatoires.

Respiration. En été les inspirations et les expirations se succèdent plus rapidement ; dans un tems donné, elles sont en plus grand nombre. Or, d'après les expériences de MM. Allen et Pepys (1) nous serions déjà autorisés à penser qu'en été l'absorption de l'oxigène est plus considérable ; que le sang se dépouille d'une plus grande proportion de carbone, en un mot que les phénomènes chimiques de la respiration sont plus actifs. Spallanzani a vu que les animaux dont les organes étaient actuellement aiguillonnés par la chaleur extérieure, consommaient une plus grande quantité d'oxigène dans un même espace de tems. Le voile qui cachait le phénomène qui s'opère dans l'acte de la respiration, n'était pas encore soulevé, et déjà Ramazzini remarquait que le sang des laboureurs prenait en été une couleur plus vive que dans les saisons précédentes. *Iis, quibus verno tempore, sanguis densus ac glutinosus detractus est, sub æstatis initium, datâ*

---

(1) Lorsque les mouvemens respiratoires devenaient plus rapides qu'à l'ordinaire, il se produisait dans un tems donné une plus grande quantité de gaz acide carbonique. *Bibliothèq. britanniq.* tom. 42.

alicujus morbi occasione, vividus ac floridus apparet (1). Cette observation rapprochée de celles de MM. Crawford et de la Roche fils acquiert de l'importance. Plus chargé d'oxigène, dépouillé d'une plus grande proportion de carbone, le sang que les artères projètent en été dans tous les tissus paraît avoir une qualité plus artérielle, plus vivifiante ; son abord stimule tous les organes.

Absorption. Nous ne connaissons rien de remarquable sur l'exercice de cette fonction en été. L'action des vaisseaux absorbans ne donne lieu pendant cette saison à aucune altération notable dans l'économie animale.

Secrétions et *Exhalations.* Les appareils sécréteurs et exhalans ont pendant cette saison une grande activité ; et la somme des humeurs qui sortent du corps est très-forte (2). L'exhalation cutanée mérite d'être remarquée pour son abondance ; cependant sa quantité est moins digne de l'attention du médecin que sa qualité (3). En été

______

(1) *De agricolar. morb. op. cit.*

(2) *Æstate temperatâ, corpora sunt minoris ponderis quàm hieme, tribus libris circiter.* SANCTOR. aph. 23. sect. 2.

(3) *Hyberno tempore, et œstivo, diversa est sudoris indoles.* BOERHAAVE, prælect. acad. in prop. rei med. institut.

le fluide de la perspiration et de la sueur est comme chargé de principes huileux ; il salit davantage le linge ; il a plus d'odeur. Les élémens nourriciers que l'absorption intestinale porte dans la masse sanguine, sortent-ils alors par la peau, sans avoir été assimilés ? ou les vaisseaux absorbans pompent-ils dans le tissu cellulaire des molécules graisseuses qu'ils verseraient dans le fluide sanguin et qui seraient expulsées par les voies cutanées ? L'une et l'autre supposition s'accordent toujours avec l'amaigrissement que l'on éprouve assez ordinairement dans cette saison.

L'action stimulante de l'été se fait aussi sentir sur le foie. Pendant cette saison, les propriétés vitales de cet organe paraissent plus développées : dans tous les troubles morbifiques qui ont lieu à cette époque de l'année, l'appareil hépatique entre dans une sorte d'orgasme ; il s'opère une sécrétion considérable de bile, il survient des évacuations bilieuses spontanées, etc.

Nutrition. L'exercice de la nutrition demande dans les parties vivantes une action vitale modérée. Or, en été les constitutions ne sont pas favorables pour cette fonction. La sanguification est peu active ; le sang ne devient pas surabondant dans le corps. La composition de ce fluide vivant paraît aussi moins riche qu'au printems ; il est moins épais, moins concrescible , mais plus animé , plus stimulant ; on observe quelquefois des symptômes qui sembleraient décéler un état de pléthore ; mais ils sont le produit d'une exaltation momentanée des propriétés vitales du système artériel ; la pléthore est fausse.

L'assimilation n'est pas plus active dans le tissu des organes. Elle suffit à peine pour réparer les pertes que leurs mouvemens accélérés occasionnent, pour entretenir une vigueur qui les fasse résister à l'agitation permanente que suscite l'action de la saison (1).

Sensations. On peut trouver une analogie entre les effets que produit cette saison sur l'homme moral et ceux que déterminent journellement le café, les liqueurs alcoholiques, etc. D'abord toutes ces causes excitent les facultés intellectuelles , agrandissent l'imagination , rendent les passions plus vives. Mais bientôt à cette exaltation des forces

----

(1) Les individus faibles , les personnes d'une complexion molle, prennent plus de couleur, acquièrent de l'embonpoint en été. L'impression stimulante de la saison maintient un ordre favorable dans l'exercice de leurs fonctions assimilatrices. La sanguification , la nutrition de toutes les parties deviennent plus actives.

I. 14

morales, succède la fatigue ; le repos devient un besoin.

Locomotion. La propriété contractile des muscles est très-développée en été ; mais la propriété tonique est affaiblie. Les mouvemens sont prompts, libres, faciles, précis, mais comme les organes musculaires ont peu de vigueur, l'exercice devient bientôt fatigant : on est réellement plus agile que robuste. *Æstate lassitudo sentitur, non quia corpus fit majoris ponderis, sed quia fit minoris roboris.* SANCTOR. , Aph. 24 , sect. 2.

§. III. *De la constitution organique que le corps prend en été.*

Dans l'exercice que suivent les diverses fonctions de la vie, pendant l'été, nous lisons, si j'ose ainsi parler, que le corps vit alors sous l'empire d'une influence fortement stimulante. Le sang paraît plus vivifiant ; il semble irriter les tissus vivans qu'il arrose : les mouvemens des organes sont accélérés ; l'économie animale présente tous les signes d'une excitation permanente.

Dans cette saison, la sensibilité, la contractilité des appareils organiques sont plus développées ; mais leur force tonique a éprouvé une diminution. Ils ont plus d'activité, mais moins de vigueur qu'au printems. L'énergie profonde que l'hiver avait fait acquérir aux organes, s'est peu à peu épuisée pendant cette saison, et quand l'été vient étendre son pouvoir sur toute la nature vivante, il nous trouve très-irritables, mais peu robustes.

On voit bien quel est le caractère de la *constitution organique* que le corps prend en été. Une sensibilité générale très-vive, une irritabilité extrême, peu de vigueur tonique, voilà les attributs qui distinguent la disposition intime qu'acquiert l'économie animale. Ce sont aussi les causes premières de tous les phénomènes que nous fait alors apercevoir l'étude de l'homme vivant.

Cette prédisposition du corps se manifeste dans les troubles morbifiques qui surviennent dans cette saison. En effet, chaque fièvre estivale provoque toujours à son début une réaction considérable : elle paraît d'abord très-aiguë, elle suit une marche très-rapide ; mais à cette vive agitation succède trop souvent une débilité profonde qui prouve assez que l'invasion de la maladie a suscité une exaltation subite des forces de la vie, mais qu'il n'existait dans nos organes qu'une vigueur factice.

C'est un fait connu depuis la plus haute antiquité que les maladies ont en été un caractère bilieux. C'est surtout dans cette saison que l'on rencontre des fièvres de l'ordre des fièvres gastri-

14*

ques (1), des fièvres gastro-adynamiques, des fièvres tierces, doubles tierces, des colera-morbus, des phlegmasies associées à une fièvre bilieuse, des péripneumonies, des dyssenteries, des hémoptysies, etc. qui demandent non la saignée, mais l'emploi des émétiques, des évacuans (2).

Hippocrate place le corps sous la puissance de la bile en été. *Bilis per æstatem corpus possidet. De natur. human.* Mais si l'on attribuait à cette humeur les maladies qui règnent dans cette saison, ne prendrait-on pas un effet pour une cause ?

Il est constant que les propriétés vitales du foie peuvent s'exalter d'une manière soudaine comme celles de toutes les glandes sécrétoires. Alors le sang aborde avec force dans son tissu, il produit une sorte d'intumescence de cet organe; l'appareil hépatique est devenu le siége d'une congestion sanguine, d'un mouvement fluxionnaire, et une séparation considérable de bile est la suite de cet état organique. Ne voyons-nous pas les glandes maxillaires et parotides se gonfler ainsi subitement et fournir en un instant une quantité étonnante de salive ?

---

(1) Hippoc., Aph. 21, sect. 3.
(2) Stoll., Méd. pratiq.

On concevra facilement pourquoi ce phénomène a lieu si fréquemment dans les maladies
d'été, si l'on réfléchit que le sang a alors une
nature plus vivifiante, que le foie se trouve stimulé comme les autres parties du corps, que cet
organe a dans cette saison un degré de vitalité qui
le dispose à entrer dans cette sorte d'orgasme.

Un ensemble de symptômes bien connus annonce que cette turgescence existe actuellement
dans l'appareil hépatique ; ce sont le dégoût,
l'amertume de la bouche, la langue jaunâtre, une
sorte d'embarras vers l'épigastre avec de petites
douleurs vagues qui se portent vers la région
du foie, etc. Si, dans cette circonstance, un
médicament émétique vient mettre en exercice la
faculté sécrétoire de cet organe, il survient des
évacuations biliformes considérables ; après qu'elles
ont eu lieu, l'abdomen a moins de volume, il est
plus mou, moins gonflé.

Les éruptions cutanées sont assez fréquentes en
été. Ces accidens ne dépendent-ils pas de l'impression que la lumière et le calorique libre font sur
le système dermoïde pendant cette saison, et du
degré de développement qu'ont constamment les
propriétés vitales de cette partie ?

Mais en nous occupant de constater les effets

que produit l'été dans l'économie animale, nous supposons qu'aucune autre influence n'a altéré l'opération de la saison. Or, souvent nous voyons l'air atmosphérique mettre en jeu une puissance absolument opposée à celle de l'été. C'est ce qui arrive, par exemple, quand l'air reste chargé d'humidité. Alors l'action du fluide atmosphérique neutralise en quelque sorte l'action de la saison, et l'économie animale n'offre plus la disposition organique que celle-ci doit lui donner. Souvent même la puissance de l'air atmosphérique devient dominante, et dans ce cas tout ce que l'on aperçoit dans le corps vivant annonce qu'il est sous l'empire de la force débilitante ou relâchante de l'air humide.

Si pendant l'été, le fluide atmosphérique reste au tempéré, cette circonstance suffira encore pour empêcher la saison de faire sentir sa puissance, pour que ses effets soient moins manifestes. Mais lorsque l'influence de l'air atmosphérique s'accorde avec celle de la saison, lorsque ce fluide a une qualité sèche et chaude, alors réunis en quelque sorte d'intention, l'air et la saison agissent dans le même sens, ils tendent à produire un même résultat organique, et l'économie animale présente bien exprimée la constitution organique dont nous avons parlé.

N'oublions pas de plus que cette constitution organique ne sera franche en quelque sorte et facile à reconnaître que quand le printems aura été régulier. L'été, succédant à cette dernière saison, l'état dans lequel il trouve l'économie animale influe sur la disposition qu'il lui donnera. Si pendant le printems, l'air a conservé une température froide et une qualité humide, l'été trouve dans les humeurs et dans les organes une manière d'être inaccoutumée; son action sur le corps vivant ne produit plus les mêmes effets, ne réalise plus la même prédisposition, comme le mettent en évidence les maladies qui se développent dans ces années où l'ordre des saisons paraît interverti ou déréglé; c'est ce que confirment les aphorismes douze, treize et quatorze de la troisième section.

§. IV. *De l'été considéré comme moyen médicinal.*

La puissance fortement stimulante à laquelle l'homme est soumis en été, rend cette saison un auxiliaire efficace dans le traitement de toutes les maladies de long cours avec inertie des parties vivantes, langueur dans l'exercice des fonctions de la vie. Dans toutes les affections morbifiques que nous indiquons par là, l'été est un moyen stimulant qui peut devenir utile; il doit être compté au nombre des secours que l'on combine alors en méthode curative. Il est assez fréquent de voir des maladies chroniques qui ont résisté à la force curative du printems, céder peu à peu et s'éteindre entièrement pendant l'été (1).

Hippocrate, dans la troisième section du troisième livre des épidémies, parle des avantages que procura cette saison contre les maladies dont il nous transmet la description ; à cette occasion , le père de la médecine donne le conseil suivant : *Oportet exactè perdiscere unamquamque temporum constitutionem, et ipsum morbum. Et quid boni communis sit in constitutione aut in morbo ; et quid mali communis sit in constitutione aut in morbo......*

§ V. *Des maladies auxquelles l'été sera contraire.*

L'homme vit en été sous une influence qui excite les organes, accélère le cours du sang, exalte les forces vitales : or, dans la pratique de la médecine, on rencontre fréquemment des maladies dont cette influence doit exaspérer les accidens morbifiques, dans lesquelles ces effets seront évi-

____

(1) *Hyemales morbos œstas succedens transmutat.* **Hip.**, de morb. popular., lib. 3, sect. **3**.

demment nuisibles. Ainsi dans les fièvres bilieuses, les fièvres gastro-adynamiques, les fièvres adynamiques simples, dans les phlegmasies essentielles et bilieuses, dans les hémorragies actives, le pouvoir de l'été sur le corps malade, est un obstacle puissant qu'il est essentiel de lever, pour assurer le succès du traitement.

C'est dans ces occasions que les anciens médecins faisaient porter les malades dans un lieu obscur, souterrain et frais, ou qu'ils les plaçaient dans un appartement vaste, exposé au nord et sombre, dont ils arrosaient fréquemment les murs et le plancher avec de l'eau froide : là un air toujours tempéré et privé de lumière les mettait tout-à-fait à l'abri des atteintes nuisibles de la saison.

Dans les fièvres bilieuses, adynamiques, dans les phlegmasies bilieuses, etc. qui existent si fréquemment en été, le médecin, en diminuant la chaleur de l'air, annulera la puissance active de la saison. La suppression d'une cause agissante qui augmentait l'agitation du sang et les mouvemens des organes, procure un calme sensible, favorise la marche naturelle de la maladie, assure une terminaison prompte et heureuse : alors on éloigne seulement une influence défavorable. Mais si l'on traite une phlegmasie essentielle, une hé-

morragie active, une maladie avec excès de ton
et de vigueur organique, en donnant à l'air une
qualité humide, le médecin lui communiquerait
une puissance relâchante qui deviendrait favorable ; il créerait alors un agent réellement médicinal. Dans ce cas, il ne se bornerait plus à
réprimer l'action de la saison, il ferait prendre
une prédominance utile à celle du fluide atmosphérique.

Il est aussi des maladies nerveuses, des hypo-
condries, des mélancolies, des affections chroniques avec une sensibilité trop vive, une irritabilité extrême, que l'été semble fomenter. Or,
si l'on veut entreprendre pendant cette saison la
guérison de ces maladies, on doit tenir les malades dans un lieu où l'air surpassera en puissance la saison, où le fluide atmosphérique anéan-
tira l'action excitante de celle-ci.

SECTION QUATRIÈME.

DE L'AUTOMNE.

§ Ier. *De l'origine de l'influence que cette saison
exerce sur nous.*

Le soleil qui à la fin de l'été est parvenu à
l'équateur, s'éloigne encore de nous durant l'automne, et continue de rétrograder jusqu'au tro-

pique du capricorne. A l'entrée de cette saison, nous recevons les rayons solaires pendant douze heures ; mais chaque jour enlève quelque chose à cet espace de tems, et quand l'automne est à sa fin, le soleil ne reste plus qu'environ huit heures sur notre horizon.

La température s'affaiblit journellement dans le cours de cette saison, le fluide lumineux devient moins abondant dans l'atmosphère : la diminution d'intensité du calorique et de la lumière produit des changemens bien remarquables dans la nature vivante. Les corps organisés qu'une surabondance de ces deux principes avait tenu pendant l'été dans un état continuel d'excitation, tombent alors dans une sorte d'épuisement ; leur vitalité devient moins active ; le principe qui les anime, semble moins puissant. Les plantes annuelles et vivaces se flétrissent, les arbres quittent leurs feuilles, les diverses fonctions de la vie végétative cessent de s'exécuter : le corps végétal n'a plus qu'une vie intérieure et occulte. Les vers, les insectes disparaissent : une foule d'oiseaux désertent nos climats, et vont chercher un ciel plus fortuné ; les reptiles, les loirs, les lérots, les chauve - souris, les hérissons, etc. sont saisis d'un profond engourdissement. A cette époque de l'année, la vie semble refluer vers l'hémisphère austral : dans nos régions, les lois physiologiques perdent de jour en jour de leur empire : les êtres animés y deviennent plus rares et moins vivans.

Une cause qui détermine des effets si étonnans dans tous les corps organisés, ne peut manquer d'avoir une grande puissance sur l'homme. Ses organes vivement stimulés pendant l'été éprouvent en automne un affaiblissement marqué : leurs mouvemens sont moins forts et plus lents ; tous les actes de la vie assimilatrice annoncent la langueur, la faiblesse ; mais vers la fin de cette saison, lorsque le froid commence à se faire sentir, un phénomène digne de toute l'attention du médecin s'opère dans l'économie animale. L'impression du froid sur le système vivant cause dans le tissu de tous les organes un resserrement fibrillaire qui fortifie leur complexion intime. Les forces toniques renaissent dans tous les appareils organiques: toutes les fonctions nutritives s'exécutent avec plus d'énergie : et l'économie animale a ordinairement pris à la fin de l'automne le premier degré de la constitution pléthorique et robuste qu'elle doit acquérir pendant l'hiver.

§ II. *Des effets que l'automne produit dans l'économie vivante.*

Nous avons vu que l'hiver agissait à la manière des agens toniques, que le printems mettait en jeu une force excitante à laquelle l'été donnait une extrême intensité. Nous pourrons de même caractériser l'influence qui s'exerce sur nous pendant l'automne. Les effets que l'on observe dans la première partie de cette saison, feraient croire à l'existence d'une puissance débilitante, et ceux qui paraissent vers la fin décèlent l'exercice sur nos organes d'une force tonique qui ne changera pas pendant l'hiver ; de manière que le corps éprouve en automne deux sortes de mutations. 1º. La cessation de l'action stimulante de l'été donne lieu à un affaiblissement général qui procède ainsi d'une cause négative. 2º. Vers la fin de cette saison, on aperçoit des changemens organiques qui sont dus à l'action du froid ; l'hiver agit alors comme par anticipation.

Digestion. L'appareil digestif est au commencement de l'automne dans un état de faiblesse : ses propriétés vitales sont peu développées : l'élaboration des matières alimentaires se fait plus lentement et avec une sorte de difficulté. *Autumno ci-*

bos difficillimè ferunt. Hipp., Aph. 18, sect. 1. Mais l'action des premiers froids rétablit l'énergie des organes gastriques : à la fin de l'automne les forces digestives deviennent plus actives ; les digestions sont plus faciles.

Circulation. Le cœur et les vaisseaux artériels perdent en automne l'activité qu'ils avaient dans la saison précédente : ils tombent dans une débilité bien manifeste. Le pouls est faible, lent et irrégulier (1). L'action des vaisseaux capillaires montre peu de régularité : elle est sujette à de fréquentes anomalies ; il en naît des mouvemens fluxionnaires, qui donnent lieu à des accidens différens selon le lieu du corps où ils se fixent. Mais comme la tonicité du système capillaire est affaiblie, les engorgemens inflammatoires sont rares. L'approche de l'hiver change la disposition de tout le système vasculaire.

Respiration. L'exercice des phénomènes chimiques de cette fonction n'éprouve-t-il pas un ralentissement dans cette saison ? La langueur que l'on remarque dans tous les actes de la vie, nous porte à penser que l'organe pulmonaire a alors moins d'activité.

---

(1) Galeni, loc. cit. *In autumno pulsus tardiores, molliores et debiliores fiunt.* Hoffmann, loc. cit.

Absorption. L'action des vaisseaux absorbans éprouve-t-elle quelque altération en automne? On sait que le poids du corps augmente pendant cette saison; *ponderis augmentatio fit in principio autumni.* Sanctorii Aph. 57, sect. 2. Or, une absorption languissante, en laissant séjourner des sucs lymphatiques dans tous les ti-sus organisés, peut contribuer à ce résultat. On sait de plus que les infiltrations cellulaires, les maladies par atonie du système absorbant, sont assez fréquentes en automne.

Sécrétions et *Exhalations.* Les appareils sécréteurs et exhalans partagent en automne la faiblesse du système vivant. Ils ont peu d'activité, et la somme totale des excrétions qui sortent alors du corps est moins forte : aussi dans cette saison le corps devient plus pesant (1).

Nutrition. L'exercice de cette fonction finale de la vie assimilatrice languit pendant l'automne. La sanguification est peu active ; elle se fait avec une certaine lenteur ; *sanguis autumno paucissi-*

---

(1) *Ab æquinoctio autumnali, ad solstitium hyemale, quâlibet die minùs librâ circiter perspiramus : indè usque ad æquinoctium vernale incipimus liberiùs perspirare.* Sanctorii, Aph. 41, sect. 2.

mus fit in homine. Hipp. de natur. human. La nutrition n'a pas plus d'activité dans le tissu des organes : l'inertie de leurs mouvemens , la faiblesse profonde dont on a alors la conscience, en sont les preuves (1). Mais vers la fin de l'automne , le froid rétablit un exercice plus régulier des fonctions nutritives ; les forces renaissent, parce que l'exercice de la nutrition devient plus actif.

Sensations. Les sensations sont peu vives dans cette saison. Les passions tristes , mélancoliques prennent alors beaucoup d'empire. Les suicides sont plus fréquens que dans les autres tems de l'année.

Locomotion. Le système musculaire a peu de vigueur organique en automne. Les exercices du corps épuisent très-vite les forces, on résiste peu à la fatigue (2).

---

(1) *Autumnus peculiarem hominibus conciliat imbecillitatem , nec vis elucet et apparet ut aliis in temporibus. Quod declarant ipsæ arbores , quæ folia relinquentes , omnes senescunt.* BALLONII, Épidem. et Ephemerid. , lib. 2.

(2) Les cochers savent qu'en automne les chevaux sont plus mous , qu'ils suent très-vite , qu'ils ne soutiennent pas le travail comme dans les autres saisons.

§III. *De la constitution organique que le corps prend en automne.*

Tous les organes qui cessent en automne d'être stimulés par le calorique et la lumière, n'ont que des mouvemens tardifs et irréguliers : l'exercice des fonctions nutritives perd de son activité : une faiblesse profonde tient tout le système vivant.

En automne la figure est moins colorée, on a la conscience d'un manque de vigueur, le pouls est lent, faible, etc. ; mais donnerons-nous ces symptômes comme les attributs distinctifs de la *constitution organique* que le corps prend sous l'influence de cette saison ? Nous la ferons mieux concevoir en disant qu'elle est un état de prédisposition aux maladies fébriles de l'ordre des fièvres muqueuses (1), aux fièvres vermineuses, adynamiques ; qu'elle favorise le développement des dyssenteries de mauvais caractère (2), des fièvres intermittentes pernicieuses, etc. On sait que c'est

---

(1) L'automne est placé par les pathologistes au nombre des causes occasionnelles ou prédisposantes de ces maladies.

(2) *Autamno febres lentæ, putridæ, quartanæ, choleræ, dysenteriæ, etc. ferè sæviunt semper.* Huxham, de Aer. et Morb. epid.

I.

surtout dans cette saison que l'on observe les épidémies les plus meurtrières.

Les convalescences sont longues et pénibles en automne. Les fonctions nutritives dont l'exercice est irrégulier, régénèrent lentement les forces du corps : l'harmonie qui constitue l'état de santé se rétablit difficilement. Quoique la maladie principale soit guérie, les individus restent pâles, faibles, bouffis, ils présentent tous les signes d'une situation morbifique inquiétante. *Ægrescunt potius medendo*, a dit Baillou, en parlant des individus attaqués de maladies automnales.

Toutes les maladies aiguës présentent aussi en automne des phénomènes particuliers qui dépendent de la complexion que le corps a dans cette saison. Elles ont toutes un mauvais caractère ; elles sont toujours dangereuses (1). Elles suivent une marche anomale (2) : elles suscitent des symptômes insolites, et leur place dans un cadre nosographique est souvent difficile à bien déterminer. Elles n'offrent que des mouvemens critiques peu

______

(1) *In autumno morbi acutissimi et perniciosissimi omninò.* Hippoc., Aph. 9, sect. 3. *Autumnales morbi et præsertim febres pessimæ sunt.* Ballonii, loc. cit.

(2) *In morbis autumnalibus excitantur paroxismi inordinatè et erraticè.* Ballonii, loc. cit.

prononcés, que souvent on doit plutôt regarder comme des efforts mal combinés qui ajoutent encore au danger de la maladie.

La condition organique que l'automne donne au corps, le dispose aussi aux maladies chroniques les plus graves, aux fièvres quartes rebelles, aux engorgemens atoniques des viscères, aux affections scorbutiques, aux hydropisies (1), etc. Enfin cette saison est très-malsaine : elle fomente un très-grand nombre de maladies. Elle donne surtout naissance à une foule d'accidens, à des altérations momentanées dans l'état de santé que l'on regarde à peine comme des affections morbifiques ; tels sont des diarrhées rebelles, des coliques, des coryzas, des maux de gorge, des douleurs rhumatismales, des étourdissemens, etc. Tous ces effets pathologiques sont dus à des anomalies dans la circulation capillaire, à des concentrations vicieuses des propriétés vitales sur diverses parties, à des mouvemens fluxionnaires erratiques.

Mais on ne peut s'occuper des effets que produit

____

(1) *Autumno autem, et ex æstivis multa, et febres quartanæ, et erraticæ, et lienes, et hydropes, et tabes, et urinæ stillicidia, et lienteriæ, et dysenteriæ, et coxæ dolores, et anginæ, et asthmata, et volvuli, et epilepsiæ et insaniæ, et melancholiæ.* HIPP., Aph. 22, sect. 3.

dans l'économie animale la saison dont nous parlons, sans signaler un phénomène organique qui est particulier à cette époque de l'année ; c'est la mutation profonde qui a lieu dans tous les organes, au moment où le temps prend un caractère hivernal. Toutes les parties vivantes qui sont dans un état d'inertie, de relâchement, recouvrent, par suite de l'impression du froid, leur vigueur tonique : alors l'appétit devient plus fort, les digestions sont plus régulières, la nutrition du sang et du tissu des organes est plus active ; et l'on aperçoit l'origine de la constitution organique que le corps doit acquérir en hiver.

On conçoit que cette heureuse révolution ne peut avoir lieu que chez les individus qui se nourrissent bien, qui font usage d'une liqueur fermentée, qui sont bien couverts (1); mais l'indigent qui ne prend que de chétifs alimens, qui est mal vêtu, qui frissonne toujours, parce que le froid l'attaque de tous les côtés, reste pâle, faible : à la fin de

----

(1) Ecoutons les conseils hygiéniques que nous donne Celse pour cette saison : *Per autumnum...... neque sine veste, neque sine calceamentis prodire oportet, præcipuèque diebus frigidioribus, neque sub divo noctu dormire, aut certe bene operiri. Cibo verò jam paulo pleniore uti licet ; minùs sed meraciùs bibere.* Lib. 1, cap. 3, Medicin.

l'automne sa constitution paraît souvent détériorée ; il est dans un état de bouffissure générale. Chez lui, l'action du froid n'a pas rétabli un meilleur exercice des fonctions assimilatrices ; les forces n'ont pu renaître.

La secousse que l'automne fait éprouver à tous les hommes, est peu sensible pour ceux qui sont forts, qui jouissent d'une bonne santé. Mais les personnes faibles, celles qui sont exténuées par des maladies anciennes, et qui portent depuis long-tems un germe de destruction, celles qui sont dans la convalescence d'une maladie aiguë, etc., la soutiennent difficilement : elles ne peuvent souvent résister à sa violence ; ce qui explique pourquoi la mortalité est considérable à cette époque de l'année (1).

Mais n'oublions pas que l'automne ne produit dans le corps vivant tous les effets que nous attribuons à son influence, que quand les circonstances sont favorables et que d'autres causes extérieures ne viennent pas s'opposer à son action, contrarier son opération. Par exemple si l'air atmosphérique prend une qualité humide, ou qu'il

______

(1) *Idemque tempus et diutinis malis fatigatos, et ab æstate etiam proximâ pressos interimit ; et alios novis morbis conficit.* Celsi Medicin., lib. 2, cap. 1.

conserve pendant l'automne une constitution sèche et chaude, la puissance active de ce fluide deviendra dominante, son impression sur nos organes réprimera le pouvoir de la saison : on n'apercevra plus la série des changemens organiques qui doivent avoir lieu à cette époque dans le système vivant ; ou ils seront plus tardifs et moins prononcés.

De même si pendant l'été l'air atmosphérique est resté humide, l'homme en entrant dans l'automne portera un fonds de complexion organique qui sera le produit de la puissance relâchante que ce fluide chargé d'une humidité tiéde aura exercée sur son corps : il n'aura pas pris la prédisposition propre à la saison de l'été ; or, il est facile de concevoir que l'automne modifiera bien cet état de l'économie animale, mais il ne suscitera plus les phénomènes vitaux qu'il a coutume de produire, quand l'ordre des saisons a été régulier.

§ IV. *De l'automne considéré comme moyen médicinal.*

Il n'est pas rare de voir des maladies que l'on a traitées sans succès pendant le printems et l'été, se dissiper spontanément dans le cours de l'automne. Remarquons qu'alors le corps malade

cesse d'être soumis à l'influence fortement stimulante que les deux saisons précédentes tenaient en
action sur lui, et que de plus l'automne détermine
une mutation dans sa complexion actuelle: or, il n'est
pas étonnant que ces deux causes dissipent les affections morbifiques qui avaient trouvé dans le printems et l'été des conditions favorables pour leur
développement. Nous savons qu'Hippocrate conseille de laisser à l'automne le soin de guérir les
maladies printanières.

Il est sans doute permis d'avancer que l'automne,
eu égard aux changemens organiques qu'il provoque dans l'économie animale, sera une époque avantageuse pour traiter les affections chroniques qui coexistent avec une constitution sèche,
très irritable, qui offrent pour symptômes communs une maigreur générale, une chaleur plus
développée, un pouls vif, accéléré, etc.

Cependant avouons que, dans nos contrées surtout, les propriétés médicinales de l'automne paraissent peu recommandables. Si quelquefois cette
saison est utile, elle se trouve bien plus souvent
au nombre des circonstances nuisibles. Il est en
effet une foule de maladies auxquelles l'automne
semble prêter de nouvelles forces et dont il rend
la cure plus difficile.

§ V. *Des maladies auxquelles l'automne sera contraire.*

Nous savons que la constitution organique que le corps acquiert en automne est un état qui le prédispose aux fièvres muqueuses, vermineuses, putrides, aux dyssenteries associées à ces fièvres primitives, aux lésions du système lymphatique, aux hydropisies, aux écoulemens muqueux chroniques, etc., etc. Or, lorsque l'on traite ces diverses affections en automne, on doit regarder la saison comme une circonstance contraire dont il faut réprimer le pouvoir, en rendant plus fort, plus actif celui du fluide atmosphérique qui entoure le malade.

N'observe-t-on pas souvent que les fièvres épidémiques, les dyssenteries, les fièvres intermittentes, etc. qui règnent assez fréquemment en automne, deviennent moins graves et moins répandues, aussitôt que l'air atmosphérique prend une constitution sèche et froide, et qu'il met en jeu une influence tonique qui fortifie tous les individus et efface les traces que la saison avait imprimées sur leur complexion.

CHAPITRE III.

DE LA POSITION DES PAYS.

LORSQUE l'on considère la surface du globe, on est frappé des inégalités qu'elle présente. Sur une étendue assez bornée de terrain, on trouve un point élevé à côté d'une vallée humide, puis une plaine qui semble un intermédiaire entre ces deux sites opposés.

Ces diverses expositions sont également habitées. Mais le médecin observateur qui en compare les habitans, ne tarde pas à s'apercevoir que leur corps n'a pas la même constitution organique, que leurs maladies ne présentent pas le même caractère, en un mot qu'ils sont dans des conditions tout-à-fait différentes.

§. I*er*. *Considérations générales sur l'influence que les positions de pays exercent sur les êtres vivans.*

S'il était ici question de prouver que les localités exercent une grande influence sur tous les corps doués de la vie, les témoignages se présenteraient de toutes parts pour attester ce pouvoir, dont l'étude fournit un des beaux sujets de la médecine philosophique.

C'est surtout quand on met en opposition un lieu élevé et sec avec un pays bas et humide , qu'il est facile de voir que les circonstances physiques qui caractérisent chacune de ces positions, agissent fortement sur les êtres organisés qui les habitent. On reconnaît que les localités règlent l'exercice des actes de la vie, qu'elles vont même jusqu'à modifier la composition matérielle des diverses parties des corps vivans, et leur action se présente à l'esprit comme celle d'une puissance qui domine toute la nature vivante.

Un terrain sec et élevé, un terrain bas et humide sont toujours peuplés de végétaux différens. L'existence de ces êtres vivans est subordonnée à la situation et à la nature du sol qu'ils recouvrent. Ici un végétal montre une grande vigueur, il croît avec une rapidité étonnante; là les sucs que les racines tirent de la terre, ne conviennent plus à ses organes; et cette plante va cesser de vivre.

Quoique la faculté locomotive rende en général les animaux moins dépendans de la position des pays que les végétaux, cependant on ne peut nier qu'ils ne sentent fortement le pouvoir des localités. Il est des animaux qui recherchent un terrain bas et humide; c'est là seulement qu'ils trouvent cet semble de circonstances extérieures que leur organisation exige : un lieu élevé et aride dessécherait leur corps, les ferait périr. D'autres animaux au contraire recherchent cette dernière exposition : l'humidité leur est contraire.

En comparant des individus de la même espèce, on reconnaît que ceux qui viennent d'un lieu haut et sec, et ceux qui ont vécu dans un pays bas, sur un terrain humide, n'ont pas la même vigueur, la même complexion organique. La chair même des animaux qui servent à notre nourriture acquiert des qualités particulières dans chacune de ces expositions. Elle a plus de saveur dans les individus que fournissent les hauteurs : ceux que l'on prend dans un endroit marécageux ont une chair plus tendre, plus chargée de graisse, mais moins savoureuse.

Il n'est pas difficile de se convaincre que l'homme qui habite un pays situé sur une élévation ne ressemble pas à celui qui vit dans un pays enfoncé dans un sol humide. Toutes les fonctions de la vie suivent chez l'un et chez l'autre un rhythme différent. La digestion des substances alimentaires, le cours du sang, etc. n'ont pas une égale activité dans ces deux individus. Leur état intime n'est pas le même ; ils ont des maladies d'une nature opposée ; on remarque en eux une habitude du corps, des attributs physiques et moraux qui leur sont particuliers, et qu'Hippocrate a exposés dans son traité des airs, des eaux et des lieux (1).

Ces faits généraux rapidement énoncés attestent qu'une influence qui procède des circonstances physiques du local, qui est inhérente au pays, s'exerce sur tous les individus qui l'habitent; mais il est une occasion où on la surprend en quelque sorte en exercice, où son impression devient sensible.

On sait que les Européens, quand ils passent en Afrique subissent à leur arrivée une sorte de transmutation qui souvent occasionne un état de maladie bien prononcé et assez grave. Après que cette grande opération organique a eu lieu, le corps se

---

(1) Voyez pag. 113 et suiv., tom. 1 de la traduction du docteur Coray: « C'est du sol que la température, la couleur, la force, l'activité, le tempérament et la santé des habitans dépendent en grande partie. Ceux qui s'occupent de la traite des nègres sur la côte d'Afrique, connaissent parfaitement cette vérité. Les esclaves qu'ils achètent sont lourds et stupides, vifs ou ingénieux, promettent de vivre peu ou long-tems, suivant la nature du pays dont on les a tirés. LIND., *Malad. des Européens*, etc., tom. 1, p. 277 ». Souvent dans le même canton, l'on remarque d'un village à l'autre des variétés qu'une langue, des lois et des habitudes, d'ailleurs communes, ne permettent d'attribuer qu'à des causes inhérentes au local. CABANIS, *Rapp. du phys. et du mor.*, tom. 2, pag. 192.

trouve comme en harmonie avec tout ce qui l'entoure, il est acclimaté. Alors les nouveaux venus ont reçu la complexion organique, le tempérament acquis des naturels; ils jouissent de la même santé; ils sont sujets à leurs maladies (1). Or, ce qui s'observe avec beaucoup de violence et d'intensité sur ceux qui pénètrent dans un climat lointain, s'opère aussi, mais d'une manière plus douce, sur l'homme qui arrive dans un pays dont la situation diffère de celle du pays qu'il vient de quitter.

Ainsi les hommes qui vivent dans une vallée humide ne peuvent passer dans un pays élevé et sec, sans éprouver bientôt une mutation profonde dans leur état actuel, dans leur manière d'être. D'abord toutes leurs fonctions prennent un autre mode d'exercice ; mais bientôt des éruptions cutanées, des céphalalgies, des constipations, des hémorragies actives, des accès de fièvre erratique, etc., etc. annoncent à l'observateur que la puissance des localités détermine en eux un travail occulte dont ces accidens sont comme l'expression.

Peu à peu ces personnes reprendront un état de santé; mais alors elles auront acquis la constitution

______

(1) Lind., Malad. des Europ., etc.; Ramel, cité dans art. Afrique de l'Encyclop. méthod. par le professeur Hallé, page 332.

organique propre aux habitans de ce pays adoptif; leurs maladies offriront le caractère de celles des naturels; elles demanderont le même mode de traitement (1).

Il est important de rappeler ici qu'il ne faut pas un grand éloignement entre deux lieux, pour que l'influence de leur exposition soit différente. Un stade de distance, (94 toises et demie ou 186 mètres) suffit selon Hippocrate pour produire ce résultat (2). Une ville dont une partie est située sur une colline et l'autre dans une vallée, présente au médecin deux sortes d'habitans. Ceux qui occupent la première exposition ont une condition organique et des maladies qui leur sont propres. Leurs compatriotes qui habitent la partie basse ne sont pas

____

(1) On trouve dans le Journal de Médecine militaire, par Dehorne, une foule d'observations intéressantes sur la puissance de la position des pays. Remarquons que le produit d'un changement de lieux peut souvent paraître peu sensible, quand on considère un seul individu, parce qu'une foule de causes peuvent modifier sur lui l'influence d'un pays nouveau; mais quand on observe cette influence sur une grande réunion d'hommes, un régiment par exemple, alors on saisit plus facilement son pouvoir; des effets bien remarquables le mettent toujours en évidence.

(2) Voyez les notes du docteur Coray, sur le traité des airs, etc.

jets à ces maladies, mais ils sont exposés à d'autres genres d'affections que l'on ne rencontre pas dans la partie élevée.

Soumis à la même influence, tous les individus qui habitent un même pays ont quelque chose d'analogue dans leur complexion. Cette prédisposition commune nous explique l'existence de *maladies endémiques*. La constitution particulière que chaque local donne à tous ceux qui y vivent, nous éclaire aussi sur les maladies épidémiques qui très-souvent désolent seulement un village, ou dans une ville un quartier, sans étendre plus loin leur funeste empire. En reconnaissant que cette maladie exige pour son développement une disposition spéciale du corps, et que cette disposition n'existe que dans les habitans du village ou du quartier de la ville que désole la maladie épidémique, le phénomène devient plus facile à concevoir (1).

Mais pourquoi nous arrêterions-nous plus long-temps à prouver l'existence d'une influence pro-

---

(1) Nous ne parlons pas ici des maladies qui doivent leur naissance à une cause matérielle, à l'introduction d'un virus dans le corps, à l'impression immédiate de miasmes marécageux, d'effluves putrides sur nos organes ; ces maladies demandent moins une prédisposition particulière du corps.

duite par les circonstances physiques propres à chaque exposition de pays : des effets vulgaires et très-remarquables témoignent assez que cette influence est une de celles dont le médecin doit le mieux étudier le pouvoir sur l'homme.

Essayons maintenant de remonter aux causes qui lui donnent naissance; tâchons d'en découvrir l'origine.

Il est facile de juger que les propriétés particulières que prennent les productions naturelles qui servent à la nourriture de l'homme, dans les pays qui ont une exposition différente, et leur action continuelle sur les organes vivans forment un sujet digne de l'attention du médecin (1). On sait aussi quelle importance Hippocrate accordait à la qualité des eaux. Mais ces deux objets ne sont que des causes secondaires d'une puissance qui en reconnaît d'autres bien plus actives.

Considérez l'air atmosphérique qui pèse sur un lieu élevé et mettez-le en parallèle avec celui qui remplit un pays situé dans une vallée; vous verrez le premier ordinairement agité par des fluctuations très-sensibles, le second vous paraîtra plus calme, plus tranquille.

L'air qui est en contact immédiat avec le sol

______

(1) Hippocrate, *de sanor. victûs ratione*, lib. 2.

éprouve bientôt dans son état hygrométrique une modification remarquable. Le terrain sec, ordinairement sablonneux ou calcaire, des pays élevés, agit sur l'humidité atmosphérique à la manière des substances hygroscopiques; il donne à la couche inférieure de l'atmosphère plus de sécheresse. Au contraire le terrain gras et toujours humide des vallées fournit continuellement à l'air des vapeurs aqueuses, sans cesse il tend à en remplir les couches inférieures de ce fluide.

Ajoutons que dans les lieux situés sur une hauteur, la température moyenne est toujours plus basse, mais surtout moins constante que dans les vallées. Or, c'est l'influence simultanée de cet ensemble de causes actives qui produit la force que les localités semblent mettre en jeu sur l'homme.

Mais nous ne devons pas omettre ici de rappeler que des pays qui ont une exposition analogue, peuvent encore différer entre eux par d'autres circonstances locales et particulières à leur situation. Ainsi le terrain sur lequel un pays est situé peut être incliné vers le midi, ce qui favorise la réflexion des rayons solaires et le dégagement des principes qu'ils apportent, ou sa déclivité est vers le nord, ce qui produit une dispersion défavorable du calorique et de la lumière

La proximité d'une montagne qui met le pays à

1.   16

l'abri de certains vents, d'un vallon qui rend plus forts ceux qui viennent de ce côté, d'un coteau qui renvoie la chaleur, etc. ; le voisinage d'un bois, d'une forêt d'où s'exhale en été une immense quantité d'eau qui se répand dans l'air, passe à l'état de combinaison avec ce fluide, et absorbe une somme assez considérable de calorique pour garantir les pays environnans de chaleurs trop violentes ; une surface évaporable qui produira un résultat analogue pour les chaleurs de l'été, mais qui empêchera de plus le froid d'être aussi grand qu'ailleurs, parce qu'une masse considérable d'eau absorbe du calorique en été et en fournit au contraire en hiver, etc., etc.

Or ces diverses causes et beaucoup d'autres que nous n'indiquons pas (1), multiplient en quelque sorte les espèces dans chaque genre de situations de pays : et des endroits dont l'exposition générale est la même, ne produisent pas absolument les mêmes effets sur ceux qui les habitent à cause de quelques différences secondaires dans la position de chacun d'eux.

L'influence qui dérive des localités et qui agit

______

(1) Nous ne parlerons pas ici des étangs, des marais, etc., qui rendent certains pays très malsains et presqu'inhabitables dans la saison chaude.

avec tant de force sur l'économie animale a donc sa cause principale dans l'atmosphère ; cependant il est facile de voir que l'on ne doit pas confondre cette influence avec celle qui appartient à l'air qui nous entoure. La première procède du local ; c'est la disposition du terrain, c'est la nature du sol qui lui donne naissance ; son pouvoir ne dépasse pas les lieux qui la produisent, et elle conserve toujours le même caractère. La force active de l'air atmosphérique émane de sa température et de son état hygrométrique, elle est répandue dans toute sa masse, et elle change de nature chaque fois que les qualités physiques de ce fluide éprouvent une mutation.

Quand l'atmosphère prend une constitution froide et sèche, ou chaude et sèche, etc., elle est la même pour tous les pays, pour toutes les expositions. L'air fait une impression semblable sur tous ceux qu'il environne ; les habitans des hauteurs et ceux des vallées sont soumis de sa part à une même puissance : mais les circonstances physiques propres à chaque exposition aident ou contrarient son action. Ainsi, l'air est-il chaud et humide, sa force débilitante sera très-puissante dans les endroits enfoncés dans un sol humide ; elle trouvera dans la position du pays une sorte d'auxiliaire qui ajoutera encore à son pouvoir sur le corps vivant. Dans les lieux élevés et secs, l'impression première de l'air chaud et humide sera encore très-sensible, mais l'activité de ce fluide s'affaiblira peu à peu : le terrain tendra à diminuer ses causes génératrices, à rendre l'air plus sec et moins chaud, etc., etc.

Supposez un air sec et chaud, et considérez en même temps son action sur les habitans des pays élevés et sur ceux des pays bas et humides, vous trouverez de même que les circonstances qui distinguent chaque exposition, semblent augmenter ou diminuer le pouvoir de l'air sur nous. N'oublions pas d'ailleurs que l'influence des localités ne tient pas seulement à la température et à l'état hygrométrique de l'air, mais que l'état de calme ou d'agitation de l'atmosphère, la nature des alimens, etc. concourent aussi à la produire.

Ce que nous disons de l'air atmosphérique est applicable aux saisons. L'hiver, le printems, l'été et l'automne exercent la même influence sur tous les pays qui sont sous le même parallèle : mais la position de chaque lieu altère cette influence par l'exercice de celle qui lui est propre, et la combinaison de ces deux forces distinctes donne un produit différent pour les lieux élevés et pour les lieux bas ; à la même époque de l'année , les habitans de ces deux expositions ne présentent pas absolument la même prédisposition ; ils n'ont pas une complexion semblable.

Nous devons considérer l'air atmosphérique , la saison , la position du pays comme trois circonstances actives qui ont une existence séparée , mais qui agissent simultanément sur nous. Leurs forces individuelles peuvent avoir un caractère analogue , et faire sur nos organes une impression du même genre. Sous cette triple influence concordante , les fonctions assimilatrices suivent un mode constant d'exercice , et l'économie animale prend en peu de temps une disposition organique bien prononcée. C'est ce qui arrive quand l'air est sec et froid , que l'on est en hiver , que l'on habite une colline , ou bien quand l'air a une température chaude et une qualité humide , que l'on est en automne , que l'on vit dans un lieu bas , etc. , etc.

Mais l'influence de l'air atmosphérique , celle de la saison et l'action de la position du pays peuvent être opposés d'intention , et se contrarier dans leur exercice. Si l'air est sec et froid , que l'on soit dans le printems , que le pays où l'on réside se trouve situé sur un sol humide , ou bien si l'air a une constitution chaude et humide , que l'été soit déjà avancé, que l'on vive sur une éminence aride, etc., etc., l'action simultanée de ces diverses causes nuit à leur pouvoir respectif, et les effets organiques que l'on observe alors correspondent au désaccord qui existe entre les circonstances extérieures auxquelles l'homme se trouve soumis en même temps. Le plus souvent une de ces causes devient plus forte que les autres; sa puissance prend une sorte de prépondérance; alors tout ce que l'on observe dans l'économie animale dépend de son influence.

§ II. *De la position des pays considérée comme un moyen médicinal.*

Lorsque le médecin conseille à un malade de changer de pays, on croit souvent, comme le remarque Baglivi (1), que c'est parce qu'il n'a plus de remèdes à proposer : on suppose que son dessein est de se tirer d'embarras. Mais il s'en faut bien sans doute que le passage d'un malade dans un pays dont la situation est opposée à celle du lieu d'où il sort, soit pour lui une chose indifférente, une circonstance inactive. En employant cette seule méthode, on fait au contraire une médecine très-agissante : on provoque dans

______

(2) *De morbor. successionib*, etc., eap. 12, p. 173.

le corps malade une mutation très-importante. Aussi Hoffmann se plaint-il vivement de ce que l'on néglige trop souvent dans le traitement des maladies l'influence médicinale d'un pays nouveau. Il dit que c'est après y avoir mûrement réfléchi qu'il a jugé que la thérapeutique pouvait trouver de grandes ressources dans ce procédé (1).

Ne suffit-il pas d'ailleurs de savoir qu'un malade ne peut passer d'un pays bas et humide dans un lieu élevé et sec, ou d'un lieu élevé et sec dans un pays bas et humide, sans éprouver une sorte d'élaboration qui donnera à ses humeurs et à ses organes une autre complexion, pour concevoir que ce déplacement doit être un puissant moyen de la médecine pratique ? Aussi combien de succès n'a-t-on pas obtenus par le seul changement de lieu, ou, comme on le dit, d'air ?

Observons que les avantages que l'on retire dans la pratique de la médecine, en envoyant les malades d'un pays dans un autre dont l'exposition est différente, procèdent toujours d'une double source : 1°. dans le lieu où le malade arrive, il reçoit l'impression d'une influence nouvelle pour lui; 2°. de plus il cesse d'être soumis à une force extérieure qui, après avoir donné à son corps la

____

(1) *De peregrinationib. instituend. sanitatis causâ.*

disposition convenable pour le développement de la maladie, continuait encore de l'entretenir.

Mais si l'emploi d'un changement de pays est toujours facile dans les maladies chroniques et dans les affections périodiques, on pourrait peut-être penser qu'il est très-difficile de se servir du même moyen dans les maladies aiguës. Il est certain que l'on exagère beaucoup les inconvé-niens attachés au transport d'une personne atta-quée de la fièvre d'un endroit dans un autre. D'abord ce déplacement se bornerait alors à passer d'une partie d'une ville dans la partie opposée, ou d'un village dans un village voisin, souvent même d'une habitation dans une habi-tation prochaine, mais dont l'exposition est différente. Or, si l'on excepte quelques phlegmasies essentielles, comme la pleurésie, la péripneu-monie, etc., les malades peuvent être déplacés sans danger. Souvent même, surtout dans les fièvres avec adynamie, le mouvement que l'on communique aux organes, l'ébranlement que res-sent leur tissu, devient directement utile : c'est une sorte de gestation qui concourt efficace-ment à retirer le système vivant de l'état de stupeur dans lequel il paraît être. Au reste écou-tons sur ce sujet un habile observateur.

« J'avoue, dit Lind, qu'il est extraordinaire

de proposer le changement de place de ceux qui sont atteints d'une fièvre violente, quels que puissent être ses symptômes. On m'objectera peut-être que le moindre mouvement suffit dans certains cas pour affecter la tête et faire naître le délire ou augmenter la violence des accidens; que le repos et la tranquillité parfaite sont nécessaires au rétablissement de ces malades; que les secousses du transport et le seul dérangement qu'on leur occasionne, en les faisant sortir de leur lit, mais particulièrement en les exposant au grand air, peuvent faire le plus grand mal.

» L'expérience que j'ai acquise là-dessus depuis bien des années, m'a convaincu que toutes ces craintes étaient absolument très-peu fondées. Je soutiens comme une vérité inconstestable que les personnes attaquées de fièvres, de flux et autres maladies, ne courent aucun risque à changer de place, et qu'elles ne sont jamais plus vite soulagées que lorsqu'elles passent avec les précautions requises d'un mauvais air dans un bon. Dans mille circonstances j'en ai fait l'épreuve.... (1). »

Mais pour que le déplacement d'un malade lui devienne utile, il faut que le médecin connaisse l'activité propre aux diverses expositions de pays,

_____

(1) Ouvrage cité, tom. 1, p. 234.

qu'il ait étudié le pouvoir que les circonstances physiques qui caractérisent chaque situation, exercent sur l'homme : alors les pays seront pour le praticien comme des secours médicinaux dont il a découvert les vertus, les propriétés, et dont il se sert dans l'exercice de la médecine pour remplir des indications curatives. Il ne suffit pas de changer les malades de place, il faut aussi avoir égard aux effets organiques que le pays où on les envoie doit provoquer en eux (1).

Nous rapporterons à trois sections principales toutes les positions de pays. Nous distinguerons, 1°. des pays élevés et secs ; 2°. des pays bas et humides ; 3°. des expositions intermédiaires ou des pays de plaine. A chacune de ces positions est attachée une influence spéciale dont nous allons étudier le caractère, observer les effets et déterminer l'emploi dans la thérapeutique.

SECTION PREMIÈRE.

DES PAYS ÉLEVÉS ET SECS.

§ Ier. *De l'origine de l'influence que cette exposition exerce sur nous.*

Nous appelons pays élevés, tous ceux qui dans

_____

(1) *Si quidem non promiscué omnis aeris et loci mu-*

nos contrées unies, sont situés sur un point qui domine le terrain environnant, tous ceux qui se trouvent comme à nu sur une hauteur ou un coteau : et nous n'entendons pas seulement parler ici des pays de montagnes.

Nous ne calculerons pas le degré d'élévation que peut avoir un endroit au-dessus du niveau de la mer, pour déterminer s'il appartient à cette section ; nous ne considérerons pas sa hauteur absolue, mais bien sa hauteur relative au sol qui l'entoure ou l'avoisine. Un pays aura toujours une situation élevée, quand le terrain s'abaissera autour de lui et qu'il se trouvera sur la pente ou sur le sommet d'une colline.

Dans les pays qui sont situés sur une élévation ou sur un coteau, toutes les parties de l'air atmosphérique sont habituellement animées d'un mouvement assez fort ; il semble que le sol offre un appui peu favorable aux couches inférieures de l'atmosphère et qu'elles glissent sans cesse les unes sur les autres. L'air a une mobilité singulière dans ces endroits, et la plus légère impulsion donne lieu à des fluctuations, à des courans très-sensibles dans toute la masse.

---

tatio juvat, sed tantum talis qui contrarius est aeri isti qui morbum peperit, HOFFMANN, loc. cit.

Dans ces pays le terrain fait aussi subir une modification assez prompte aux qualités hygrométriques de l'air. Là, le sol ordinairement aride se montre toujours avide d'humidité, il tend sans cesse à soutirer les molécules aqueuses disséminées dans le fluide atmosphérique qui le recouvre. Cette absorption hygromètrique est d'autant plus forte que la couche de terre végétale se trouve moins épaisse en général sur les hauteurs que dans les autres expositions : si au-dessous existe une terre calcaire, cette attraction sera encore plus puissante, plus active.

Remarquons de plus que dans ces lieux, les puits ont toujours une grande profondeur, que la surface de la terre se sèche très-vite, et nous concevrons facilement que l'air atmosphérique doit y être habituellement sec, qu'il n'y peut conserver long-temps une constitution humide, et que quand cet état physique de l'air existe, il doit être moins prononcé, moins développé dans ces pays.

Dans cette exposition la réflexion des rayons lumineux occasionne un grand dégagement de calorique, mais les corps terrestres en retiennent peu. Aussi quand le soleil est au milieu de sa course, la chaleur est très-forte dans les pays que nous avons en vue, mais les nuits y sont froides, parce que, quand l'atmosphère ne reçoit plus la chaleur solaire, elle en est comme dépourvue; ce qui n'arrive pas dans les lieux bas et profonds où le sol rend du calorique à l'air pendant la nuit et modère ainsi sa froideur (1). Or, les variations brusques et journalières qu'éprouve la température dans les pays élevés est une circonstance très-active pour ceux qui les habitent. Hippocrate a signalé les effets de cette cause (2).

Ainsi l'homme qui vit dans un pays élevé et sec, est continuellement au milieu d'un air agité, qui exerce sur ses organes une pression mécanique, et qui détermine dans leur tissu un resserrement fibrillaire. Le fluide atmosphérique a de plus une qualité ordinairement sèche; il est avide d'humidité et fait sur toutes les surfaces vivantes qu'il touche, une impression qui doit ajouter à l'effet tonique dont nous venons de parler. Les variations de température et la qualité souvent froide de l'air

---

(1) Si l'on touche le soir une terre cretacée, blanche, et une terre noirâtre, sablonneuse, on trouve la première plus froide que la seconde.

(2) Dans un sol nu, raboteux, qui n'est point abrité, qui est également accablé par des froids rigoureux et par l'ardeur d'un soleil brûlant, les hommes ont le corps sec, maigre, mieux prononcé, nerveux et velu. *Traité des Airs, des Eaux*, etc.

ont encore une action évidente sur le système vi-vant.

Or, voilà des circonstances actives qui spécifient les lieux qui nous occupent ; ce sont ces diverses qualités de l'atmosphère dans les pays élevés que l'on a en vue, lorsque l'on dit que l'air y est très-vif. Si nous ajoutons que les productions alimen-taires que fournissent ces endroits sont d'une na-ture plus sèche (1), qu'elles contiennent plus de principes exaltés, etc., nous aurons une somme de causes qui nous expliquera pourquoi un séjour dans ces pays semble fortifier tous les appareils organi-ques, rendre leurs mouvemens plus forts, donner à tout le système vivant plus de vigueur.

§ II. *Des effets que les pays élevés et secs produisent dans l'économie vivante.*

L'habitant des lieux élevés et secs vit sous l'em-pire d'une influence comme tonique ou fortifiante, dont nous allons reconnaître le produit dans l'exer-cice des diverses fonctions de la vie.

Digestion. Dans les pays hauts et secs, les or-ganes digestifs ont beaucoup d'énergie et d'ac-

---

(1) *Quæ ex inaquosis ac siccis et æstuosis locis veniunt, ea omnia sicciora ac calidiora sunt , et robur ampliùs cor-pori exhibent.* Hipp., de Sanor. victûs ration., lib. 2.

tivité : l'appétit est fort ; on mange à la fois une plus grande quantité de substances alimentaires ; les digestions sont promptes et faciles ; les matières fécales sont denses et moins abondantes ; on a le ventre inférieur dur, pour nous servir des expressions d'Hippocrate. *Traité ces airs*, etc. Qui n'a pas observé qu'en arrivant dans un endroit élevé et sec l'appétit se réveille, et que la faim revient aussi plutôt que de coutume (1) ?

Circulation. Le système circulatoire a une grande force organique dans les personnes qui vivent sur une hauteur. L'action propulsive du cœur a plus de vigueur : les contractions de ce viscère sont plus énergiques : le pouls est fort et dur (2). La tonicité des vaisseaux capillaires est aussi très-développée ; ils deviennent souvent le siège de congestions sanguines qui donnent naissance à

---

(1) Ces effets sont surtout marqués dans les grandes élévations. Les voyageurs qui traversent les montagnes de l'Auvergne sentent leur appétit augmenter prodigieusement. DE BRIEUDE, *Topogr. de l'Auvergne ; Mémoires de la Soc. royale de Méd.* Les moutons que l'on conduit sur les Alpes mangent très-bien les herbes qu'ils rejettent ailleurs : la faim devient si forte, qu'elle les contraint à prendre cette nourriture. VILLARS, *Topogr. de Grenoble ; Journ. de Méd. milit.*

(2) DUMAS, *Principes de Physiologie.*

des phlegmasies essentielles, à des hémorragies actives.

Respiration. L'énergie des organes musculaires rend facile l'exercice des phénomènes mécaniques de cette fonction dans les pays élevés et secs. Les phénomènes chimiques paraissent réguliers.

Absorption. L'exercice de l'absorption cutanée et muqueuse n'offre rien de remarquable ; mais l'absorption interstitielle paraît très-active dans les habitans des hauteurs : elle ne permet pas aux sucs lymphatiques et graisseux de séjourner dans le tissu des organes : toutes les parties vivantes paraissent serrées et denses : le système cellulaire est peu développé ; le corps prend plus rarement de l'embonpoint dans cette exposition, il est ordinairement plus ou moins maigre (1), mais robuste. HIPP. (2).

---

(1) On trouve cependant aussi des personnes grasses dans ces pays, mais sous une enveloppe cellulaire considérable existent alors des organes vigoureux, un système vasculaire bien développé, une constitution pléthorique, etc., le pouls fort, la figure colorée, l'énergie des mouvemens musculaires en sont les preuves.

(2) Il est remarquable que les plantes qui croissent dans ces expositions contiennent peu d'humidité. Les principes

Sécrétions et Exhalations. L'action des appareils sécréteurs et exhalans paraît régulière dans les habitans des pays élevés; mais il est digne de remarque que la somme des humeurs excrétées est toujours forte : le corps perd plus que dans les autres expositions.

Nutrition. Dans les pays élevés et secs, la sanguification s'opère avec une activité soutenue ; le fluide sanguin est très-abondant ; il est épais, souvent couenneux. Les habitans de ces pays sont en général dans un état habituel de pléthore vraie (1). La nutrition est aussi très-active dans le tissu des organes, comme l'attestent la vigueur que montrent les appareils organiques dans l'exercice des fonctions qui leur sont confiées, la force, l'énergie ordinaire des personnes qui habitent les hauteurs.

------

extractifs, aromatiques, etc., ont une prédominance relative dans leur composition ; elles ont beaucoup d'odeur et de saveur : le corps ligneux est aussi très-abondant, très-serré. Le bois des arbres de ces pays est plus solide, plus dur.

(1) On a vu la même maladie épidémique ne point demander de saignées dans des pays bas et humides, et être accompagnée de symptômes inflammatoires, exiger une évacuation copieuse de sang dans les lieux hauts et secs. *Voy.* HUXHAM, *Essai sur les Fièvres.*

I

Sensations. Les facultés intellectuelles paraissent plus développées dans les habitans des pays dont nous parlons. Hippocrate dit qu'ils sont très-intelligens et doués d'un esprit fin pour l'exercice des arts ; ils ont des passions vives et fortes.

Locomotion. Ceux qui habitent les collines ont beaucoup de force musculaire. Ils sont très-propres à l'exercice , au travail et pleins de courage , comme le remarque encore le père de la médecine.

§ III. *De la constitution organique que le corps prend dans un pays élevé et sec.*

L'exercice plus parfait, plus régulier des fonctions de la vie dans les habitans des pays élevés et secs, annonce déjà dans les organes une tonicité bien développée , dans tout le système vivant une grande somme d'énergie : mais de plus cette manière d'exister produit et entretient une *constitution organique* qui est pour eux un état habituel et qui se fait en général remarquer par des attributs physiques qui sont ceux de la force et de la vigueur, comme la couleur fleurie de la peau, l'impulsion artérielle plus vive , la fermeté des chairs, un système cellulaire peu développé, des formes musculaires bien prononcées , etc., etc.

Cette complexion qui est endémique dans les

pays élevés et secs devient bientôt une complexion acquise pour ceux qui y arrivent d'un pays de plaine ou d'un pays bas et humide. En effet à leur arrivée, les circonstances physiques au milieu desquelles ils se trouvent, agissent sur eux; tous les organes sentent une impression qui augmente leur force tonique (1); tous les actes de la vie assimilatrice s'exécutent avec une énergie plus grande, et peu à peu le corps prend une constitution organique semblable à celle des naturels du pays.

Cette constitution particulière que l'économie animale acquiert dans les pays qui sont sur une hauteur et sur un terrain sec, se manifeste bien par la nature des maladies auxquelles sont sujettes les personnes qui les habitent. Les maladies inflammatoires y sont dominantes (2); leur fré-

---

(1) En examinant avec attention les personnes qui passent d'un lieu bas et humide dans un pays élevé, on voit sur les muscles de la figure le produit de l'impression dont nous parlons. La tonicité de ces organes augmente manifestement dans ce nouveau séjour ; ils semblent se resserrer sur eux-mêmes ; la figure paraît un peu maigrie, mais la physionomie a plus d'expression.

(2) *Qui montes habitant aridos, aquilonem spectantes febribus inflammatoriis, pleuritide, peripneumoniâ, anginâ affliguntur plurimùm.* HUXHAM, op. cit.

17*

quence atteste que les habitans de ces pays ont toujours l'état organique qui y prédispose le corps ; or, cette prédisposition n'est que la constitution dont nous parlons, poussée à un très-haut degré.

On rencontre aussi dans les lieux élevés et secs des fièvres adynamiques et ataxiques ; il est remarquable que ces maladies provoquent toujours au moment de leur invasion une réaction vitale bien marquée. Les forces paraissent d'abord en excès, puis se manifestent bientôt les signes ordinaires de l'adynamie.

Enfin les maladies fébriles dans les pays que nous avons en vue, sont toujours plus aiguës : les symptômes morbifiques ont plus d'intensité ; les mouvemens critiques sont plus fréquens ; la nature montre beaucoup de ressources.

Les maladies chroniques qui se développent dans ces lieux sont ordinairement associées à une complexion du corps, caractérisée par une grande maigreur, une irritabilité extrême, un pouls précipité, etc., tandis que l'on ne connaît pas dans ces pays les affections de long cours, qui ont pour symptômes communs l'atonie des organes, le relâchement des tissus vivans, les infiltrations cellulaires, etc.

Mais la constitution organique que le corps prend

dans les pays élevés et secs, n'est bien prononcée que quand l'air atmosphérique, la saison et les autres circonstances extérieures auxquelles l'homme est soumis ne prennent pas une influence prédominante sur celle des localités. Par exemple, si l'on observait les habitans de ces endroits à une époque où l'air atmosphérique aurait depuis long-tems une qualité chaude et humide, ou bien si l'on était en automne, etc. la puissance que ces causes mettent en jeu aurait affaibli l'action tonique de la position du pays ; elle aurait déformé en quelque sorte ses effets ; le tempérament acquis des habitans paraîtrait mal exprimé. La chose serait encore plus sensible sur l'homme qui dans cette circonstance viendrait y établir son domicile. L'influence de ce séjour ne deviendrait perceptible que quand l'action propre de l'air et de la saison se serait affaiblie.

§ IV. *Du séjour des pays élevés et secs considéré comme un moyen médicinal.*

Un séjour dans un pays élevé et sec, se présente à notre esprit comme un moyen que le praticien doit assimiler aux agens toniques ou fortifians de la matière médicale.

Il sera sans doute très-utile de transporter dans cette exposition, les personnes attaquées de maladies fébriles des ordres des fièvres muqueuses , des fièvres adynamiques et des fièvres ataxiques. On se trouvera bien de mettre les malades dans un appartement ouvert où l'air pourra circuler librement. L'impression que ressentiront alors les organes , rappellera dans l'économie entière une vigueur nouvelle, et les symptômes morbifiques éprouveront une diminution marquée. Combien de fois l'expérience n'a-t-elle pas confirmé ce que nous avançons ici ?

Le même moyen deviendra aussi très-avantageux dans quelques plegmasies des membranes muqueuses , les aphthes , l'angine gangreneuse , la dyssenterie associée aux fièvres primitives dont nous venons de parler , etc. Un séjour dans un pays haut et sec sera encore plus nécessaire en quelque sorte pour assurer le succès du traitement, si les affections des membranes muqueuses sont anciennes , et qu'elles tendent à devenir chroniques, comme le dévoiement, la toux humide , la leucorrhée , le catarrhe vésical , etc.

C'est surtout sur les malades qui sortiront d'un pays bas et humide où ils auront contracté leur maladie, que les effets curatifs d'une exposition sèche et élevée seront évidens.

Les pays dont nous parlons ont une grande célébrité pour la guérison des fièvres intermittentes, surtout de celles qui se sont développées dans les endroits marécageux, et qui coexistent avec un état de détérioration marquée par la pâleur, la bouffissure, l'inertie des mouvemens organiques, etc. On a vu des fièvres d'accès qui avaient dégénéré en fièvres lentes avec empâtement des viscères abdominaux, qui avaient donné naissance à un état général d'infiltration, etc., se guérir très-peu de tems après que les malades étaient passés dans un pays sec et élevé, et sans qu'on ait pu attribuer à d'autres remèdes cet heureux résultat (1).

Un séjour dans un lieu éminent et aride abrège singulièrement les convaléscences des maladies aiguës. A leur arrivée, les personnes affaiblies reçoivent une impression qui fortifie tous les appareils organiques : la digestion, la circulation, les sécrétions, etc., prennent un exercice plus actif et plus régulier. Le corps travaille d'une manière efficace à réformer sa complexion, à reproduire sa vigueur.

Un pays situé sur une hauteur sera aussi un séjour vraiment médicinal dans le traitement des

(1) Voyez les topographies médicales de Haguenau, de Charlemont, d'Ardres, de Longwy, de Phalsbourg, etc. dans le Journal de médecine militaire.

affections scorbutiques et scrophuleuses, dans les engorgemens atoniques des viscères, dans les lésions du système lymphatique, dans les hydropisies commençantes, dans la disposition prochaine à la phthisie, lorsque le malade a une complexion molle, dans les ulcères anciens, (Hoffmann), etc. Les recueils d'observations pratiques sont pleins de faits qui attestent la grande utilité d'un lieu sec et élevé pour la guérison de ces maladies chroniques. Souvent on voit les symptômes morbifiques se dissiper spontanément, après quelque tems de séjour dans cette exposition, tant est puissante sa vertu curative (1).

Mais aussi nous savons que dans ce lieu une puissance fortifiante agit sans cesse sur tous les tissus vivans, qu'elle maintient l'absorption plus

---

(1) Voyez en particulier le Journal de Médecine militaire. On lit avec intérêt les idées du rédacteur de ce recueil (tom. 5 , p. 150) sur les ressources thérapeutiques que l'on pourrait retirer des hôpitaux militaires qui sont dans des expositions différentes ; en envoyant, par exemple, dans ceux qui sont sur un coteau aride, ou sur un point élevé, les soldats atteints de maladies dans lesquelles cette position serait un moyen de guérison, et en traitant au contraire dans les hôpitaux qui sont dans un fond humide, les soldats qui auraient des maladies d'un caractère opposé.

active, qu'elle rend les excrétions plus abondantes, qu'elle augmente l'énergie de l'assimilation : cette activité dans les fonctions nutritives
provoque bientôt une mutation favorable dans
l'état actuel du système animal. Sans doute une circonstance qui détermine de tels effets mérite d'occuper une place distinguée dans l'ensemble des
moyens médicinaux que l'on dirige contre les
affections de long cours que nous indiquons.
Elle convient autant qu'un médicament tonique
ou excitant, qu'un exercice modéré, qu'une nourriture succulente, etc.

L'action d'un pays sec et élevé sur les malades qui y viennent d'un pays de plaine ; mais
surtout d'un pays bas et humide, a une si grande
énergie que des observateurs recommandent de
calculer d'avance, s'il existe encore assez de forces
dans le corps malade pour supporter la révolution que suscitera en lui ce nouveau séjour,
peu de tems après qu'il y sera arrivé (1).

Enfin les personnes tourmentées d'affections

---

(1) PIQUER assure avoir vu plusieurs fois des personnes
affaiblies par une longue maladie ou par la vieillesse, suc-
comber à l'altération qu'un changement de pays ou d'air
produisait dans leur constitution. BARTHEZ, *Nouveaux
Elémens de la Science de l'Homme.*

dartreuses, d'hypocondrie, de mélancolie et de beaucoup d'autres espèces de névroses, (*Nos. phil.*) se trouvent bien de passer dans un lieu élevé ; la transmutation profonde qui s'opère alors dans le corps, a souvent dissipé des affections de cette nature qui avaient été contractées dans des pays de vallées.

§ V. *Des maladies auxquelles un pays élevé et sec est contraire.*

La puissance qu'un pays élevé et sec tient en action sur l'homme qui y vit, la nature des effets organiques qu'elle produit dans le corps de celui qui y arrive, annoncent assez que les lieux qui auront cette exposition seront contraires à beaucoup de maladies, que leur traitement deviendra dans ces endroits plus difficile, et leur guérison plus incertaine.

Un tel séjour est un puissant obstacle au succès du traitement des maladies fébriles de l'ordre des fièvres inflammatoires et bilieuses, des phlegmasies des membranes séreuses et de celles des viscères, des hémorragies actives, etc., etc. Il est nécessaire que le médecin mette le malade à l'abri d'une influence qui a prédisposé le corps à la maladie qui le tourmente, et qui en aggrave encore les accidens. Or, on aura rempli ce but si l'on transporte le malade dans un lieu bas et humide ; si la nature des accidens ne permet pas ce déplacement, ou si d'autres raisons s'y opposent, on se contentera de faire dominer la force qui dérive de la position du pays par celle du fluide atmosphérique auquel on donnera les qualités physiques convenables pour obtenir ce résultat.

Les personnes affectées de lésions organiques générales ou particulières, de consomption, d'une disposition prochaine à la phthisie, etc., lorsqu'elles ont en même tems une complexion sèche, irritable, spasmodique, lorsque, comme on le dit, la fibre est trop roide, trop élastique, doivent fuir les hauteurs où l'air a trop de vivacité, où il est trop pénétrant. Là une force extérieure, née des localités, entretient dans toutes les parties vivantes une tension, une activité qui consoliderait la disposition morbifique du corps, et rendrait inutiles tous les secours que l'on emploierait (1).

---

(1) On trouve dans le Journal de Médecine militaire des observations intéressantes sur ce sujet.

SECTION DEUXIÈME.

DES PAYS BAS ET HUMIDES.

§ Ier. *De l'origine de l'influence que cette exposi-*
tion exerce sur nous.

. Les pays enfoncés dans un sol humide (1) présentent à l'observateur un ensemble de circonstances physiques qui ont une puissante influence
sur l'homme qui les habite.

L'air qui remplit le fond dans lequel ces pays
sont situés, est ordinairement calme et tranquille.
Contenu par les coteaux environnans, ce fluide
est moins sujet à ces agitations, à ces courans qui
sont si fréquens dans les pays élevés. Dans les
endroits bas on sent plus rarement ces pressions
aériennes qui ont une action si vive, si puissante
sur les habitans des collines.

Le terrain, dans les pays bas et humides, fait
éprouver à l'air qui le recouvre, une altération
bien prompte et bien remarquable dans ses qua-

______

(1) Les pays bas, mais qui sont dans des vallées sèches,
où les eaux ont un écoulement facile, dont le sol n'est pas
humide, doivent être assimilés aux pays de plaines; ils ne
présentent pas les circonstances physiques qui caractérisent
les lieux que nous avons ici en vue.

lités hygrométriques. Dans ces lieux, la surface de la terre est communément humectée; l'eau se rencontre à très-peu de profondeur dans le sol; des fontaines sourdent de divers côtés; la couche inférieure de l'atmosphère est toujours en contact avec des corps humides : comme dans cette exposition, l'air est plus tranquille, que des obstacles nombreux dépendans de la forme du terrain, suspendent sa marche, retardent son mouvement, qu'enfin ce fluide se renouvelle plus lentement et moins complétement, il est facile de concevoir pourquoi il est toujours plein d'humidité.

En effet, le sol fournit continuellement à l'air des vapeurs; ce fluide est bientôt saturé d'eau; alors les molécules aqueuses se répandent entre ses parties; elles restent en suspension : dans le jour, les vapeurs qui s'élèvent de la terre sont peu sensibles; mais le soir elles prennent une forme vésiculaire et se présentent comme un brouillard très-apparent pour ceux qui sont sur un point élevé; on le voit envelopper toutes les habitations. Il est évident que cette cause a beaucoup d'activité sur l'homme des pays bas, qu'elle a la plus grande part aux phénomènes organiques qu'occasionne un séjour dans cette exposition.

L'aspect de ces lieux mérite aussi nôtre attention. La figure concave du sol est en général favorable

pour recevoir et pour concentrer les rayons solaires ; mais n'oublions pas surtout que la terre
humectée absorbe la matière de la chaleur, qu'elle
s'échauffe pendant le jour, et que la nuit, lorsque
le soleil est sous l'horizon, elle fournit du calorique à l'atmosphère, ce qui maintient plus douce,
et rend surtout moins variable la température habituelle de ces lieux (1).

Dirons-nous que dans les pays bas et humides la
terre végétale est continuellement agitée (quand un
froid trop grand n'y met pas obstacle) par un
mouvement fermentatif, qui produit encore un
dégagement assez considérable de calorique, pour
concourir à conserver plus élevée la température
moyenne de ces endroits (2).

____

(1) Une température toujours égale favorise l'indolence.
Hippoc.

(2) On sait que la culture d'un pays adoucit sa température, le rend moins froid.

Ce mouvement intestin de la terre végétale explique en même tems la fertilité, la force de végétation que
l'on remarque dans ces lieux. En effet, ce mouvement
chimique représente pour les corps végétans l'acte de la
digestion des animaux. Les radicules plongées dans le milieu où s'opère cette lente décomposition de débris divers,
pompent les élémens nécessaires à la nutrition des plantes.
Pour elles, la digestion se fait hors du corps, et la vie
assimilatrice commence à l'absorption de la liqueur nourricière....

Les qualités particulières que le sol donne dans ces pays aux substances alimentaires qu'il produit, sont aussi importantes à noter. En effet, les légumes y sont aqueux, insipides, chargés de mucilage; ils contiennent moins de principes amarescens et aromatiques : la chair des animaux y est molle, tendre, grasse, mais peu savoureuse.

Or, réunissons les diverses circonstances qui spécifient les pays bas et humides, et qui ont une action bien marquée sur l'homme qui les habite, et nous aurons les principaux élémens de la puissance à laquelle le corps vivant se trouve soumis dans cette exposition. Un air tranquille, un air humide, une température plus égale, des alimens moins excitans, voilà, sans doute, des causes actives qui rendront suffisamment raison des phénomènes que présente l'économie animale, lorsque l'on séjourne dans ces lieux. Relâchement du tissu des organes, inertie de leurs mouvemens, lenteur dans l'exercice des fonctions de la vie, voilà les effets immédiats que l'on observe alors : or, leur nature correspond bien aux causes qui leur ont donné naissance (1).

______

(1) *Lacustria et palustria humectant et calefaciunt. Calefaciunt quidem, quoniam cava sunt, et circumdantur, et ventis minimè perflantur; humectant verò, quod quæ e terrâ producuntur, quibus homines nutriuntur,*

§. II. *Des effets que les pays bas et humides produisent dans l'économie vivante.*

Dans les habitans des pays qui sont enfoncés dans un sol humide, les propriétés vitales des organes paraissent affaiblies; leurs mouvemens sont tardifs et languissans.

Digestion. Dans ces pays, l'appareil gastrique montre peu de vigueur et d'activité; on mange moins; on a peu d'appétit; l'acte de la digestion s'exécute lentement et avec une sorte de difficulté; la faim revient moins vite; elle est aussi moins impérieuse; en un mot, les forces digestives paraissent peu développées: les matières fécales sont plus abondantes et plus liquides; les habitans de ces pays ont le ventre inférieur humide. (HIPP.)

Circulation. La force contractile du cœur est comme énervée dans les pays bas et humides: le mouvement artériel est moins vif, moins fort. Ceux qui y vivent, ont un pouls faible, lent et petit (1). Le système capillaire partage l'état de

---

humidiora sint, et spiritus, quem inspiramus, propter aquam motûs expertem, crassior sit. HIPP. de sanor. vict. ratione. lib. 2.

(1) DUMAS, ouvrage cité.

débilité du cœur et des autres appareils organiques : si une congestion sanguine se forme sur quelque partie du corps, elle devient rarement inflammatoire ; elle présente plutôt un caractère passif.

Respiration. Dans les pays bas et humides, la respiration est grande, mais lente. Les propriétés vitales du système pulmonaire sont constamment affaiblies dans les habitans de ces pays. Chez eux, la conversion du sang veineux en sang artériel ne doit-elle pas être moins active et moins parfaite. Observons que tous les actes de la vie semblent annoncer que leur sang a un caractère moins vivifiant, moins stimulant pour les organes qu'il arrose.

Absorption. Dans les pays qui nous occupent, les vaisseaux absorbans n'ont pas, sans doute, plus d'activité ; mais comme ils trouvent dans l'air qui les presse des molécules aqueuses, ils les pompent, les importent dans le corps, et rendent par là très-considérable le produit de l'absorption cutanée : aussi suffit-il de rester quelque tems dans ces lieux pour devenir plus lourd à la balance. L'action absorbante paraît peu active sur les voies intestinales : les déjections alvines en fournissent la preuve. Mais c'est surtout dans le tissu des organes, que l'absorption est languissante ; toutes les parties vivantes sont chargées de fluides lymphatiques,

I.   18

et paraissent dans une sorte d'intumescence atonique.

Sécrétions et Exhalations. Les appareils sécréteurs et exhalans ont peu d'activité dans les endroits
bas et humides ; la somme des humeurs que le corps
perd dans ces expositions est toujours moins abondante qu'ailleurs : tous les tissus conservent une
humidité superflue. L'absorption cutanée est très-
forte ; les sécrétions et les exhalations sont diminuées : ces deux causes expliquent assez l'état
organique que prennent les habitans de ces pays (1).

Nutrition. Dans les vallées humides, l'acte

---

(1) Les plantes qui croissent dans les lieux bas et sur un
sol humide, sont d'une nature molle et aqueuse : toutes
leurs parties sont remplies de sucs insipides ; le tissu ligneux est plus poreux, plus lâche ; le bois de ces pays est
moins solide, moins dur, moins estimé, pour les usages
économiques. Ainsi, dans les Asturies, les plantes ont peu
de consistance ; une grosse branche d'arbre se plie comme
de l'osier ; une grande quantité de bois laisse à peine quelque résidu après la combustion. Pour avoir le sel d'absinthe et de centaurée, les apothicaires font venir des provinces de Castille et de Léon les cendres de ces végétaux,
parce qu'il faudrait brûler une quantité prodigieuse de
ceux des Asturies, pour avoir quelques grains d'alkali
fixe, etc. CASAL, *Tabl. phys. des Asturies ; Annal. des
Voy.* par Malte-Brun, tom. 8.

de la sanguification a peu d'activité : il paraît moins régulier. Là on trouve toujours le sang fluide, peu concrescible. La nutrition est aussi languissante dans le tissu des organes : leurs mouvemens décèlent dans le système animal une débilité profonde, qui tient à un défaut de réparation nutritive.

Les habitans des pays enfoncés dans un sol humide, ont souvent de l'embonpoint. Cet état dépend du développement considérable que prend le tissu cellulaire ; il est associé à la faiblesse des appareils organiques ; il est le signe d'une complexion froide et inerte.

Sensations. La sensibilité générale paraît émoussée dans les pays qui nous occupent ; les impressions extérieures font moins d'effet ; les sensations sont moins vives ; les facultés intellectuelles moins développées (1) ; les passions s'allument plus lentement : elles ont toujours peu de vivacité.

Locomotion. La vitalité des muscles paraît éner-

____

(1) M. Corrz a observé que la vivacité, l'intelligence des enfans de Montmorency forment un contraste frappant avec l'indolence, l'inaptitude des enfans qui appartiennent à un écart composé de quinze à vingt ménages, et situé sur un terrain bas et humide. *Mém. de la Soc. roy. de Médec.*, année 1779.

vée dans les vallées humides ; les mouvemens des membres sont tardifs et moins faciles ; l'exercice spontané du corps devient promptement fatigant. « Partout où le sol est gras, mou et humide, où les eaux sont si peu profondes qu'elles sont chaudes en été et froides en hiver, et où l'on jouit d'une égale température, les hommes sont ordinairement charnus, faibles, moux, paresseux et sans courage. On les voit plongés dans l'indolence, naturéllement disposés au sommeil ; et ils sont d'un esprit épais, lourd et peu fait pour l'exercice des arts. » (Hipp.)

§ III. *De la constitution organique que le corps prend dans un pays bas et humide.*

Le mode d'exercice que suivent les diverses fonctions de la vie dans les habitans des vallées humides, annoncent que la sensibilité, la contractilité, la tonicité sont affaiblies dans tous les appareils organiques : la lenteur et la faiblesse des mouvemens vitaux en sont des signes certains. Ces divers effets tiennent, chez eux, à une *complexion organique* qui leur est particulière.

Hippocrate, en parlant des habitans du Phase (la Colchide), a décrit les attributs qui distinguent cette disposition organique du corps, lorsqu'elle est très-prononcée, qu'elle est portée en quelque sorte, au dernier degré, qu'elle tend à devenir une affection morbifique. Il nous les peint comme surchargés d'embonpoint, ayant les articulations, les muscles, les vaisseaux peu apparens à cause du tissu cellulaire, le teint pâle, souvent comme celui des ictériques ; il signale enfin leur extrême indolence, leurs mouvemens toujours tardifs, leur défaut d'activité.

Il existe des contrées entières (la Hollande, les Asturies, le Valais, une partie de la Vendée, la Flandre, etc.) où les circonstances physiques qui distinguent les lieux bas et humides se trouvent réunies, où leur action est comme prédominante ; aussi tous les naturels de ces pays présentent-ils une complexion organique analogue à celle que nous venons d'indiquer : elle forme le caractère distinctif de ces peuples (1).

Les personnes qui arrivent dans un pays enfoncé dans un terrain humide, éprouvent bientôt des effets qui décèlent l'action actuelle des localités sur elles. Les forces digestives s'affaiblissent, le cours du sang se ralentit, l'impulsion artérielle perd de sa force, l'absorption cutanée est plus considérable, les excrétions diminuent, l'assimilation s'exécute avec inertie dans toutes les parties

______

(1) Cabanis, ouvrage cité, tom. 2, pag. 204.

vivantes. Or , ce nouveau mode d'exercice des actes de la vie nutritive produit promptement en eux une mutation profonde. Leur corps prend bientôt la constitution organique propre aux habitans de ces endroits.

Cette disposition , que les pays bas et humides donnent à l'économie animale , est un état qui prédispose aux fièvres continues et rémittentes de l'ordre des fièvres muqueuses et adynamiques , aux phlegmasies associées à ces fièvres primitives , aux fièvres intermittentes , aux affections catarrhales, scorbutiques , aux œdématies , etc. , etc. Les maladies qui sont dominantes dans ces endroits , appartiennent à ces diverses familles nosographiques. Les personnes qui les habitent ont dans les humeurs et dans les solides , une condition qui favorise le développement de ces diverses affections , qui les fomente , qui assure leur empire dans ces expositions (1).

Le médecin retrouve encore l'influence de cet

---

(1) Les personnes qui travaillent habituellement dans des caves, dans des lieux souterrains où l'air est toujours chargé d'humidité, ont cette complexion : elles sont pâles ; les joues et toutes les parties de leur corps sont bouffies ; elles sont prédisposées aux affections morbifiques que nous venons d'énumérer.

état du corps vivant, dans la marche des maladies aiguës qu'il observe dans ces pays. En effet, leur invasion ne provoque pas de réaction bien marquée : elles se développent avec une grande lenteur ; leur durée est très-longue ; les mouvemens critiques sont rares et peu sensibles ; en un mot, la nature y paraît sans énergie (1).

Mais il est facile de concevoir que les effets du séjour d'un pays bas et humide, ne peuvent être très-sensibles, que quand les autres circonstances actives auxquelles l'homme est soumis ne contrarient pas l'action de l'exposition du local. Ainsi, à une époque où l'air serait froid et sec , et dans un tems de gelée, on n'apercevrait pas le produit de l'influence d'un pays bas et humide sur les individus qui y arriveraient : les causes qui produisent cette influence n'existent plus, et l'impression tonique de l'air et de la saison devient très-vive. De même, lorsque l'air sera sec et chaud, les circonstances physiques propres aux pays de vallées changerout momentanément. La surface du sol se

____

(1) En comparant ensemble les topographies de villes ou de pays qui ont une exposition opposée , on trouve sur ces divers sujets des faits aussi curieux qu'intéressans. Voyez les *Mém. de la Soc. roy. de Méd.* , *le Journal de Méd. milit.*, etc.

séchera , le fluide atmosphérique dissolvera toutes les vapeurs, et se maintiendra toujours avide d'humidité : alors la puissance des localités paraîtra comme annulée pendant un certain tems.

L'habitant d'un pays enfoncé dans un sol humide qui suivra constamment un régime excitant, qui boira habituellement du vin , des liqueurs alcoholiques , etc., aura ses organes stimulés par une cause active qui mettra en défaut la puissance relâchante du local. Chez lui , les digestions , la circulation , l'absorption , les sécrétions, etc., s'exécutent d'une manière qui lui est particulière ; son corps ne prendra pas la constitution organique de ses compatriotes.

Cependant quand la situation du pays est bien prononcée , quand les circonstances physiques qui spécifient un endroit bas et humide sont bien décidées , il y règne une influence prépondérante dont le corps des habitans offre dans tous les tems des traces. L'air , la saison peuvent bien modifier sa complexion , mais leur empire ne va pas jusqu'à la changer. Ainsi à la Salpétrière, où un concours de causes diverses produit pour les personnes qui habitent cette maison, les conditions des pays bas et humides , les femmes sont toujours prédisposées aux affections catarrhales, aux fièvres adynamiques, aux maladies par relâchement. L'in-

fluence des saisons amène-t-elle dans les jeunes
filles une péripneumonie, une fièvre angio-ténique?
les symptômes inflammatoires ont peu d'intensité;
la saignée est rarement nécessaire (1) : l'influence
des localités domine celle de l'air et de la saison.

§ IV. *Du séjour des pays bas et humide, considéré comme un moyen médicinal.*

La réputation d'insalubres, dont jouissent en
général les pays bas et humides, n'est pas favorable
à l'objet que nous nous proposons ici. On est peu
disposé à en considérer le séjour comme un moyen
de guérison : mais observons d'abord que les pays
dont nous parlons ne sont pas nécessairement malsains, que nous faisons abstraction de ceux qui
sont situés au milieu des marais, etc., etc. Rappelons-nous, de plus, que Celse a dit : *Pessimum
ægro est cœlum quod ægrum fecit, adeò ut in
id quoque genus, quod naturá pejus est, in
hoc statu salubris mutatio sit.* Lib. 2, cap. 1.

L'influence relâchante ou débilitante qui s'exerce
sur l'homme, quand il arrive dans une vallée humide, nous prouve qu'il serait avantageux d'y
transporter les personnes attaquées de fièvres in-

______

(1) Pinel, Médecine clinique, 2ᵉ. édition, pag. 352
et suivantes.

flammatoires, de phlegmasies essentielles de l'ordre des séreuses, la pleurésie , la phrénésie, etc., de celles des viscères , la péripneumonie, etc. ; d'une hémoptysie active (1), etc. En effet, le corps malade se trouverait alors sous l'empire d'une force extérieure qui diminuerait la tension des tissus vivans , affaiblirait l'exaltation des forces de la vie , modérerait l'impulsion artérielle , etc. Or, ces effets immédiats occasionneraient sans doute une diminution dans les accidens qui accompagnent ces affections.

Dans les maladies chroniques, le changement de pays ne présente pas de difficultés. Or, un lieu bas et humide sera un séjour vraiment médicinal dans la phthisie commençante, dans beaucoup d'affections nerveuses, dans quelques lésions organiques , etc. , lorsque l'individu malade aura une constitution très-irritable, une sensibilité exagérée, qu'il y aura maigreur, fièvre lente, chaleur

(1) Les hémoptysiques , par hémoptysie active , se trouvent bien de l'air des marais , comme il est prouvé par des observations certaines. Leurs accès y sont très-rares, très-légers, ou même ils n'en ont pas. Ils y supportent avec facilité le vin et d'autres stimulans aussi actifs à des doses qui, dans un air pur , leur occasionneraient des récidives. GIANNINI, *de la Nat. des Fièvres* , tom. 1, p. 237.

à la peau, etc., alors l'air de ces pays, que l'on qualifie d'air lourd, épais, devient un auxiliaire efficace pour le traitement (1).

§ V. *Des maladies auxquelles un pays bas et humide sera contraire.*

Si les pays bas et humides sont des lieux favorables pour le traitement des maladies où l'on observe une vigueur organique trop developpée, une agitation violente du sang, etc., le médecin les trouvera nuisibles, quand il aura à traiter des maladies avec atonie de tous les organes, inertie des mouvemens vitaux, etc.

Ainsi les maladies fébriles de l'ordre des fièvres muqueuses et adynamiques, les fièvres intermittentes, etc., sont difficiles à guérir, tant que le malade reste soumis à l'action d'une habitation basse et humide. Dans ces occasions, le prati-

---

(1) LORENTZ a observé que dans la partie élevée de Bastia, où l'air est sec, vif, pénétrant et frais même en été, les personnes d'une poitrine sensible et sèche, d'un tempérament maigre et bilieux, y font usage inutilement des remèdes les mieux indiqués, tandis qu'ils sont soulagés, aussitôt qu'on les fait descendre de la ville haute dans la ville basse qui est humide. *Topograph. de la ville de Bastia, Journ. de Médec. milit.*, tom. 6, pag. 429.

cien doit avoir soin d'anéantir la puissance débilitante qui procède de la position du pays, en conservant toujours une qualité sèche à l'air qui remplit l'appartement du malade. S'il est possible
de le transporter sur une hauteur, alors le médecin non-seulement supprimera une circonstance
extérieure qui lui est contraire, mais il trouvera
de plus dans ce nouveau séjour une force active qui exercera sur le système vivant une influence fortifiante, favorable au traitement de
la maladie (1).

De même dans les hémorragies passives, dans
la leucorrhée, dans les écoulemens chroniques
des membranes muqueuses, dans les engorgemens atoniques des viscères, dans les lésions du
système lymphatique, dans les affections scrophuleuses, scorbutiques, dans les hydropisies
générales et locales, etc., en un mot dans toutes
les maladies de long cours avec pâleur de la
face, bouffissure universelle, langueur dans tous
les actes de la vie, un pays bas et humide est
une circonstance extérieure qui paralyse les

---

(1) *In locis cavis , palustribus , uliginosis grassantur
semper febres lentæ , putridæ , intermittentes , irregulares ,
quæ nullis ferè cedunt remediis , nisi mutato prorsùs et
loco et aere.* HUXHAM , op. citat.

vertus curatives de tous les agens médicinaux que l'on emploie. Comment rendre aux parties vivantes leur tension, leur énergie naturelle dans un lieu qui tend à les relâcher, à les affaiblir? Comment réparer l'état de détérioration qui existe dans le système vivant dans un endroit où l'exercice des fonctions assimilatrices n'est pas régulier, où la nutrition du sang et des tissus vivans s'opère mal? Comment rétablir l'état de santé dans un corps malade qui continue de vivre sous l'empire de la cause occasionnelle la plus active de sa maladie (1)?

____

(1) Combien ne serait-il pas utile de consulter l'influence des localités, lorsque l'on veut établir un hôpital dans une grande ville. Une cité qui a une situation basse, qui est enfoncée dans un sol humide, devrait toujours avoir son hôpital placé sur un point élevé et sec. Je dirais le contraire pour la ville qui serait sur une côte aride, ou sur un monticule. Les hôpitaux sont destinés à recevoir les indigens malades; or, quel avantage de les attirer dans un séjour où ils se trouveront éloignés des causes extérieures qui jusque-là les environnaient, et qui ont occasionné les diverses affections pour lesquelles ils viennent demander des secours. Citons un fait : L'hôpital d'Amiens est situé dans la partie basse de la ville ; il est environné des divers canaux de la Somme ; les salles sont humides. Or, lorsque les pauvres qui pour la plupart habitent les quartiers environnans, vont s'y faire traiter des maladies muqueuses, catarrhales, adynamiques, cachectiques, etc.,

SECTION TROISIÈME.

DES PAYS DE PLAINES.

Nous avons parlé d'abord des pays qui sont situés sur une élevation de terrain, qui se trouvent sur un point qui domine ce qui l'environne: nous avons vu ensuite les pays qui sont enfoncés dans un sol humide. Nous allons ici réunir les pays de plaines qui sont les plus nombreux et qui occupent les espaces intermédiaires.

L'influence que les pays de plaines mettent en jeü sur les êtres vivans qui les habitent, n'a plus cette puissance, cette activité que nous avons remarquée dans celle des pays élevés et secs, et, dans celle des pays bas et humides : ses effets sont

auxquelles ils sont si sujets, ils se retrouvent au milieu des circonstances qui agissaient sur eux, et qui ont prédisposé leur corps à ces maladies. Leur guérison ne serait-elle pas plus sûre et surtout plus facile, si ces personnes étaient portées à la citadelle ou au faubourg de Noyon : il est même permis de dire que souvent la cure se ferait spontanément. En faisant quelques réflexions sur ce sujet, on se rappelle toujours ces regrets d'un médecin célèbre : *Quantùm dolent sæpe medici et chirurgi, etiam peritissimi, quò vix sanare possint ægros in nosocomiis decumbentes, dum similes morbos optimo cum successu tractant extra nosocomia!*

à peine appréciables sur l'homme. Dans les habitans des plaines, les fonctions de la vie ne suivent plus un mode particulier d'exercice, déterminé par la nature même des lieux : leur corps n'offre plus une constitution organique qui leur soit commune. Là on voit toujours la force active de l'air atmosphérique, de la saison ou du régime surpasser celle qui procède de la position du pays et effacer ses trop faibles impressions. Ne remarque-t-on pas que les habitans des plaines présentent une singulière diversité dans leur manière d'être, dans leur prédisposition. Ils n'ont pas, comme les habitans des pays élevés et ceux des endroits bas et humides, une complexion semblable, qui les rende sujets à des maladies du même genre, et qui donne à ces maladies une analogie marquée dans leur caractère, dans leur marche, etc.

Il est facile de concevoir, d'après ce que nous venons de dire, que les pays de plaines ne mettront pas à la disposition du médecin une propriété agissante qu'il puisse faire tourner à l'avantage de la thérapeutique. Mais si ces pays ne donnent pas une ressource positive, un secours réel, ils offrent au moins une retraite utile pour les malades qui fuiront les lieux élevés et les lieux bas et humides. En effet, ils y seront également à l'abri des atteintes de la puissance tonique des premiers et de l'influence relâchante qui règne dans les derniers. Le médecin ne trouvera plus dans les localités une circonstance active qui puisse devenir un auxiliaire des moyens qu'il emploie , mais aussi il n'aura plus à lutter contre une force qui dans les autres expositions pouvait neutraliser les vertus médicinales des agens auxquels il avait recours, déjouer toutes ses combinaisons thérapeutiques.

Nous devons ici parler des bons effets que retirent journellement les citadins tourmentés de pénibles digestions , d'anorexie , d'accidens nerveux, etc., etc., lorsqu'ils font un voyage à la campagne , pour observer que ces avantages ne dépendent pas ordinairement de l'action qu'exerce sur eux la position du lieu où ils font faire quelque séjour , mais bien de la distraction , de l'éloignement des soucis habituels, de l'exercice à pied , à cheval ou en voiture que l'on prend alors. *Si œgroti gravibus negotiis operiantur , adeo ut tempus quieti , somno et comestioni congruum , iisdem in urbe deficiat : tunc enim per aeris mutationem consopito curarum stimulo , mens et corpus , tonum , roburque salutare resumunt.* BAGLIVI , de morb. successionib. , cap. 12.

CHAPITRE IV.

DES CLIMATS.

CHERCHANT seulement dans les causes actives qui entourent l'homme, des moyens dont l'art de guérir puisse se servir, nous nous dispenserons d'entrer ici dans le vaste champ que le médecin trouve à parcourir, lorsqu'il étudie le pouvoir des climats sur la nature vivante. Remarquons que le changement de régions doit avoir nécessairement un emploi très-borné dans le traitement des maladies. En effet, 1°. on ne peut y avoir recours que pour les affections chroniques ou périodiques; 2°. on ne peut le proposer que pour une classe peu nombreuse d'individus.

Néanmoins en observant la puissance des climats sur l'homme, en examinant surtout l'action d'un climat nouveau sur l'individu qui y arrive, on a la conviction que c'est faire une médecine très-agissante que d'envoyer seulement les malades d'une latitude dans une autre.

I.

§ Ier. *De l'influence que les climats exercent sur les êtres organisés.*

Le naturaliste qui s'élève par la pensée au-dessus du globe, et qui promène ses regards sur sa surface, voit les productions vivantes qui la recouvrent, varier, se diversifier et se succéder dans un ordre assez constant, en allant de l'équateur vers les pôles. Chaque zone présente des habitans végétaux et animaux qui lui sont particuliers. Les espèces ne restent pas les mêmes, et les mêmes espèces offrent des dissemblances remarquables. En un mot, chaque latitude a son empreinte, chaque climat sa couleur, comme le dit Cabanis (1).

Il est donc, sur chaque zone des deux hémisphères, des conditions qui sont spéciales pour chacune d'elles. Ces conditions ont un grand pouvoir sur les corps vivans : elles constituent pour eux comme une sorte de puissance qui favorise le développement des uns, nuit au contraire à beaucoup d'autres, empêche même l'existence du plus grand nombre, de manière que si l'on pouvait jeter en confusion, sur la surface du globe, tous les germes des êtres qui s'y trouvent, au bout de peu d'années, les choses se seraient rétablies dans l'état où elles

____

(1) Ouvrage cité.

sont ; chaque parallèle reprendrait, à quelques exceptions près, ses végétaux et ses animaux, parce que c'est là seulement qu'existent les circonstances nécessaires pour qu'ils puissent vivre, et surtout se reproduire.

Cette influence qui, dans chaque climat, soumet à son empire toute la nature vivante, se manifeste bien dans l'examen des productions végétales. La végétation nous présente, sous chaque latitude, un caractère particulier (1). Sans entrer ici dans des détails qui nous éloigneraient de notre but, rappelons seulement que toutes les parties des plantes prennent plus de volume, que toutes les formes s'agrandissent vers le midi. Ne savons-nous pas que dans les régions équinoxiales, les corps végétaux deviennent monstrueux. Là nos plantes herbacées forment des arbres, et nos pelouses seraient des forêts, tant la force végétative se montre active et puissante.

Le pouvoir des climats s'étend jusqu'à la composition intime des tissus végétaux. Les mêmes espèces, prises dans les contrées que nous nommons méridionales, dans celles que nous habitons et dans les régions boréales, donnent à l'analyse chi-

----

(1) DE HUMBOLDT, Essai sur la géograph. des plantes ; voy. aussi Physionom. des végétaux.

mique une proportion bien différente des principes immédiats qui les constituent. C'est dans les régions du midi, que la nature compose en abondance les huiles volatiles, la résine, la gomme-résine, le camphre, l'acide benzoïque, etc.

Les animaux sont, comme les plantes, tributaires des climats : la plupart des espèces ne peuvent vivre que sous des latitudes déterminées. Aussi il semble qu'elles se soient partagé entr'elles les diverses régions du globe. Lorsque l'on transplante un animal dans un climat qui lui est étranger, il s'opère en lui une mutation profonde, à laquelle souvent il ne peut résister : mais si une espèce surmonte cette impression première des circonstances nouvelles au milieu desquelles elle se trouve, et qu'elle parvienne à s'acclimater, à se reproduire, la race qui en procède porte l'empreinte de la patrie adoptive. On observe des variations dans la taille, dans la couleur, dans les habitudes, etc., de ces animaux.

C'est surtout lorsque l'on compare la zoologie des divers climats de chaque hémisphère, que l'on saisit bien l'immense pouvoir que la latitude exerce sur les corps animaux. Nous bornant ici à un simple

____

(1) BUFFON, Disc. sur les anim. sauv.; DE HUMBOLDT, Tabl. de la nat.

rapprochement entre quelques espèces de la même famille, comparons nos chats avec les tigres, les jaguars, nos lézards avec les crocodiles, nos couleuvres avec ces énormes serpens dont le nom seul inspire la terreur, etc., etc., et nous verrons aussitôt que dans les régions du midi, la force organique a plus d'activité, que l'assimilation est plus forte, plus continue, et que le corps y prend, dans les animaux comme dans les végétaux, des formes plus grandes et presque gigantesques.

Il est aussi remarquable que c'est dans ces contrées brûlantes que se forment ces venins végétaux et animaux si subtils : c'est la même terre qu'habitent les vipères les plus venimeuses, les crotales ou serpens à sonnettes, etc., c'est le sol qu'ils souillent de leur cruauté, qui fournit les élémens propres à la composition de ces poisons végétaux, dont les propriétés délétères sont si actives, si pénétrantes, que leurs effets effraient l'imagination.

L'homme, comme tous les êtres qui l'entourent, reconnaît l'empire du climat qu'il habite. S'il supporte mieux que les animaux un séjour dans des zones opposées, s'il résiste aux impressions différentes qu'il ressent, en parcourant toutes les latitudes, c'est à la faculté qu'a son corps de se plier à toutes les influences, c'est à l'avantage qu'il a de pouvoir réprimer par son industrie ce qu'elles ont de trop violent, de nuisible, qu'il est redevable de ce privilége : mais s'il séjourne long-tems dans un climat nouveau, sa complexion organique se modifie ; ses attributs extérieurs subissent une variation ; il prend un tempérament acquis en rapport avec le nouvel ordre de circonstances physiques au milieu desquelles il est placé.

C'est au moment où s'effectue cette transmutation intime, qui opère l'acte de la naturalisation, que la puissance active de chaque climat devient manifeste, par les effets organiques auxquels elle donne naissance ; c'est alors que l'observateur la surprend, en quelque sorte, en exercice.

Car ce n'est pas sur l'homme qui habite depuis long-tems un climat, qu'il faut chercher des signes sensibles du pouvoir qu'a sur lui la latitude où il vit : son corps s'est depuis long-tems façonné, en quelque sorte, pour cette contrée : il a pris la disposition organique qui convient pour y jouir du calme, de l'harmonie qui constitue l'état de santé ; alors l'influence du climat est devenue pour lui une influence amie. La continuité de son impression sert seulement à conserver, à maintenir toujours le corps dans la même situation : elle ne produit plus d'effets sensibles. Mais si l'on porte son attention sur l'homme qui arrive dans cette même région, et qui vient d'un pays éloigné, on voit bientôt que cet étranger sent l'action du nouvel ordre de choses au milieu duquel il se trouve. Ses fonctions suivent un autre rhythme : elles donnent peu à peu à son corps la constitution organique des habitans de ces lieux ; alors le phénomène de la naturalisation est opéré.

Nous avons déjà parlé des effets, des accidens, de la révolution qu'éprouvent les Européens qui passent en Afrique, peu de tems après leur arrivée : souvent cette révolution organique devient pour eux un état de maladie très-grave ; mais lorsqu'ils sont parvenus à s'acclimater, ils jouissent de la même santé que les naturels du pays, ils sont sujets aux mêmes maladies que ces derniers : ils ont leur pré-disposition. Ces mêmes Européens reviennent-ils dans leur ancienne patrie, tont ce qui les entoure semble leur être devenu étranger. Leur corps subit une nouvelle transmutation pour reprendre la complexion organique de leurs compatriotes. La secousse, que provoque cet échange de tempéra-ment acquis, est si forte, elle entraîne des dangers si pressans, qu'un grand nombre des Européens qui se sont naturalisés aux Indes, aiment mieux, au rapport de Lind, passer le reste de leurs jours dans des pays lointains, que de revenir dans leur patrie (1).

____

(1) Ouvrage cité.

Cette mutation profonde, que suscite toujours un changement de latitude, se manifeste encore d'une manière bien sensible, sur l'homme des provinces méridionales de l'empire français qui vient habiter les départemens du nord. En effet, son appétit, ses digestions, sa circulation, ses sécrétions, etc., éprouvent une variation marquée, et son état intime se modifie peu à peu. S'il tombe malade en arrivant dans ces contrées, sa maladie a un caractère, une marche, des symptômes qui contrastent avec ce que l'on observe dans les habitans de ces pays; mais lorsque cet individu y est fixé depuis quelque tems, il devient sujet aux mêmes maladies que les autres personnes parmi lesquelles il est venu vivre, parce que son corps a pris la même prédisposition. Ce que nous venons de dire est surtout évident sur une grande masse d'hommes, sur un régiment, par exemple, qui après avoir tenu garnison dans le midi, passe dans le nord (1).

Les effets que nous venons de signaler, supposent nécessairement qu'une cause active s'exerce dans chaque latitude sur tous les êtres qui y séjournent. Or, c'est du degré d'éloignement ou de proximité de ce point avec l'équateur, ou plutôt avec

____

(1) Voyez le Journal de Médecine militaire, tom. 5.

l'astre qui échauffe et illumine notre planète, que procède cette force si remarquable.

La température moyenne et constante de chaque région tient, en effet, un des premiers rangs parmi les circonstances physiques qui concourent à produire la puissance des climats. Dans les zones méridionales, l'empire du froid sur la nature vivante est presque nul ; le calorique est toujours assez abondant dans l'atmosphère pour entretenir l'action vitale dans les corps végétaux et animaux ; là on n'observe pas de ces engourdissemens prolongés qui se répètent annuellement dans les contrées septentrionales, la force organique y a plus de puissance.

Le décroissement de la lumière, à mesure que l'on va des tropiques vers les pôles, devient aussi une circonstance majeure, lorsque l'on recherche l'origine de l'influence des climats : dans le midi, le fluide lumineux est d'une abondance excessive, immense ; il stimule tous les êtres vivans ; il agit sur eux pendant toute l'année ; c'est lui qui détermine leur brillante coloration, qui les peint, en quelque sorte, de ces nuances si vives, si variées. Affaiblie dans les régions du nord, la lumière a peu d'action sur les corps doués de la vie ; les couleurs des végétaux et des animaux y sont plus ternes.

Les qualités particulières que prennent les substances alimentaires dans les diverses zones du globe, et leur influence continuelle sur le corps animal constituent une troisième cause active, que nous devons noter avec soin (1). Dans les contrées méridionales, les alimens sont plus chargés d'arome, plus excitans; dans les régions tempérées et boréales, la nourriture est en général plus douce, elle porte dans l'économie animale moins de principes capables de stimuler les fibres vivantes.

Or, c'est à ces trois grandes causes qu'il faut rapporter l'empire que les climats exercent sur l'homme. L'habitant du midi vit dans une atmosphère remplie de calorique et de lumière; les alimens qui le sustentent tendent encore à l'exciter: l'homme du nord ne sent que par intervalles l'action du calorique; le fluide lumineux est toujours peu abondant autour de lui; sa nourriture ne le stimule plus; mais son corps est soumis à l'impression du froid, qui dans ces lieux se montre aussi violent que durable.

Cette manière de considérer la puissance des climats, les divise pour nous en deux genres, 1°. en

____

(1) BUFFON regardait la qualité de la nourriture comme une des grandes causes de l'empire des climats sur les êtres vivans. *Disc. sur la dégénér. des animaux.*

climats du midi, 2°. en climats du nord. Mais on conçoit que la force agissante que chaque genre semble mettre en jeu, prendra d'autant plus d'intensité que l'on pénétrera plus avant d'un côté vers les tropiques, de l'autre côté vers les pôles. Cette force ne sera pas également puissante sous tous les parallèles, mais elle conservera toujours le même caractère.

Cependant, dans chacun de ces genres de climats, on pourrait établir en quelque sorte un certain nombre d'espèces, fondées sur des circonstances locales, qui rendent très-différentes des contrées qui ont la même latitude; nous ne parlons pas seulement de l'élévation ou de l'abaissement du terrain, de l'exposition générale de la contrée, de la proximité des hautes montagnes, du voisinage de la mer, qui se rapportent aux localités, à la position des pays; nous avons aussi en vue certaines habitudes propres à quelques peuples et qui souvent tiennent aux lois qui les régissent, comme l'abstinence du vin, l'usage de l'opium, etc., etc.; ce sont ces causes particulières et locales qui font varier la puissance des climats, et qui établissent une grande dissemblance entre des lieux situés à des distances égales des tropiques.

Nous devons indiquer ici les phénomènes que l'on remarque sur les grandes montagnes, le

Andes, par exemple, où l'on trouve, à mesure
que l'on s'élève, des climats différens qui se pres-
sent en quelque sorte et sont superposés à très-
peu de distance, mais pour rappeler que sur ces
énormes monts il existe un ordre particulier de
circonstances physiques qui paraissent anéantir le
pouvoir de la latitude (1).

L'influence qui procède des climats, a une nature spéciale : elle doit toujours être distinguée de
celles qui appartiennent à l'air atmosphérique, aux
saisons et à l'exposition du pays que l'on habite.
En effet dans toutes les latitudes, l'air prend une
qualité tantôt sèche et tantôt humide ; sa tem-

---

(1) Une coupe verticale de ces montagnes se présente à
l'esprit comme un miroir où viennent se peindre tous les
phénomènes physiques et organiques propres à chaque
région de l'hémisphère que l'on a en vue. L'imagination
qui se promène d'un pôle jusqu'aux Andes, par exemple,
retrouve en s'élevant sur ces montagnes tous les climats
qu'elle vient de parcourir ; elle reconnaît leurs divers caractères, elle note la couleur de chaque zone, et elle lie
le sommet recouvert de neiges perpétuelles avec les glaces
éternelles des pôles ; mais on sait que pour le physicien,
la pression atmosphérique moindre, l'intensité de la lumière, etc., font différer les parties élevées de ces monts,
des régions voisines du pôle. Voyez *le Tableau physique
des Andes et pays vois. par M. de Humboldt.*

pérature n'est pas plus constante. Les variations journalières qu'éprouvent dans la même région les qualités physiques de ce fluide et la nature de son influence sur nos organes, ne peuvent point être attribuées au climat. La force chimique qui fait que tantôt l'air absorbe la vapeur aqueuse, et que tantôt ce fluide la repousse, le dégagement ou la perte de calorique qui accompagne ces opérations, etc. , donnent à l'atmosphère une activité particulière et une puissance sur nous qui lui est propre.

Il en sera de même des saisons; elles se succèdent dans le même ordre pour toutes les latitudes; et leur pouvoir, quoiqu'inégal lorsqu'on le compare vers le midi ou vers le nord, se fait toujours sentir dans toutes les zones.

Enfin sous le même parallèle ne trouve-t-on pas des pays élevés et secs, des pays bas et humides et des pays de plaines ? et la force des localités n'y est-elle pas bien manifeste ?

Nous avons vu jusqu'ici quatre forces agissantes qu'il est impossible de ne pas distinguer et qui soumettent de concert l'homme à leur empire. C'est au médecin à savoir discerner dans ce concours d'influences simultanées, les effets qui procèdent de chacune d'elles, à faire, par une sorte d'analyse, le départ de ce qui appartient à chaque puissance extérieure. Or, cette sorte d'opération n'offre pas toujours de grandes difficultés. Remarquons que l'action du climat et celle de la position du pays sont stables : elles ne varient pas pour ceux qui restent dans le même lieu ; on reconnaît toujours sur eux la teinture qu'ils ont reçue du ciel sous lequel ils sont placés. La puissance qui dérive de la saison ne change que quatre fois dans l'année. Elle vient imprimer sur ce fonds peu altérable, des variations qu'il est facile de déterminer. L'air atmosphérique seul, par l'inconstance de son état physique et de son influence sur nous, complique souvent ce calcul, et le rend plus difficile.

§ II. *Des climats considérés comme moyens de la thérapeutique.*

L'homme qui s'expatrie, soumet son corps à une grande mutation organique : or, ce fait nous prouve que la médecine pratique peut tirer un grand parti d'un changement de latitudes. Mais l'expérience est d'accord sur ce point avec le raisonnement. Sydenham a vu les voyages dans les pays chauds guérir des maladies qui avaient résisté à tous les moyens. On a fait beaucoup d'observations analogues, et les vertus curatives d'un climat nouveau sont assez célèbres.

Lorsque l'on sépare de l'action de la latitude

que l'on occupe ce qui tient à la position du pays,
à la saison, aux qualités hygrométriques de l'air,
on reconnaît bientôt qu'il ne peut y avoir pour la
thérapeutique que deux sortes de climats. En effet,
la zone que l'on habite a fait prendre au système
vivant une constitution organique particulière ; alors
l'action du climat paraît nulle : mais change-t-on
de latitude ? soit qu'on aille du côté du midi, soit
qu'on pénètre vers le nord, on rencontre une
cause active qui provoque des effets organiques
remarquables : or, c'est cette puissance nouvelle
qui peut servir dans le traitement des maladies,
c'est d'elle que dérivent les propriétés médicinales
des climats.

Ainsi, pour nous qui sommes vers le cinquan-
tième degré de latitude sur le méridien de Paris (1),
l'hémisphère boréal se partage en quelque sorte
en deux grandes parties, 1°. une partie australe ;
2°. une partie septentrionale. Sur chacune de ces
sections règne une influence d'un caractère différent que nous allons bientôt étudier ; cette
influence acquiert d'autant plus de force, d'autant
plus d'énergie, que nous nous éloignons davantage du point que nous venons de fixer.

---

(1) Je dirai, à l'imitation de Baglivi : *Viro et scribo in
aere* AMBIANO.

Celui qui considère les climats comme des res=
sources pour l'art de guérir, voit vers le midi et
vers le nord une force active d'un caractère différent : or, il ne soumet le malade qu'à l'empire de
celle qui doit amener un résultat utile dans son
état morbifique. Il détermine, de plus, le degré
d'éloignement que ce malade doit atteindre, pour
trouver dans la latitude une action proportionnée à
la gravité de sa maladie. Il est inutile de dire que
le médecin doit aussi indiquer quelle sera l'exposition du pays que l'on habitera dans cette région; il
choisira de plus, une saison favorable; il tracera
un régime convenable, etc.

Mais en parlant des propriétés médicinales des
climats, nous devons reporter un instant notre
attention sur ces monts où tous les climats sont
comme rapprochés, où l'on peut parcourir, en
quelque sorte, toutes les zones en peu de tems.
Nous prendrons encore pour exemple les Andes
ou Cordillières.

Les habitans de ces montagnes, lorsqu'ils se
déplacent, et qu'ils montent ou qu'ils descendent
d'une région dans une autre, sentent aussitôt le
pouvoir des nouvelles circonstances physiques au
milieu desquelles ils se trouvent. Ainsi, ceux qui
résident dans la partie froide ou supérieure, ne
descendent jamais dans la partie moyenne ou tem-

pérée, mais surtout dans la partie inférieure ou chaude, sans éprouver des changemens organiques bien marqués : le cours du sang s'accélère, la peau devient plus rouge, la sueur coule en abondance , il survient des éruptions cutanées , etc. Des effets immédiats aussi importans , produits par un simple changement de régions, indiquaient assez qu'un médecin pouvait, dans ces lieux, instituer une sorte de thérapeutique , dans laquelle le transport des malades d'un point dans un autre plus élevé ou plus bas , serait la principale ressource. Or c'est ce que fit M. Leblond (1), qui rapporte plusieurs guérisons opérées par ce seul moyen.

SECTION PREMIÈRE.

DES CLIMATS MÉRIDIONAUX.

§ Ier. *De l'origine de l'influence que les climats méridionaux exercent sur nous.*

En partant du 5o°. degré ou environ de latitude de notre hémisphère, pour pénétrer vers le midi, on aperçoit bientôt dans la nature vivante des effets qui attestent le pouvoir de circonstances phy-

---

(1) Observations sur la Fièvre jaune et les Maladies des Trop.

I. 20

siques nouvelles. On touche à peine le 48ᵉ. degré, et déjà les plantes et les animaux prouvent que le climat n'est plus le même : à mesure que l'on s'avance dans des régions plus méridionales, l'action des latitudes devient plus remarquable ; de nouvelles productions naturelles, des richesses botaniques plus abondantes, une zoologie plus nombreuse annoncent que l'influence des climats prend de plus en plus de l'intensité. Lorsque nous serons vers le 42°. degré, elle sera devenue prodigieuse ; tout portera l'empreinte de sa puissante activité ; la végétation aura un caractère différent ; les plantes présenteront une physionomie distincte, en un mot, on y trouvera une autre nature (1).

Dans les contrées méridionales, les rayons solaires acquièrent une vivacité éblouissante : ils répandent sur la terre une immense quantité de lumière et de chaleur : aussi la température reste-t-elle toujours élevée ; on y sent beaucoup moins l'action du froid, ou, si son impression devient parfois sensible, elle dure peu de tems. Dans ces régions fortunées, la vie montre une plus grande plénitude de puissance ; la végétation est plus riche, plus variée, plus belle ; les espèces d'animaux y sont plus nombreuses.

____

(1) Humboldt, Physion. des végétaux.

Dans le midi, l'exercice de l'action assimilatrice est plus continue, et le volume total du corps des végétaux et des animaux prend un accroissement considérable : il semble que la force vitale prenne plus d'empire sur la matière et qu'elle restreigne la puissance des lois physiques.

L'homme ne peut éviter les atteintes de causes qui ont une si grande puissance sur toute la nature vivante. L'habitant des contrées méridionales porte les marques de leur activité ; il a une complexion organique qui en est le produit : l'homme qui pénètre dans ces régions en sent le pouvoir ; l'exercice de ses fonctions ne reste pas le même ; son corps subit une grande mutation.

§ II. *Des effets que les climats méridionaux produisent dans l'économie animale.*

Nous aurons ici en vue les habitans des provinces méridionales que nous comparerons en quelque sorte avec ceux des pays situés vers le 50e. degré de latitude.

Digestion. L'appareil gastrique a peu d'énergie et d'activité dans les climats méridionaux. Là l'appétit est toujours faible ; une petite quantité de matières alimentaires suffit pour l'apaiser. Les habitans des pays froids mangent beaucoup moins, quand ils vont dans les provinces du midi.

20*

Baglivi rapporte que les étrangers qui arrivent à Rome perdent peu à peu leur appétit (1).

Circulation. Dans les climats chauds, le cours du sang est plus rapide. Les propriétés vitales du cœur et des artères sont plus développées ; l'activité de ces organes est extrême ; le pouls est très-vif, très-fréquent (2) : le système capillaire partage l'état organique du cœur ; sa vitalité est dans une sorte d'exaltation continuelle ; en un mot l'appareil circulatoire paraît sous l'influence permanente d'une force stimulante.

Respiration. Dans les régions méridionales, la respiration est plus fréquente ; les inspirations et les expirations se succèdent plus rapidement ; or, d'après les expériences de MM. Allen et Pepys (3), nous sommes déjà autorisés à penser que les phénomènes chimiques de cette fonction sont plus actifs dans les climats chauds. De plus, il résulte des observations de plusieurs physiologistes célèbres que l'absorption de l'oxigène et le déga-

______

(1) *Praxeos medicæ,* lib. 1, cap. 15. Voyez aussi les notes du docteur Coray, sur le Traité des Airs, etc. ; les Lettres sur l'Italie, par Dupaty, etc.

(2) HALLER, Elément. physiolog., t. 2, p. 265, etc., etc.

(3) Lieu cit. Bibliothèq. britann.

gement du carbone augmentent quand les organes
sont stimulés, quand l'action vitale devient plus
forte dans le système animal ; or, dans ces climats
la vitesse de la circulation et de tous les actes
de la vie ne porte-t-elle pas à présumer que la
transmutation du sang veineux en sang artériel
est plus active et plus parfaite ? L'idée d'un sang
plus vivifiant s'accorde bien avec tous les effets organiques que l'on observe dans l'habitant du
midi.

Absorption. L'action des vaisseaux absorbans
montre beaucoup d'énergie dans les climats méridionaux. L'absorption est également active sur les
voies intestinales, sur la peau et dans le tissu
cellulaire. Il est bien connu que les boissons
pénètrent promptement dans la masse circulatoire , lorsqu'on en prend dans des contrées brûlantes ; les maladies contagieuses se communiquent
très-facilement dans ces pays ; enfin les sucs graisseux ou lymphatiques ne stagnent pas dans le tissu
des organes ; le système cellulaire est ordinairement
peu développé.

Secrétions et Exhalations. Les appareils sécréteurs et exhalans ont une grande activité dans les
pays chauds. Le système dermoïde, sans cesse stimulé, fournit un produit considérable ; mais il est

digne de remarque que l'humeur de la perspiration et de la sueur présente un caractère particulier : elle exhale une odeur forte et subtile. La vitalité de l'appareil hépatique est plus grande dans ces climats ; aussi devient-il fréquemment le siége de congestions sanguines, qui nous expliquent la fréquence des évacuations bilieuses, des embarras gastriques dans les maladies de ces contrées. L'influence stimulante que ces latitudes semblent tenir en action sur le système vivant, se fait aussi fortement sentir sur les organes de la génération.

Nutrition. L'état d'excitation que les climats méridionaux maintiennent dans le corps n'est pas favorable à la nutrition du sang et du tissu des organes. On observe rarement une pléthore vraie dans les habitans du midi. L'assimilation dans les appareils organiques suffit aussi à peine pour réparer les pertes qu'occasionnent leurs mouvemens précipités : le système vivant n'accumule pas une grande vigueur ; il est rarement prédisposé aux maladies inflammatoires.

Sensations. La sensibilité générale est toujours très-développée dans l'homme du midi. Dans ces contrées, les sensations sont très-vives, l'imagination est riche et très-mobile ; on trouve ordinairement de l'exagération dans les sentimens, dans les idées, dans les passions (1).

Locomotion. Dans les climats chauds, la myotilité est comme exaltée ; les contractions des muscles sont très-promptes et très-libres : mais la tonicité est dans une sorte d'affaiblissement relatif dans ces organes. Les habitans du midi sont plus agiles que robustes, plus vifs que vigoureux (2).

§ III. *De la constitution organique que le corps acquiert dans les climats méridionaux.*

Les phénomènes organiques seuls que présentent les habitans des climats méridionaux suffiraient pour penser que l'atmosphère, dans ces régions, est toujours remplie de principes vivifians qui pénètrent les corps organisés, accélèrent l'action de leurs organes, les rendent en quelque sorte plus vivans.

____

(1) Cabanis, influence des climats ; ouvr. cit. La vive excitation des organes amène souvent une sorte d'épuisement dans les forces physiques et morales, et l'on éprouve le besoin du repos. On sait que les peuples du midi ont l'habitude de dormir dans le jour.

(2) Dans les pays très-chauds, les forces musculaires sont débiles et languissantes, tandis que la sensibilité est très-développée, très-étendue, très-vive. Cabanis, même ouvrage.

Pour l'homme qui habite les contrées méridionales, des digestions tardives, le cours du sang plus accéléré, une respiration plus active, des excrétions très-abondantes, une assimilation faible dans les fluides et dans les solides, forment une manière habituelle de vivre qui influe sur la complexion intime de toutes ses parties vivantes, qui donne à son corps une constitution organique particulière, un tempérament acquis qui le caractérise.

Tout annonce que dans l'état habituel de l'économie animale, dans le midi, la sensibilité est exaltée, l'irritabilité très-vive, mais que les forces toniques sont toujours comme énervées. Des impressions même légères sont fortement senties; elles provoquent une réaction violente d'abord, mais bientôt succèdent la fatigue, l'épuisement; on reconnaît qu'il n'y avait pas de vigueur réelle dans le corps.

Dans les contrées méridionales, les maladies aiguës ont une marche extrêmement rapide; elles s'accompagnent toujours de symptômes menaçans; les convulsions, les accidens nerveux y sont très-fréquens (1), et la pratique des médecins expérimentés y a établi un plus grand usage relatif des

___

(1) Lorry, ouvrage cité; Cabanis, Infl. des climats.

remèdes narcotiques et des boissons tempérantes, comme le remarque Barthez (1).

La prédisposition particulière aux habitans des régions méridionales nous explique aussi pourquoi les phlegmasies essentielles y sont rares; pourquoi, au contraire, les fièvres gastriques, gastro-adynamiques, adynamiques, ataxiques y prennent une intensité désespérante; pourquoi les accidens bilieux y sont si communs.......

Or, cette complexion organique qui caractérise les habitans du midi, et que l'on trouve d'autant plus prononcée que l'on pénètre plus avant dans les régions méridionales, est celle qu'acquiert l'homme de notre latitude et des latitudes plus septentrionales, lorsqu'il va habiter sous un parallèle plus rapproché du soleil. D'abord il éprouve divers effets organiques; ses fonctions assimilatrices prennent un autre rhythme; son corps subit une modification générale, et il reçoit la constitution organique des habitans de la latitude où il s'est fixé.

On conçoit que cette disposition organique ne

____

(1) C'est cette constitution propre aux habitans de chaque climat qui fait que la pratique de la médecine ne peut être partout la même. *Unicuique regioni sua est medicina, sua methodus*, comme l'a dit Baglivi, après Celse.

se réalisera dans le corps de ceux qui passeront dans les provinces méridionales , que quand les autres circonstances extérieures à l'action desquelles ils sont soumis en même tems, ne s'opposeront pas à l'influence du climat. Ainsi, celui qui pénétrera dans le midi en été , qui choisira un pays de plaine, qui s'y fixera par un tems de sécheresse, éprouvera bientôt la puissance de la latitude, et en peu de tems son corps aura pris la disposition organique propre aux habitans de cette zone. Alors la puissance du climat jouira de toute sa force, elle trouvera même , dans les autres causes actives , des auxiliaires qui lui seront favorables.

Mais si celui qui arrive dans une latitude méridionale s'établit sur un lieu montueux , si l'hiver fait sentir son pouvoir, si l'air est froid, ou bien s'il descend dans un pays humide, et que l'on soit entré dans l'automne , etc., alors des influences différentes de celle du climat domineront cette dernière et altéreront son produit : l'observateur n'apercevra plus la puissance de la latitude.

§ IV. *Des climats méridionaux considérés comme moyens médicinaux.*

Un séjour dans une latitude plus méridionale que celle que l'on occupe peut être regardé comme un remède puissant contre beaucoup de maladies

chroniques et périodiques. On a vu des fièvres
intermittentes (1), des affections dartreuses (2), des
maladies scrophuleuses (3), des écoulemens muqueux, des douleurs vénériennes, rhumatismales,
goutteuses (4), etc., qui avaient résisté à tous
les traitemens, céder à l'action d'un voyage dans
le midi. L'impression stimulante qui s'exerçait alors
sur le corps malade, la profonde mutation qu'é-
prouvaient ses fluides et ses solides, dissipaient
son état morbifique; les accidens cédaient à cette
sorte de transplantation.

Il est inutile d'observer que quand on veut
employer les climats comme moyens de thérapeutique, on doit observer la position que le malade
occupe. Celui qui vit sous le 5o°. degré trouvera
une influence médicinale déjà bien prononcée sous
le 48°. et le 47°. degré. Familiarisés avec ces climats,

---

(1) SYDENHAM, *Febr. intermitt.*, sect. 1, cap. 5.

. (2) Il est généralement reconnu qu'un individu dar-
treux, et qui vit à Paris, est grandement soulagé, ou guérit
spontanément, en passant dans un climat chaud. LASSUS,
Pathol. chirurg., tom. 2, pag. 377. Voyez aussi le Précis
historique et pratique sur les Maladies de la Peau, par
M. Alibert, pag. 35o.

(3) LASSUS, même ouvrage.

(4) BARTHEZ, Traité des Maladies goutteuses.

les malades qui les habiteraient devraient pénétrer plus loin, etc., etc.

§ V. *Des Maladies auxquelles les climats méridionaux sont contraires.*

L'action stimulante que les climats méridionaux exercent sur le système vivant, la complexion mobile, irritable qu'ils donnent à ceux qui les habitent, indiquent assez que ces latitudes seront des lieux très-défavorables pour le traitement de la plupart des maladies nerveuses ou spasmodiques. Ces régions prédisposent le corps à ces affections; or, comment les guérir sous l'influence sans cesse active de la cause qui a concouru à leur développement?

Nous avons vu que les fièvres bilieuses, putrides, ataxiques, etc., prenoient une intensité extrême dans les climats chauds. Dans ces régions, le praticien, appelé pour traiter ces maladies aiguës, doit s'empresser de soustraire le corps malade à l'action du climat; en le faisant porter, comme le prescrivent les anciens, dans des lieux souterrains, où l'on entretiendra toujours l'air au tempéré, par le moyen d'arrosemens souvent répétés.

SECTION DEUXIÈME.

DES CLIMATS SEPTENTRIONAUX.

§ Ier. *De l'Origine de l'influence que les climats septentrionaux exercent sur nous.*

Lorsque l'on compare les phénomènes organiques dans les climats du midi et dans ceux du nord, on aperçoit bien qu'il existe dans les uns et dans les autres un ordre différent de circonstances physiques : aussi nous ne trouvons plus dans les régions septentrionales cette abondance de calorique, cette intensité de lumière, qui donnent aux contrées méridionales leur couleur; mais une autre cause très-active attire notre attention, c'est là qu'est établi l'empire du froid.

Dans les latitudes septentrionales, les lois vitales paraissent avoir moins de puissance; la vie est plus resserrée, plus limitée : on trouve moins d'êtres organisés. Les plantes qui ornent les champs, les bois de nos provinces méridionales ne peuvent se conserver dans le nord qu'en formant pour elles en hiver un climat artificiel, qu'en employant le secours des serres. Les animaux y sont aussi moins nombreux : ils ont un développement plus borné ; ceci regarde surtout ceux que le froid jette dans un état d'engourdissement qui suspend l'exercice de la vie assimilatrice : dans les zones septentrionales, la nutrition n'a pas un exercice continu comme dans le midi ; et la force organique paraît avoir moins de prise sur la matière.

L'homme du nord sent fortement l'action de causes qui ont tant de puissance sur la nature entière : l'exercice de ses fonctions suit un mode particulier ; son corps offre une disposition organique qui le caractérise.

§ II. *Des Effets que produisent, dans l'écono-mie animale, les climats septentrionaux.*

L'homme des climats septentrionaux a des organes très-robustes ; leurs mouvemens sont vigoureux, mais ils ont une lenteur singulière.

Digestion. Dans les contrées boréales, le système digestif a beaucoup d'énergie. L'acte de la digestion est plus facile et plus parfait : l'appétit est plus fort ; on mange davantage à la fois, et la faim revient plutôt (1). Les peuples du nord extraient des alimens tous les principes nourriciers, comme le dit Montesquieu.

---

(1) Les Espagnols, qui vivent ordinairement de peu, deviennent voraces lorsqu'ils passent en France. CORAY, *Notes sur le Traité des Airs*, etc. Voyez aussi l'observation de Jean Valverd de Hamusco citée dans l'Histoire de la Santé, par Mackensie. Il est aussi digne de remarque que l'on se nourrit principalement de substances animales dans

Circulation. Dans l'habitant du nord, l'appareil circulatoire a beaucoup d'énergie organique et peu d'activité. Les contractions du cœur sont vigoureuses mais tardives ; et si le pouls est fort, il a en même tems une lenteur bien digne de remarque (1). Le système capillaire a aussi une grande force tonique ; et s'il se forme une congestion sanguine, elle est toujours inflammatoire.

Respiration. Dans les climats septentrionaux, le cours du sang est ralenti, les mouvemens organiques sont plus tardifs ; or, ceci nous porte à penser que les phénomènes physiologiques de la respiration sont moins actifs dans l'homme qui les habite. De plus, l'examen de son système vivant semble annoncer que le sang qui arrose le tissu des organes a un caractère peu vivifiant, peu stimulant.

Absorption. L'absorption paraît languissante sur la surface cutanée, dans les contrées du nord ; aussi les maladies contagieuses y sont-

---

le nord, et que l'on mange plus de végétaux dans le midi. Virey, *Hist. natur. du Genre humain.*

(1) Blumenbach dit que chez les Groenlandais, d'ailleurs bien portans, on ne compte que trente ou quarante pulsations par minute. *Institut. physiol.* Dans la Laponie, le pouls ne bat que quarante-cinq à cinquante fois par minute, selon le rapport d'un médecin anglais.

elles peu communicatives. Mais cette fonction jouit d'une plus grande énergie dans les voies intestinales et dans le tissu même de nos organes.

Sécrétions et Exhalations. Les appareils sécréteurs et exhalans ont peu d'activité dans les habitans du nord : la somme totale des humeurs qui sortent du corps paraît peu considérable : les molécules chyleuses qui pénètrent dans la masse circulatoire, y séjournent plus long-tems, circonstance qui favorise leur assimilation. Dans les latitudes septentrionales, le corps est plus pesant, mais il est en même tems plus robuste et plus vigoureux.

Nutrition. Cette fonction est très-active dans les habitans du nord. Ils ont un sang épais, très-concrescible ; ce fluide est de plus très-abondant dans le système vasculaire ; en un mot, la pléthore vraie est pour eux comme un état habituel. Les organes ont aussi une énergie qui annonce que l'assimilation des principes nourriciers, dans leur tissu, se fait avec une activité soutenue : leur complexion matérielle paraît plus forte : la vigueur ordinaire de l'homme du nord émane de cette cause. (1)

----

(1) On conçoit que nous faisons ici abstraction de ces contrées, si communes dans le nord, où le terrain est

Sensations. Les facultés sensitives sont peu développées dans le nord ; les idées se succèdent avec moins de promptitude ; l'imagination est moins mobile ; mais la réflexion, la méditation paraissent plus faciles. Aussi des découvertes faites dans le midi ont souvent trouvé, dans les contrées septentrionales, les esprits propres à en tirer d'heureuses conséquences, à féconder, en quelque sorte, ces premières notions. Dans le nord, les passions s'allument plus lentement. Il faut des impressions plus profondes pour les exciter.

Locomotion. La myotilité paraît comme frappée d'un léger engourdissement dans l'homme du nord, lorsqu'on le compare avec celui du midi ; les mouvemens musculaires du premier sont plus tardifs, plus difficiles : il est moins agile,

---

abaissé, qui sont enfoncées dans un sol humide, coupées par des marais, des étangs, etc., dans lesquelles enfin règne une humidité presque continuelle : là, on trouve la puissance de la latitude surpassée ou dominée par celle des localités. La complexion organique des habitans de ces lieux atteste assez que l'action de l'humidité ordinairement froide qui remplit l'atmosphère a prévalu sur l'influence du climat. La pâleur, la faiblesse, le développement du tissu cellulaire, la fréquence des maladies scorbutiques, atoniques, etc., en sont les preuves.

I.

moins remuant ; mais il a plus d'énergie vraie, plus de force ; il résiste davantage à la fatigue (1). Les habitans du midi ont plus de vivacité ; les habitans du nord ont plus de vigueur.

§ III. *De la constitution organique que le corps acquiert dans les climats septentrionaux.*

Dans ces climats, la sensibilité, la contractilité sont comme engourdies dans le système animal ; mais la tonicité y est très-développée : les mouvemens organiques décèlent une vigueur profonde, une grande force ; mais on est frappé de leur lenteur : toutes les fonctions se font avec régularité, avec énergie, mais d'une manière singulièrement tardive. En un mot, la vie est plus intérieure, moins apparente dans ces régions ; et l'homme du nord paraît moins vivant que l'homme du midi.

Dans les régions septentrionales, tout semble disposé pour accumuler, dans le système vivant, une grande somme de forces vitales et les y laisser dans un état occulte. L'habitant de ces latitudes mange beaucoup ; il digère facilement ; sa circula-

____

(1) Les mouvemens conservent toute leur vigueur ; ils en acquièrent même une plus grande ; mais ils commencent à perdre de leur aisance, de leur souplesse. CABANIS, ouvrage cité.

tion est très-lente, ses excrétions peu abondantes, la nutrition très-active dans le sang et dans le tissu de ses organes ; tout son corps possède une grande énergie, mais il n'est pas, comme l'habitant du midi, sans cesse aiguillonné par des principes stimulans, qui dans ce dernier mettent en jeu cette vigueur acquise, et l'épuisent, en quelque sorte, à mesure qu'elle se forme. Aussi la constitution des hommes des contrées septentrionales est-elle, en général, remarquable par tous les attributs d'une grande force organique ; elle est un état de prédisposition aux affections inflammatoires ou sthéniques.

Or, c'est cette complexion organique qui se réalisera dans le corps de celui qui partira du 50e. degré de latitude ou de latitudes plus méridionales, pour aller se fixer dans une région septentrionale. L'exercice de ses fonctions éprouvera des variations remarquables, son pouls deviendra plus lent, tous ses organes auront une action plus tardive, etc. : or, tous ces effets seront les signes que la grande mutation dont nous parlons a lieu, ou même qu'elle est effectuée, et que son corps a pris une nouvelle manière d'être, qu'il a la disposition propre des naturels du pays.

Mais l'état de pléthore et de vigueur dont nous parlons, ne peut exister dans les habitans du nord, que quand ils ont une nourriture très-substantielle et en quantité suffisante. Il est bien reconnu que, dans ces latitudes, on se sent affaiblir aussitôt que l'on mange moins, ou même lorsque l'on interrompt momentanément le régime animal.

Il ne faut pas non plus que le froid soit trop violent. Ainsi sous les zones polaires, nous ne retrouvons plus les mêmes hommes que nous offraient les contrées moins reculées. Là, le froid engourdit tous les appareils organiques : les fonctions nutritives, sources de la force et de la vigueur, ne sont plus aussi actives, aussi régulières, et le corps prend moins de développement (1).

(1) LORRY, de l'usage des alimens, tom. 2. Conférez l'ouvrage de Barthez sur la Science de l'Homme, ch. 13, sect. 3.

Il est remarquable que tous les animaux diminuent de taille et de volume vers le nord, tandis que l'homme paraît devenir plus grand et plus fort. Or, cette exception tient sans doute à l'état de société : dans le nord l'homme profite de l'énergie que le froid donne à ses forces digestives, et dans un tems où les animaux souffrent de la faim, où beaucoup d'entr'eux sont frappés d'une stupeur qui dure plusieurs mois, il savoure des alimens dont son industrie a fait provision. Chez lui, la nutrition est continue, le corps croît toujours. Le Lapon, le Groenlandais, etc., qu'un froid trop violent rapproche davantage de la condition des animaux hybernans, reste petit et faible. Ajoutons que le froid est l'ennemi de la faiblesse, comme le dit le savant Lorry. Or, les enfans débiles, délicats ne peuvent résister

La manière d'exister des habitans du nord nous explique pourquoi l'homme vit plus long-tems dans ces climats (1) ; en effet, tous les actes de la vie sont manifestement ralentis ; les impressions extérieures ont moins de prise sur les organes, les forces vitales, comme concentrées à l'intérieur, ne se manifestent que dans l'exercice des actes de la nutrition ; en un mot le feu qui anime le corps humain paraît moins brillant dans ces régions que dans celles du midi ; mais aussi il s'use moins vite.

C'est aussi parce que la sensibilité est plus obtuse dans le nord, que les habitans de ces pays peuvent prendre, sans danger, des remèdes drastiques, irritans, qui seroient des poisons pour l'homme du midi (2). C'est enfin parce que l'impression sti-

---

sous le ciel rigoureux des régions septentrionales, tandis qu'ils continueraient de vivre dans le midi, où l'homme n'a pas à supporter les secousses que provoque la succession des saisons, et dont le résultat est de rendre plus robustes ceux qui peuvent y résister.

(1) Hufeland, Art de prolonger la vie humaine.

(2) Linné, Barthez, etc. L'homme des climats brûlans est affecté des plus légères irritations : l'homme des pays glacés ne peut être excité que par les stimulans les plus vifs et les plus forts. Cabanis, ouvr. cit. On sait que c'est en parlant de ces peuples que Montesquieu a dit : *Il faut les écorcher pour les chatouiller.*

mulante des liqueurs alcoholiques les retire de leur engourdissement habituel, et leur donne la conscience de la vigueur profonde de leur économie, d'une énergie qui reste comme latente dans leurs organes, que ces boissons ont tant d'attraits pour eux, et qu'ils sont si enclins à abuser de leur usage (1).

Nous dirons encore que pour bien apercevoir les effets que produisent sur l'homme les climats septentrionaux, il faut que l'observateur soit placé dans des circonstances favorables: car, si l'on est en été, que l'air soit sec, la puissance du climat sera momentanément dominée par celle de la saison (2).

----

(1) Le nombre des ivrognes d'un pays est en général proportionné à sa latitude. Presque nul dans la zone torride, plus on s'en éloigne, plus il augmente. MONTESQUIEU, *Espr. des Lois*, liv. 14, ch. 10. *Code de Santé* de John SINCLAIR.

(2) Les jours chauds de l'été produisent en petit, surtout s'ils sont continués pendant un long espace de tems, le même effet que les climats chauds. LORRY. En effet, cette saison rapproche en quelque sorte toutes les latitudes du même hémisphère. A cette époque de l'année, on voit dans toutes les zones des phénomènes organiques semblables : partout la vie montre une grande plénitude de puissance. L'homme de tous les climats a une prédisposition analogue. Dans ce court espace de tems, nos jardins se recouvrent de plantes annuelles originaires de l'Inde, etc., et elles y fructifient bien.

De même si l'on va habiter une contrée basse et humide, l'action des localités surpasse celle de la latitude.

§ IV. *Des climats septentrionaux considérés comme moyens médicinaux.*

Nous savons que celui qui pénètre dans les régions septentrionales, trouve une cause active qui fortifie le tissu des organes, donne plus de vigueur à tout le système, développe surtout les forces digestives, et rend plus actif l'exercice de la nutrition.

Or, ces effets immédiats que produit un séjour dans une latitude plus septentrionale, indiquent assez quelles sont les maladies dans lesquelles le transport des malades dans les pays du nord deviendra un secours efficace, un moyen médicinal.

Disons seulement ici que l'utilité de ce procédé est bien reconnue dans le traitement des maladies nerveuses, et surtout de l'hypocondrie, de la mélancolie, de la manie, de la catalepsie, de la nymphomanie, du satyriase, etc., etc., lorsque ces affections ont été contractées dans nos provinces méridionales, ou dans des contrées encore plus chaudes (1). Ainsi les habitans de l'Auvergne qui

______

(1) C'est dans les climats chauds, et l'on peut même dire

vont travailler en Espagne, ou dans le midi de la France, sont souvent attaqués de vésanies, après un long séjour dans ces régions. Les accidens se calment et disparaissent même tout-à-fait lorsqu'ils retournent dans leur pays, qui est froid à cause des montagnes qui les avoisinent au sud.

Ces maladies sont comme identifiées avec une complexion morbifique, remarquable par une sensibilité trop exaltée, une mobilité devenue excessive, avec une débilité des forces toniques de tout le système animal. Or, combien l'influence d'un climat septentrional ne doit-elle pas, dans cette occasion, se montrer utile ? En effet, elle donne plus de ton à toutes les parties vivantes, elle augmente, par une nutrition plus forte, la vigueur de l'économie animale. elle diminue sa trop grande irritabilité, elle lui fait acquérir peu à peu une autre complexion organique avec laquelle ces névroses ne peuvent coexister.

§ V. *Des maladies auxquelles les climats septentrionaux seront contraires.*

La constitution pléthorique et robuste qu'ont en général les habitans du nord lorsqu'ils pren-

---

là presque uniquement, que les extases et les catalepsies se montrent dans toute leur intensité. CABANIS, ouv. cit.

rent une bonne nourriture et qu'ils ne vivent pas
dans une contrée humide, les rend très-sujets
aux maladies inflammatoires; or, l'action du climat
a prédisposé le corps au développement de ces affections; la continuité de son influence doit en aggraver tous les symptômes lorsqu'elles existent.
Sous les latitudes septentrionales, le médecin qui
s'occupera du traitement d'une phlegmasie essentielle des membranes séreuses, des viscères, etc.,
d'une hémorragie active, ou d'une fièvre inflammatoire, aura donc l'attention de soustraire son
malade à l'action du climat; ce qu'il effectuera en
le plaçant dans un appartement clos, et en entretenant toujours chaud et humide l'air qui le rem-
plira.

FIN DU TOME PREMIER.

TABLE DES MATIÈRES

CONTENUES

DANS LE TOME PREMIER.

SECTION PREMIÈRE.

DE L'AIR FROID ET SEC.

SECTION DEUXIÈME

DE L'AIR CHAUD ET SEC.

SECTION TROISIÈME.

DE L'AIR CHAUD ET HUMIDE.

SECTION TROISIÈME.

DE L'ÉTÉ.

SECTION QUATRIÈME.

DE L'AUTOMNE.

CHAPITRE TROISIÈME.

DE LA POSITION DES PAYS.

SECTION PREMIÈRE.

DES PAYS ÉLEVÉS ET SECS.

SECTION DEUXIÈME.

DES PAYS BAS ET HUMIDE.

SECTION DEUXIÈME.

DES CLIMATS SEPTENTRIONAUX.

FIN DE LA TABLE DU TOME PREMIER.

TRAITÉ

D'HYGIÈNE

APPLIQUÉE

A LA THÉRAPEUTIQUE.

DÉ L'IMPRIMERIE DE J. GRATIOT.

TRAITÉ D'HYGIÈNE

APPLIQUÉE

A LA THÉRAPEUTIQUE.

CHAPITRE V.

DES ALIMENS, OU DE LA TROPHOLOGIE APPLIQUÉE A LA THÉRAPEUTIQUE.

L'OBJET essentiel de cet ouvrage est de chercher dans l'hygiène des secours pour l'art de guérir : nous ne nous occuperons donc des alimens que comme de moyens médicinaux : nous n'aurons en vue que leur emploi dans l'état de maladie.

On a pu dire, avec une sorte de raison, *Sanis omnia sana;* mais pour l'homme malade, rien n'est indifférent : les substances alimentaires diffèrent entre elles par leur composition chimique, ainsi que par l'impression qu'elles font sur les organes vivans. Or, le médecin doit connaître les qualités particulières de chaque aliment, les effets que peut produire son emploi, afin que, dans le traitement d'une affection morbifique, non-seulement la nourriture que l'on donne au malade

II.   1

"

ne nuise pas à son état, mais que, de plus, elle serve à calmer la violence des symptômes, qu'elle coopère à la guérison de la maladie.

L'étude des propriétés qui distinguent chaque substance alimentaire, est une branche très-importante de la médecine pratique (1). On nomme *pharmacologie*, la partie de la thérapeutique qui s'occupe des matières médicinales ; l'étude des matières alimentaires pourrait prétendre au même avantage, et constituer une autre partie que l'on désignerait par le titre de *trophologie*.

§ Ier.*Considérations générales sur les effets que produisent les alimens dans l'économie animale.*

Lorsque l'on s'occupe de déterminer les mutations qu'un aliment peut opérer dans le corps vivant, il est nécessaire de porter en même tems son attention 1°. sur l'état actuel des organes ; 2°. sur la nature intime de la substance alimentaire dont on se sert.

La nourriture n'est que la matière première de la nutrition : ce sont les organes gastriques qui l'éla-

---

(1) *De facultatibus quæ alimentis insunt, plerique præstantissimorum medicorum, præcipuo studio in eam speculationem conversi conscripserunt, quod omnium, quæ sunt in medicinâ, ea propemodùm sit utilissima.* GALENI, de Alimentor. facult., lib. 1.

borent, qui en retirent des principes nourriciers ;
ce sont nos parties vivantes elles-mêmes qui in-
corporent à leur propre substance ces élémens réparateurs : or, on conçoit que des personnes qui
prennent les mêmes alimens, en éprouveront cependant des effets différens, si l'état actuel de leur
économie n'est pas le même.

D'un autre côté, toutes les substances végétales
et animales qui peuvent servir à la nourriture de
l'homme, n'ont pas la même composition intime,
ne contiennent pas le même fonds de matière
nourricière : elles ont aussi des qualités sensibles
très-variées, elles exercent sur les tissus vivans des
impressions qui ne se ressemblent pas. Tous les
corps de la nature qui sont susceptibles de se digérer, ne nourrissent ni dans une proportion
égale, ni de la même manière.

De la Nutrition.

En suivant la succession des phénomènes que
présente l'assimilation des élémens nourriciers à
nos parties vivantes, nous voyons que tous les appareils organiques travaillent, comme de concert,
à cette grande œuvre de la vie. HIPP. *De Aliment.
lib.* La nutrition semble être le but ou le complé-
ment de toutes les fonctions intérieures.

Établissons, à l'imitation des anciens, plusieurs

degrés dans l'exercice de cet acte si important de la vie ; et examinons successivement la matière nourricière, 1º. dans l'estomac ; 2º. dans le sang ; 3º. dans les organes.

Premier degré de la Nutrition.

Arrivée dans l'estomac, la substance alimentaire fait sur la surface interne de ce viscère, une impression spéciale, qui excite sa sensibilité, sa contractilité, sa caloricité, qui détermine un afflux de sang dans son tissu, en un mot, qui provoque la série des mouvemens organiques nécessaires pour effectuer l'acte de la digestion.

Cette grande activité que le simple contact des alimens suscite dans l'appareil gastrique, se réfléchit, en quelque sorte, sur tout le système vivant, se communique, d'une manière soudaine, à toutes les parties du corps. Celui qu'une abstinence trop prolongée tient dans un état de débilité, d'inaptitude à tout genre d'exercices, a à peine ingéré un aliment, qu'il sent ses forces se rétablir, sa vigueur renaître. Or, cet effet ne peut pas dépendre d'une réparation réelle ; c'est un phénomène purement sympathique, qui procède de l'excitation de l'estomac, et dont les alimens ne sont qu'une cause comme mécanique (1).

____

(1) Lacaze, Idée de l'Homme phys. et mor. ; Buffon

Si nous cherchons à approfondir le travail de la digestion, nous reconnaîtrons d'abord que les alimens jouent un rôle presque passif dans cette opération vitale; nous verrons l'appareil gastrique en vertu de la force organique dont il est animé, dénaturer la substance même de l'aliment, séparer les principes qui le constituent, les combiner d'une manière différente, et donner naissance à un fluide pourvu de propriétés physiques et chimiques spéciales, propre à la nutrition du corps, et dont la constitution intime est, sans doute, toujours identique, quelque variée que puisse être la nourriture d'où il provient.

Remarquons qu'une digestion présente un phénomène inverse d'une fermentation. Dans celle-ci, la matière fermentescible est seule en action. Les

---

Discours génér. sur l'Hist. natur.; BARTHEZ, Nouv. Elém. de la Science de l'homme; GRIMAUD, Mém. sur la Nutrition; CHAUSSIER, Tabl. synopt. de la Digestion, etc. Les alimens et les boissons produisent aussi, au moment de leur ingestion, des effets qui procèdent de leur température. Une substance chaude exerce sur la surface gastrique une action stimulante, qui se propage même sympathiquement au cœur, etc. Un aliment très-froid cause des variations différentes que l'on doit rapporter à l'impression qu'il fait sur l'estomac au moment où il arrive dans ce viscère.

principes qui la constituent, se séparent spontanément, ils réagissent les uns sur les autres, ils produisent enfin une substance nouvelle; mais le vase
dans lequel s'effectue cette opération chimique,
n'y contribue pas d'une manière active. Nous trouvons dans l'acte de la digestion un ordre opposé de
choses. C'est en effet l'appareil organique dans lequel la matière alimentaire est renfermée, qui
règle et dirige toutes les mutations qu'elle éprouve
dans sa nature intime : en un mot, c'est là vie qui
forme le chyle, et les alimens portent seulement,
dans l'estomac, les matériaux nécessaires pour la
composition de ce fluide réparateur.

Ne savons-nous pas que les agens qui stimulent
l'estomac, qui accélèrent ses mouvemens, rendent
plus prompt l'exercice de la digestion ; les médicamens toniques qui fortifient le tissu de cet organe,
assurent la perfection de cette fonction ; au contraire, les médicamens qui débilitent le système digestif, qui ralentissent son action, suspendent l'é-
laboration des substances alimentaires, retardent
la formation du chyle.

C'est parce que la digestion s'opère sous l'influence de la vie, que le tems pendant lequel les
substances alimentaires restent dans l'estomac, ne
peut être exactement déterminé. Il varie selon la disposition actuelle de cet organe. Dans un tems, les

alimens sont promptement digérés : dans un autre, ces mêmes alimens donnent lieu à un travail plus long et plus pénible. Quelquefois leur présence ne provoque pas le développement des forces digestives : ils sont rejetés sans avoir subi presqu'aucune altération dans leur nature intime. (1)

Dans l'acte de la digestion, les alimens doivent être vus comme des corps où résident des principes propres à la composition du chyle, mais c'est l'organe gastrique qui extrait ces principes, qui les réunit, qui en forme la liqueur réparatrice. Or, on conçoit combien il importe d'observer l'état actuel de cet organe, lorsque l'on veut constater les effets que produit l'emploi d'une nourriture quelconque. La digestion est une opération qui précède nécessairement toute nutrition : or, la manière dont elle s'exécute, influe sur l'acte subséquent qui achève ou complète l'assimilation. L'in-

---

(1) Quand on s'occupe de l'acte de la digestion, et que l'on rassemble toutes les anomalies que présente son exercice, on serait tenté de croire que l'estomac a une vie à part, une sorte de volonté indépendante, *tanquam si animal esset*, qu'il est sujet à des caprices, à des fantaisies, etc. La digestion des mêmes alimens donne quelquefois lieu à des effets singuliers que l'on ne peut rapporter à aucune cause probable, que l'on est obligé d'attribuer seulement à une disposition insolite de l'estomac.

dividu chez qui les digestions se feront avec une grande énergie, éprouvera, de l'emploi d'un aliment, des changemens organiques que l'on n'observera pas dans un autre individu dont le système gastrique, moins robuste, effectuera des digestions moins parfaites.

Après l'examen des organes digestifs, le médecin qui étudie le pouvoir des alimens sur l'économie animale, doit s'attacher à leur composition chimique; car il est très-digne de remarque que dans une digestion, même régulière, toute la substance de l'aliment n'est pas décomposée, dénaturée dans l'estomac. Il est des particules de la matière alimentaire qui échappent aux forces altératives de ce viscère, et qui passent sur la surface intestinale avec toutes les propriétés qui les distinguent. Il est de plus dans les substances nutritives des principes sur lesquels les forces gastriques n'ont point de prise, et qui survivent toujours, si j'ose ainsi parler, à l'élaboration que l'estomac fait éprouver aux matériaux-nourrissans. (1)

____

(1) On sait que la fermentation vineuse ne détruit pas le principe narcotique de l'opium, que l'amertume du houblon résiste aux mouvemens qui décomposent le sucre, le muqueux dans la confection de la bière.

Deuxième degré de la Nutrition.

Lorsque les matières alimentaires ont éprouvé l'altération particulière que leur imprime l'action de l'estomac, elles forment une substance molle, grisâtre, en forme de bouillie, qui passe sur la surface du duodenum et des intestins grêles, où les forces digestives continuent de travailler à la confection de la liqueur qui doit nourrir le sang et les organes. Là, une foule de bouches absorbantes pompent le chyle qui vient d'être formé; une partie des principes extractifs, résineux, acides, volatils, etc., contenus dans la matière alimentaire, des molécules mêmes des corps huileux, mucilagineux, amilacés, gélatineux, etc., qui composent cette matière, pénètrent avec le fluide chyleux dans les vaisseaux lactés; et le tout est versé dans la masse sanguine.

Il s'en faut sans doute que nous ayons la solution du problème de la sanguification : cependant on conçoit bien que le chyle n'est pas transformé en sang, aussitôt qu'il arrive dans cette chair coulante; son introduction ne suffit pas pour opérer son assimilation. La sanguification est un acte particulier de la vie, soumis à des lois spéciales, réglé par le principe qui nous anime.

La conversion du chyle en sang est un mode de

nutrition propre à ce dernier fluide. Le sang prend, par une sorte de choix, dans les matériaux que l'absorption introduit sans cesse entre ses parties, les élémens qui lui conviennent ; il se les approprie, il les animalise de plus en plus, enfin il les frappe de la vie. C'est alors seulement qu'ils appartiennent à la composition intime du sang, qu'ils augmentent sa propre substance. On a dit avec raison que le sang formait le sang.

L'acte de l'hématose ou de la sanguification peut être regardé comme une fonction que remplit le fluide sanguin, et dont l'exercice se montre souvent indépendant de celui des autres opérations de la vie nutritive. En effet, il est des cas où, quoiqu'on prenne moins de nourriture, le sang devient plus abondant et d'une complexion plus riche : il semble alors que l'action vitale qui engendre ce fluide, soit augmentée, et que son produit, dans un tems donné, soit plus considérable. Ainsi, dans certaines dispositions inflammatoires, dans des hémorragies actives, le sang paraît se reproduire avec une extrême promptitude. Pendant une abstinence sévère, et après plusieurs saignées, les symptômes de pléthore renaissent encore, présentent beaucoup d'intensité, et nécessitent de nouvelles évacuations sanguines. La quantité de sang que l'on a retiré du corps n'aurait pu trouver place

à la fois dans le système vasculaire ; il faut suppo-
ser que, dans ces circonstances, la faculté nutritive du sang est exaltée, et que ce fluide se forme
avec une grande activité. Comme ces individus ne
prennent aucune nourriture, il est probable que
les molécules graisseuses et lymphatiques que l'absorption interstitielle porte dans la masse sanguine, sont alors assimilées, qu'elles servent à la
nutrition du sang (1).

Dans d'autres dispositions morbifiques, la propriété sanguifiante est comme diminuée ; alors les
principes nourriciers roulent entre les parties du
sang, sans être identifiés à sa substance : la plus
grande partie même des élémens alibiles sortent

---

(1) Les personnes qui ont la fibre lâche, un tissu cellulaire considérable, supportent plus long-tems la faim que
les personnes maigres. Dans les premières, le fluide lymphatique et la graisse suppléent au défaut de nourriture,
ou plutôt de chyle ; ils subviennent à la réparation nutritive de toutes les parties vivantes. La graisse est, comme
on l'a dit, une nourriture de réserve que la nature s'est
ménagée, pour les tems où celle qui est ordinaire vient à
manquer. LORRY, *Ess. sur les Alim.* ; BICHAT, *Anat. gén.*
Ainsi, remarquons que dans les maladies aiguës, lorsque
le médecin ordonne une abstinence totale d'alimens, il
s'en faut qu'il fasse cesser entièrement la nutrition du sang
et des organes.

avec les humeurs excrétées (1); ils n'ont servi ni à augmenter la quantité du sang, ni à réparer sa complexion détériorée.

La transmutation du fluide chyleux en fluide sanguin est donc une opération à laquelle préside la vie du sang : elle est active ou languissante selon que la vitalité de cette chair coulante est augmentée ou affaiblie. Or, par un emploi méthodique des agens de la thérapeutique, le médecin ne peut-il pas influer sur l'exercice de l'acte qui convertit en fluide sanguin les principes nourriciers qui abordent dans la masse circulatoire? Les excitans, les toniques hygiéniques ou pharmaceutiques, en réveillant l'action vitale du sang, favoriseront la sanguification, augmenteront son produit. Les tempérans, les débilitans feront un effet contraire, et ralentiront la nutrition de ce fluide.

L'exercice actuel de la sanguification ne se rend pas sensible à l'extérieur du corps : nous n'avons, pour juger de l'activité ou de la langueur de cette opération que des signes éloignés qui tiennent à son produit; ainsi, la réplétion des vaisseaux capillaires, la rougeur de la peau, une chaleur douce et égale, la plénitude du pouls, des engourdissemens passagers des membres, etc., décèlent une grande

---

(1) GORTER, *de Mater. perspirab.*, cap. 4.

abondance de sang et une hématose très-énergique. Au contraire, la pâleur de la peau, la vacuité du système capillaire extérieur, la faiblesse du pouls, annoncent qu'il y a peu de sang dans le système animal, que la nutrition de ce fluide a peu d'activité, qu'elle est tardive et languissante.

Il est cependant quelques phénomènes particuliers que l'on remarque souvent à l'époque où la digestion stomacale tire à sa fin, au moment où le chyle pénètre avec le plus d'abondance dans la masse sanguine, comme l'accélération du pouls, le développement de la chaleur animale, la rougeur de la figure, (1) etc.; mais ces effets ne dépendent pas de l'exercice actuel de la sanguification ; ils ne sont pas un produit immédiat de la transmutation du chyle en sang : ils procèdent de l'impression que font, sur tous les systèmes organiques, les principes étrangers à la matière nour-

---

(1) Jurine et Spallanzani ont aussi expérimenté que les animaux qui venaient de manger absorbaient plus d'oxigène et produisaient plus d'acide carbonique, que quand ils étaient à jeun. Mais il est certain que la nature des alimens doit beaucoup influer sur les variations qu'éprouvent alors les phénomènes chimiques de la respiration. Ceux qui sont excitans, ceux qui sont relâchans, etc., doivent modifier différemment l'exercice de cette fonction.

ricière, qui ont pénétré dans le fluide sanguin et qui circulent avec lui. Telle est la cause de l'agitation générale que nous éprouvons après avoir mangé des mets épicés, bu du café, du vin, des liqueurs alcoholiques, etc. Les mêmes changemens n'ont pas lieu quand on a pris seulement des alimens doux, du lait, etc.

Troisième degré de la nutrition.

Nous arrivons ici à l'examen de la nutrition dans le tissu matériel de nos organes. D'abord nous nous proposerons plusieurs questions. Les parties solides du corps prennent-elles directement dans le chyle les élémens qui servent à leur réparation, et le fluide sanguin n'est-il que le véhicule des principes nourriciers qu'elles s'assimilent? ou bien la propre substance du sang concourt-elle à la nutrition des organes, de telle manière que le produit de la digestion prendrait d'abord, dans cette chair coulante, un premier degré de vitalité, puis monterait au dernier point de l'animalité en se fixant dans les muscles, dans les viscères, etc.? Alors le sang se nourrirait du chyle, et les organes se nourriraient du sang (1).

____

(1) Ne peut-on pas donner pour preuve que c'est du sang lui-même, de ses principes constituans, que les organes

Quoi qu'il en soit, la nutrition du tissu de chaque appareil organique est toujours, comme la sanguification, une opération qui s'exécute sous l'influence directe de la vie. Son exercice n'est régulier, dans une partie, que quand les forces vitales y sont convenablement développées. Aussi cette fonction ne répond-elle pas toujours à la quantité d'alimens que l'on prend, n'est-elle pas toujours en rapport avec la somme de principes nourriciers qui pénètrent dans l'économie animale. Dans les organes dont les propriétés vitales sont trop débilitées, dont les mouvemens vitaux sont trop ralentis, l'assimilation est languissante ou imparfaite. Un état d'excitation poussée très-loin, une très-grande activité n'est pas plus favorable à la nutrition des tissus vivans.

La lésion du nerf principal qui se porte dans un

---

retirent les élémens qu'ils assimilent à leur propre substance la grande quantité de fibrine que contient le fluide sanguin. Le système musculaire forme dans le corps une masse relative considérable. Or, pour réparer les pertes des muscles qui doivent être très-grandes, il fallait un réservoir abondant de l'élément qui caractérise leur tissu matériel. Le sang recèle aussi les principes propres à la nutrition des autres systèmes organiques; mais comme leur volume est bien plus faible, ces principes sont moins apparens, moins rapprochés que la fibrine.

organe, la compression de l'artère qui doit y proditi
jeter un sang vivifié par la respiration, trouble ou
vicie l'exercice de l'assimilation. Au contraire, tout
ce qui détermine et maintient une douce excitation
dans une partie du corps, rend plus active la
nutrition de son tissu. Ne sait-on pas que les
membres que l'on exerce le plus sont toujours
mieux nourris, mieux développés, plus forts.

Les anciens, pour redonner aux parties émaciées
l'embonpoint qu'elles avaient perdu, exerçaient
sur elles des impressions mécaniques, qui avaient
toujours pour résultats communs de développer
légèrement leurs propriétés vitales, de décider un
afflux plus considérable de sang dans leur tissu,
d'y maintenir un léger gonflement, une augmentation de chaleur et d'activité. Or, ces changemens
organiques rétablissaient l'exercice de l'assimilation
nutritive, lui faisaient même acquérir une grande
énergie. On sait que l'on se servait de divers procédés, que l'on employait surtout des frictions
légères, et même l'action du fouet. C'est ce dernier
moyen que vante Galien, pour remédier à l'amaigrissement des membres, pour augmenter la masse
des muscles, *ad instaurandam carnem*, pour
leur rendre leur volume (1).

____

(1) *Frictio cùm et vitale robur excitet, et modicè cale-*

Puisque les forces vitales président dans chaque appareil organique à sa propre nutrition, le médecin peut, jusqu'à un certain point, maîtriser cette fonction, diriger son exercice dans tout le système, ou dans quelques parties isolément. Il trouvera, dans les moyens de l'hygiène et de la pharmacologie, les agens nécessaires pour parvenir à ce but.

Il est très-important de noter ici que les trois opérations vitales qui complètent l'acte de la nutrition sont indépendantes l'une de l'autre. Ainsi, dans des individus, les digestions sont souvent très-actives, et la sanguification, ainsi que la nutrition des solides, restent languissantes. Il est des personnes chez qui l'exercice de l'hématose seul montre une grande énergie. Il existe en eux une surabondance d'un sang épais et bien nourri; ils offrent des symptômes de pléthore vraie, et cependant le tissu des organes est maigre, faible, délicat;

---

faciat, efficit ut et distributio nutrimenti sit facilior, et nutritio promptior. GALENI, de Sanitat. tuend., lib. 5. *Ubi carne implere quodlibet corpus studemus id eatenus calefaciendum nobis est dum intumescat.* GALEN., de Method. medend., lib. 7. *Ferulas parvas ac leves modicè illitas, gracilibus partibus incutiunt, donec modicè attollantur. Primùm quidem pars intumescit, pòst gracilescit.* Id. loc., lib. 14.

II.

2

l'assimilation est lente, imparfaite dans les solides. Enfin, dans d'autres personnes, la quantité, la complexion du sang ne correspond pas au volume, à la force des tissus organisés; il semble que la force assimilatrice ne soit bien développée que dans les organes.

On rencontre tous les jours des hommes qui mangent beaucoup, qui digèrent bien les alimens qu'ils prennent, et qui cependant restent maigres et sont peu vigoureux. Mais, chez eux, l'exhalation cutanée est comme chargée de molécules chyleuses, les excrétions sont très-abondantes. Il paraît que les principes nourriciers que produit l'acte de la digestion, traversent la masse sanguine, sans que le sang ou les organes les retiennent et se les approprient. On voit, au contraire, d'autres personnes qui prennent peu de nourriture, et qui offrent cependant tous les signes d'une forte nutrition. On peut croire que, chez elles, tous les élémens nutritifs que contient la substance alimentaire sont convertis en chyle, et que tout le chyle qui provient de la digestion est assimilé et identifié à la propre substance du corps.

La nutrition du tissu des organes est encore un de ces actes de l'économie animale dont l'exercice actuel est occulte, et que l'on ne peut apprécier que par son produit. Mais il ne faut pas se laisser tromper par l'apparence, et prendre pour un signe de forte nutrition une corpulence graisseuse, qui dépend seulement du développement du tissu cellulaire et qui couvre des organes faibles et mal nourris. Il n'y a qu'une manière de juger de l'assimilation dans les tissus vivans, c'est de s'attacher aux mouvemens des organes qu'ils constituent. Si un organe répare avec énergie les pertes que produit en lui l'exercice de la vie, s'il ajoute sans cesse des principes nouveaux à sa propre substance, il aura beaucoup de force et de vigueur ; au contraire, celui où la nutrition aura moins d'activité offrira un tissu comme relâché, son action sera faible, tardive (1).

C'est donc dans les mouvemens des appareils

---

(1) Hippocrate s'attachait surtout à la force du système vivant pour apprécier le degré d'activité qu'avait l'assimilation dans les parties fluides et solides du corps. C'est au moins l'idée que suggère la lecture de ceux de ses ouvrages qui traitent du régime, des substances alimentaires, etc. Voici les signes que donne le père de la médecine pour reconnaître si un homme que l'on a mis à la diète prend des alimens. *Is, cui inedia imperata est, si plura comederit et biberit, per hæc manifestus fiet ; et tumidius corpus ipsius apparebit, et plenius ac coloratius erit ; si non excrementa alvi malè ipsi processerint : erit item animosior ad ferendum laborem.* Prædictor., lib. 2.

2*

organiques, dans l'exercice des actes de la vie, que nous chercherons à découvrir le rhythme actuel de la nutrition dans les solides du corps. Ainsi, l'énergie des contractions du cœur et de l'impulsion artérielle, la facilité de la digestion, la liberté des mouvemens mécaniques de la respiration, la vigueur de l'action musculaire, etc., nous annonceront que l'assimilation des principes nourriciers s'exécute avec une grande activité dans tout le système vivant. Nous y ajouterons la conscience d'une grande force interne, un sentiment de bien-être, etc. Une réunion de symptômes opposés à ceux que nous venons d'énumérer, décèleront une nutrition insuffisante dans le système des solides; ils attesteront que tous les organes réparent mal les pertes qu'ils éprouvent.

Mais n'allons pas confondre non plus la force organique avec la force musculaire, la vigueur du système vivant avec la vigueur des membres. Des individus livrés à des professions mécaniques ont un système musculaire plus développé; ils soulèvent de grands fardeaux, et cependant leur corps peut être réellement faible. Loin d'avoir une complexion pléthorique, ils peuvent être prédisposés aux affections muqueuses, cachectiques. D'autres personnes n'ont point la même énergie musculaire; elles ne sont pas capables d'exécuter les mêmes travaux, mais elles ont un sang très-concrescible; leurs organes sont très-robustes; leurs maladies offrent un caractère inflammatoire. Dans ces dernières, la nutrition est très-active, tandis qu'elle languit dans les premiers.

Enfin, n'oublions pas que les forces, nées de la nutrition du tissu des organes, peuvent rester occultes dans le corps. La vigueur s'accumule dans les parties vivantes en proportion de ce que la nutrition y est plus forte : mais si aucune cause extérieure, aucune influence stimulante ne provoque le développement de cette vigueur acquise, elle n'est point apparente : une passion de l'âme, une maladie vient-elle la mettre en jeu, alors il est facile de reconnaître son existence : on est souvent obligé d'employer la saignée et les agens les plus débilitans pour la tempérer.

De l'influence que les divers genres d'alimens exercent sur le corps vivant.

Toutes les productions naturelles qui ont la propriété commune de nous sustenter présentent des dissemblances bien remarquables, lorsque l'on compare leur composition chimique et leurs qualités sensibles : ces dissemblances dans la nature des matières alimentaires s'impriment, si j'ose ainsi parler, sur les corps qui s'en nourrissent. Chaque genre de nourriture donne, en effet, à l'économie animale une prédisposition particulière.

On sait que les hommes qui mangent beaucoup de viande ne ressemblent pas à ceux qui ne se nourrissent que de végétaux. Les premiers sont remarquables par une surabondance de sucs nourriciers : ils ont une activité, une vigueur, une audace que l'on ne remarque pas dans les phytophages (1). Mais dans les alimens végétaux, comme dans les alimens animaux, il y a de grandes distinctions à établir, il y a des divisions secondaires à opérer : et bien que l'on se serve de productions végétales ou animales, on peut trouver des nourritures bien distinctes et même opposées.

C'est sans doute une chose assez difficile que de constater les effets que produisent dans le corps vivant les diverses espèces de substances que l'homme fait servir à sa nourriture. Comment pourrions-nous saisir, dans l'usage journalier des alimens, ce qui appartient à chacun d'eux, lorsqu'à chaque repas on confond, dans l'organe gastrique, les mets les plus disparates, et que l'on y joint des assaisonnemens variés, du vin, etc., dont l'activité sur nos organes surpasse celle des matières alimentaires, efface leur impression.

____

(1) CABANIS, ouvrage cité.

Il est cependant facile de juger par les effets immédiats qu'occasionnent les alimens qui diffèrent par la composition chimique et par les qualités sensibles, qu'ils n'exercent pas la même action sur le système vivant au moment de leur emploi. Que l'on prenne, successivement et à quelques heures d'intervalle, des substances alimentaires d'une nature opposée, que l'on scrute attentivement tous les sentimens internes qu'ils feront naître, tous les changemens organiques qu'ils susciteront, et l'on aura la preuve que ces alimens font sur nos organes des impressions qui ne se ressemblent pas. Celui, par exemple, qui mange du bœuf ou des substances végétales chargées de principes volatils, sent bientôt son pouls s'accélérer, la chaleur animale augmenter; il éprouve une sorte d'excitation générale. Si, pour un autre repas, il ne prend que des alimens muci-lagineux, des artichauts, des épinards, etc., il verra, par l'absence des symptômes qui avaient accompagné la digestion précédente, et par une sorte d'affaiblissement, d'indolence qu'il éprouvera, que ces alimens exercent sur ses organes une autre espèce d'influence.

Ces effets immédiats de l'emploi des alimens sont bien sensibles sur ceux qui se soumettent tout à coup à la diète lactée. Cette espèce de

nourriture semble faire sur le système vivant une
impression sédative : elle ralentit manifestement
les mouvemens de tous les appareils organiques,
elle rend plus tardif l'exercice de toutes les fonctions.

Le produit que nous signalons ici semble tenir
surtout aux impressions premières que font sur
nos organes les matières alimentaires ; or, il est
d'autres effets moins prompts, mais plus constans,
qui procèdent de la qualité nourrissante des alimens, de la proportion de principes alibiles qu'ils
fournissent au corps vivant.

Des individus qui se nourrissent habituellement
de matières alimentaires dont la nature chimique
est différente, ne se ressemblent ni par leurs attributs extérieurs, la couleur de la peau, la fermeté
des chairs, le rhythme du pouls, etc., ni par leur
prédisposition, par le caractère des maladies auxquelles ils sont sujets. Ne sait-on pas que ceux qui
mangent beaucoup de viande, de farineux, ont
une complexion pléthorique, et sont menacés
d'affections inflammatoires ? que ceux qui ne vivent
que de légumes, de mucilagineux, ont les organes
faibles, relâchés, un sang peu épais, qu'ils sont
prédisposés aux maladies atoniques, muqueuses,
cachectiques ?

Donnerons-nous enfin pour preuve que chaque

espèce de nourriture exerce sur l'homme une influence différente, les accidens variés, les affections morbifiques que cause souvent un changement trop brusque de régime, comme des hémorragies, des éruptions cutanées, des accès de fièvres, etc. Tous ces effets décèlent assez que les alimens nouveaux et insolites dont on se sert alors, suscitent une mutation profonde dans les parties fluides et solides du corps.

Nous avons déjà pu juger que le pouvoir des alimens sur nous avait une double source, et qu'il procédait toujours, 1°. de la qualité plus ou moins nourrissante de chaque substance alimentaire ; 2°. de l'impression directe que font sur tous les tissus vivans les molécules de cette substance, qui pénètrent dans la masse sanguine avec toutes leurs propriétés.

Toutes les matières alimentaires ne sont pas nutritives au même degré. Dans les unes, les élémens nourriciers sont très-abondans et paraissent comme concentrés : dans les autres, ils sont plus rares, ils n'existent qu'en petite quantité. Une égale dose de ces matières diverses ne porte donc pas dans le corps une égale proportion de principes alibiles ; et considérant ici les alimens d'une manière générale, on conçoit combien il est important de distinguer l'aptitude nutritive d'une substance, *potentiâ ali-menti*, de son volume matériel, *moles alimenti ;* suivant en cela l'exemple d'Hippocrate.

Dans les alimens que nous tirons du règne végétal, la base nutritive peut être le mucilage, ou le sucre, ou l'huile fixe, ou la fécule. Ceux que nous fournit le règne animal peuvent de même être gélatineux ou fibreux, etc. Or, il existe une grande diversité sous le rapport du produit qu'une digestion régulière peut retirer d'une quantité donnée de ces diverses matières alimentaires. Sans doute cette disproportion dans la faculté nourrissante des alimens est une cause puissante de l'influence que chaque espèce de nourriture exerce sur le corps qu'elle sustente.

Mais un autre objet appelle notre attention après l'examen de la qualité nutritive d'un aliment, c'est l'impression particulière qu'il fait éprouver à toutes les parties vivantes, au moment de son emploi.

Toute la substance de l'aliment n'est pas décomposée dans l'acte de la digestion ; il est des particules de la matière même susceptible de se convertir en chyle, du corps muqueux, sucré, huileux, farineux ou gélatineux, etc., qui passent de l'estomac sur la surface intestinale, sans avoir été décomposées (1); il est de plus, dans les alimens, des principes réfractaires que l'action de l'estomac ne peut altérer, comme les parties aromatiques, amères, acides, etc. (2). Or les suçoirs absorbans, si nombreux dans les intestins, pompent une partie de ces diverses matières avec le chyle, ils les importent dans la masse sanguine ; alors elles se répandent

----

(1) Grimaud dit que la faculté digestive ne transforme pas complètement, ne dénature pas pleinement les différentes substances nutritives sur lesquelles elle s'exerce , et que leurs qualités se retrouvent dans les excrétions et dans le corps même qui s'en nourrit. *Mém. sur la Nutrit.* On sait que l'on trouve souvent dans les déjections alvines des débris, des portions même d'alimens qui n'ont point reçu d'altération.

(2) Les parties aromatiques , amères, acides, salines des alimens ne sont point changées dans le corps : leurs molécules sont étrangères dans le sang. LORRY, *Ess. sur les Alim.* Si l'on prend de la rhubarbe avec des alimens , ces derniers seuls sont digérés ; mais une partie des principes de la substance médicinale passe dans le sang, et se retrouve peu d'heures après dans l'urine, à laquelle elle communique une couleur jaune. Un jeune homme qui avait pris du punch très-chargé d'huile volatile de citron, rendit une transpiration qui en exhalait fortement l'odeur ; le linge même qu'il portait la conserva long-tems. Ne voit-on pas la partie colorante de la garance pénétrer dans la masse sanguine, se porter sur les os , etc.

dans tous les organes sur lesquels elles font une impression en rapport avec leur nature propre ; puis tous ces élémens sortent du corps par la transpiration cutanée, par les urines, avec le lait, etc. qu'ils imprègnent de leur odeur, de leur saveur, de leur couleur.

Ces molécules de la matière alimentaire qui n'ont point été disposées par les forces digestives pour une assimilation prochaine, font bien partie de l'aliment; cependant elles ne réparent pas les pertes du corps, elles ne servent pas à la nutrition ; or, c'est d'elles que l'on doit dire : *Alimentum non alimentum; nisi alere queat, nomine alimentum, re autem minimè.* Hipp.

Celui qui veut apprécier le produit ou les effets qu'occasionnera l'emploi d'un aliment quelconque, doit d'abord considérer sa composition chimique, sa base nourricière ; par là il apprendra quelle quantité de chyle cet aliment doit fournir au corps vivant : puis il se représentera l'action immédiate qu'exerceront, sur tous les appareils organiques, les molécules qui se détacheront de cette matière alimentaire et que l'absorption intestinale transmettra à la masse sanguine. Il réfléchira que si l'on s'astreint à ne vivre pendant long-tems que des mêmes alimens, il y aura alors une répétition continuelle des mêmes impressions sur toutes les parties vivantes, que les effets primitifs de leur usage deviendront des effets durables, et que le rhythme particulier qu'adopteront alors la circulation, les sécrétions, toutes les fonctions, contribuera avec la quantité plus ou moins forte de principes nourriciers que recéleront ces alimens à réaliser dans le corps vivant une *constitution organique* particulière (1).

---

(1) On a expérimenté que pendant les quatre heures qui suivent le repas, le corps transpire peu ; que pendant les cinq heures qui succèdent à cette première époque, cette excrétion devient très-abondante, qu'ensuite elle diminue d'une manière remarquable jusqu'à ce que l'on prenne de nouveaux alimens. On explique facilement ces variations ; lorsque les alimens sont dans l'estomac, l'action vitale du système cutané est affaiblie, de plus la masse sanguine reçoit peu de matériaux propres à former l'humeur transpiratoire. Mais au moment où le chyle pénètre dans le sang, où une foule de principes divers y parviennent en même tems, cette excrétion doit singulièrement augmenter. Elle dépouille le fluide sanguin d'une humidité surabondante, elle entraîne des molécules chyleuses que l'assimilation n'emploie pas, des matières étrangères que l'absorption y avait versées. On conçoit, au reste, que la quantité absolue de la transpiration et des urines se proportionne alors à la quantité d'alimens et de boissons que l'on a prise, à leur nature, etc. Après ce tems, la transpiration doit devenir bien moins forte. Voyez SANCTORIUS, GORTER, etc.

Observons que les alimens mucilagineux, farineux, huileux, gélatineux, etc. ne diffèrent pas
par leur nature chimique et par leurs qualités physiques des médicamens émolliens, relâchans, etc.
Il n'y a entre eux qu'une différence de résultat
dans leur emploi, qu'une distinction de but dans
leur administration. La substance du médicament
est en général absorbée, sans digestion préalable :
la substance de l'aliment est dénaturée par les
forces digestives, et sert à la composition du
chyle; mais les molécules qui échappent à l'action
de l'estomac, font sentir, à toutes les parties vivantes, leur vertu médicamenteuse. Les alimens
dont nous parlons, offrent, si j'ose dire, le spectacle
d'une propriété médicinale et d'une faculté nutritive, provenant de la même source et ayant sur le
corps vivant un exercice simultané.

On conçoit que plus l'action de l'estomac aura
d'énergie, plus la matière nutritive sera promptement et complètement digérée, moins par suite
l'influence dont nous parlons sera prononcée. Au
contraire, si l'appareil gastrique est affaibli, la
substance alimentaire sera décomposée plus lentement, une plus grande quantité de principes non
digérés seront absorbés, l'influence médicinale sera
plus forte, plus puissante. Voilà pourquoi les personnes faibles, dont les organes ont peu de vi-

gueur, ressentent si tôt les mauvais effets d'un régime contraire à leur complexion, et tombent, en
peu de tems, dans une disposition morbifique :
tandis que les individus forts et robustes soutiennent long-tems l'action de ce même genre de nourriture sans en être incommodés : l'énergie de leur
estomac convertit en principes nourriciers presque
toute la matière alimentaire, et l'influence secondaire d'où proviennent les accidens qui surviennent alors, est moins active, moins prononcée (1).
C'est d'eux que l'on peut dire : *Naturam robus-
tam omnia contemnere.*

Avant de terminer ces considérations générales
sur les effets des alimens, nous devons ici rappeler quelques phénomènes qui se rattachent à leur
emploi, mais qui dépendent de causes bien distinctes de celles que nous venons de voir.

Ainsi, lorsqu'on ne peut pas se procurer une
quantité suffisante d'alimens pour réparer les pertes
que l'exercice de la vie occasionne dans le sang et
dans les organes, il y a pour le corps vivant in-
suffisance de nutrition. Si cet état de détresse dure
long-tems, toutes les parties vivantes éprouvent
une détérioration aussi prompte que profonde, qui

---

(1) WANSWIETEN, Comment. in Aph. tom. 3, p. 332.

s'annonce par la pâleur de la peau, par la maigreur du corps, par la fétidité des excrétions, par la fréquence du pouls, etc. (1). Mais cette grande révolution ne dépend pas de la qualité des alimens: ce qui survient alors dans le système vivant procède seulement d'un manque de réparation, d'un défaut de nutrition.

Les alimens peuvent encore être une cause accidentelle d'autres effets. Divers évènemens obligent trop souvent l'homme à apaiser sa faim avec des matières alimentaires qui, par vétusté, par incurie, ou par d'autres circonstances, ont éprouvé une altération dans leur composition chimique, dans lesquelles enfin une fermentation intestine a développé des principes malfaisans, en même tems qu'elle dénaturait les matériaux nutritifs. Or, l'usage de ces alimens amène bientôt un dépérissement de tout le système vivant. Les humeurs et les organes prennent une complexion vicieuse qui dispose le corps aux maladies les plus graves; comme on le voit dans les villes assiégées, dans les tems de famine, etc. Tous ceux qui se sont servis de cette nourriture, sont sujets aux mêmes affec-

---

(1) HOFFMANN, *de inediæ noxâ atque utilit.*; DUMAS, Principes de Physiol.

tions : il se développe ordinairement, dans ces occasions, des épidémies meurtrières (1).

§ II. *Des alimens considérés comme moyens de la thérapeutique.*

Destinées à réparer les pertes du fluide sanguin, à nourrir tous les tissus vivans, les substances alimentaires donnent au médecin la faculté d'opérer de grandes mutations dans l'économie animale. Elles peuvent devenir, par une administration méthodique, des instrumens très-puissans pour la thérapeutique.

Celui qui dirait que les plus grands agens de la médecine pratique résident dans les alimens, avancerait peut-être une proposition très-plausible. En effet, non-seulement ils peuvent servir pour changer les mouvemens actuels des organes, les ralen-

______

(1) *Cùm in fame quidam frumentum semiputre coacti manducare essent, in communem communi de causâ incidisse morbum.* GALENI, *Comm.* 2, *in lib. de Natur. human.* Voyez l'ouvrage de Sarcone sur les causes de la maladie qui désola Naples en 1764, et surtout l'article où il décrit la disposition organique des malheureux qui, poussés par la faim, accoururent en foule dans cette capitale. On met l'usage d'alimens altérés au nombre des causes des fièvres ataxiques, des affections scrophuleuses, scorbutiques, des hydropisies, etc. *Nosogr. phil.*

II.

tir ou les accélérer, les rendre plus forts ou plus faibles ; mais, par leur moyen, on va même jusqu'à modifier la complexion matérielle de toutes les parties vivantes.

Les fastes de la médecine ne renferment-ils pas une foule d'observations qui signalent les vertus curatives des matières alimentaires ? La Grèce avait des praticiens qui, dans le traitement des maladies, prenaient tous leurs agens médicinaux dans les substances qui servent à nourrir le corps. Galien a vu grand nombre de maladies de long cours céder à l'emploi seul de la diète atténuante, c'est-à-dire, d'alimens qui recélaient des principes âcres, volatils, stimulans (1).

Sydenham avertit que les médicamens ne suffisent pas pour la guérison des maladies chroniques, et qu'il faut alors porter surtout son attention sur le régime du malade. Ces maladies, qui le plus souvent sont comme identifiées avec la constitution actuelle des humeurs et des organes, ne peuvent être guéries que par une sorte de rénovation générale du système vivant : or les alimens seuls ont le pouvoir d'opérer cette grande mutation (2).

---

(1) *De attenuante victûs ration.*, lib.

(2) *Cùm in morborum chronicorum quamplurimis caussa ejus in habitum , et novam quasi naturam transiverit ,*

Baglivi commence par une observation curieuse le chapitre de son ouvrage qu'il intitule, *Du choix des alimens, ou de la méthode de guérir beaucoup de maladies, en se servant d'un genre convenable de nourriture : per opportunum ciborum genus.* Vous remarquerez, dit-il, dans la pratique de la médecine, que des personnes tourmentées par des affections chroniques, se trouvent soulagées pendant le carême ; mais qu'elles se plaignent de nouveau, lorsqu'après Pâques, elles se remettent à l'usage de la viande. Vous observerez aussi que quelques maladies se dissipent spontanément, lorsque l'on s'astreint à ne prendre pour nourriture que des plantes potagères, des légumes, du poisson (1).

Il n'est pas rare de rencontrer des personnes qui, après avoir inutilement employé beaucoup de médicamens, ont vu leurs maux cesser, parce qu'elles changeaient tout à coup de nourriture et qu'elles adoptaient un régime insolite. Ainsi on sait que les

---

nemo sanus existimaverit leviculam aliquam, ac momentaneam, alterationem sanguini atque humoribus à, quolibet sive remedii sive victûs genere superinductam, curationis scopum posse attingere ; at vero corporis habitus omni alio traducendus est, atque homo integer deinceps quasi novâ incude refingendus. Tractat. de podagr.

(1) *De Morbor. successionib.*, pag. 171.

fraises, le raisin, le lait, etc., pris en grande quantité, devenus le seul aliment du malade, ont déraciné des maladies graves et invétérées, parce que ces substances parvenaient à corriger la complexion morbifique du corps.

Ce que nous venons de dire des alimens semble n'être applicable qu'aux maladies chroniques ; mais l'administration des substances alimentaires forme un point aussi important du traitement des maladies aiguës. Dans une fièvre essentielle, par exemple, le médecin calculera la quantité de principes nourriciers qu'il veut porter dans le corps malade, et il choisira une espèce d'aliment qui soit propre à remplir ses vues.

Il doit surtout observer la marche de la maladie, suivre son développement, marquer les temps où le malade a besoin d'une nourriture plus substantielle, noter les accidens qui font une loi de retrancher toute espèce d'alimens, ou qui ne permettent que l'usage de ceux qui contiennent peu d'élémens alibiles. Hippocrate nous a laissé des préceptes admirables sur ce sujet (1). Jamais, comme le

____

(1) *Ubi peracutus est morbus, extremè tenuissimo victu uti necesse est.* Aph. 7, sect. 1. *Cùm morbus in vigore fuerit, tunc vel tenuissimo victu uti necesse est.* Aph. 8, sect. id. *In exacerbationibus cibum subtrahere oportet.*

dit Lorry, il n'a parlé avec plus de clarté et d'étendue que sur la nourriture des malades dans les maladies aiguës.

Mais dans l'administration des alimens aux personnes malades, le médecin ne s'attachera pas seulement à leur qualité nutritive pour régler la quantité que l'on peut en permettre selon la nature de
la maladie, son degré d'intensité, la période où
elle est parvenue, etc ; il faut aussi qu'il considère
la composition chimique de chaque espèce d'alimens, et qu'il se représente les suites de l'impression que feront les molécules non digérées de la
matière alimentaire qui se répandront avec le sang
dans toutes les parties vivantes, et qui se mettront
en contact immédiat avec tous les tissus organisés.

Tous les alimens fournissent au corps vivant des
élémens nourriciers ; mais il en est qui exercent en
même tems une propriété comme tempérante, qui
ralentit les mouvemens des organes, les rend plus
tardifs ; d'autres au contraire semblent stimuler les
parties vivantes, développer leurs propriétés vi-

Exhibere enim noxium est. Aph. II, sect. id. *Vid. etiam de
victûs ratione in morbis acutis lib.* Celse a dit que la nourriture donnée à propos était un des meilleurs remèdes que
l'on puisse employer. *Optimum verò medicamentum est,
opportunè cibus datus.* Lib. 3, cap. 4.

tales , accélérer leur action : ceux-ci fortifient le tissu des appareils organiques, ceux-là le relâchent et l'affaiblissent , etc. (1). Les substances alimentaires présentent donc une grande diversité , soit que l'on considère leur base nourricière, soit que l'on ait en vue les effets immédiats de leur administration. *Nutrimentum à nutrimento differt. HIPP.* Et c'est sous ces deux rapports que le praticien doit examiner les alimens pour en faire un usage utile (2).

Il serait presqu'aussi condamnable de donner indifféremment aux malades toutes les substances qui ont la faculté de nourrir, que d'administrer sans choix tous les agens pharmaceutiques. La trophologie ou la partie de l'art de guérir qui s'occupe de l'usage des alimens dans l'état de maladie, doit avoir ses classes et ses sous-divisions comme la matière médicale dont elle se rapproche.

La distribution méthodique des substances alimentaires sera fondée sur leur aptitude nutritive, et sur le caractère de l'impression particu-

______

(1) *Corn. Celsi medicin.* , lib. 2 , cap. 14.

(2) *Alimenta varia sunto , specieque medicamentis similia , quin etiam in cibis medicamenta reperiuntur , neque enim in uno duntaxat cibo omnia alimenti bona invenire facile est.* ARETÆI, de curat. morb. acutor., lib. 2.

tière qu'elles exercent sur le système vivant. L'emploi exclusif des alimens de chaque section formera autant de régimes curatifs, de diètes spéciales dont nous étudierons le pouvoir sur l'économie animale.

L'usage médicinal du lait se nomme diète lactée ; nous aurons de même une diète mucilagineuse, une diète sucrée , une diète farineuse, une diète gélatineuse , une diète excitante , etc.

Nous terminerons ces considérations générales sur les avantages que la thérapeutique peut retirer de l'usage des substances alimentaires, par indiquer quelques occasions où on voit les alimens produire des amendemens et même des guérisons singulières , qui ne procèdent ni de leur qualité nutritive, ni de leur action immédiate sur nos organes , et dont ils sont seulement une cause éloignée ou accidentelle.

Ainsi, des malades que l'on tient à un régime sévère, avalent à l'insu de ceux qui les gouvernent une grande quantité d'alimens; bientôt les accidens d'une indigestion se manifestent ; le danger devient pressant : mais la nature fait un effort salutaire ; elle parvient à se débarrasser, par le vomissement, du fardeau qui l'accable, et cette grande secousse de tout le système devient, contre l'attente générale, utile au malade; cette imprudence est suivie d'une amélioration inespérée (1).

Nous indiquerons aussi, comme indépendans des alimens, les avantages qu'occasionne souvent une diète sévère. Ainsi, dans la fièvre inflammatoire, dans les phlegmasies des viscères, dans les hémorragies actives, la privation de toute matière alimentaire, en suspendant la nutrition dans le sang et dans le tissu des organes (2), cause un affaiblissement général dans le système vivant, et modère par là l'intensité de tous les accidens morbifiques. De même, un homme est jeté dans un cachot, et ne reçoit, pour soutenir son existence, qu'un peu de pain et d'eau ; il devient maigre et desséché ; mais la grande mutation qui s'opère alors

---

(1) *Sic etiam improvisa apepsia ingluviei debita, quantumvis ut plurimùm mala maximè metuenda intulerit, aliquandò tamen, dùm repetito vomitu machinam succutit, convellit, movet funditùs, causam sæpè residem abstulit, imò diarrhœam effecit in morbis capitis atque pulmonum salutarem.* LORRY, de morborum conversionib. Epigenesis causæ morbi adversa ipsi pro remedio fit.

(2) Nous avons vu que, quoique le malade fasse abstinence d'alimens, la nutrition du sang et des organes peut se continuer aux dépens de la lymphe et de la graisse que l'absorption interstitielle porte dans la masse sanguine.

dans son économie animale le délivre de la goutte à laquelle il était sujet (1).

DISTRIBUTION MÉTHODIQUE

DES

SUBSTANCES ALIMENTAIRES.

A. *Des Alimens végétaux.*

Les substances végétales que nous employons à notre nourriture nous présentent une particularité bien remarquable. En effet, ces substances ne sont alimentaires qu'à une époque déterminée de la végétation : et c'est toujours quand elles recèlent des principes qui doivent servir au développement et à l'accroissement d'autres parties du corps de la plante, qu'elles ont la propriété de nous nourrir ; de sorte qu'en prenant des alimens végétaux, nous nous approprions des sucs nourriciers auxquels la nature avait donné une autre destination.

Ainsi, les racines de la carotte, du navet, des salsifis, etc., ne sont alimentaires que quand leur tissu est gorgé de principes que la tige doit employer pour son développement. Aussi cette tige

(1) Ramazzini , *annotationes in lib. lud. Cornelii.* ; Hoffmann, *de inediâ magnor. morbor. remedio.*

est-elle allongée, ces racines sont dures et ligneuses; elles ne contiennent plus de matériaux propres à former du chyle.

Les premières feuilles de la laitue, du chou, des épinards, etc., sont nourrissantes, parce qu'elles contiennent des sucs qui doivent passer dans la tige, dans les rameaux, et y entretenir la végétation : si la tige a pris son accroissement, ces feuilles sont sèches, coriaces; elles n'ont plus une qualité alimentaire. Les turions ou les jeunes pousses d'asperges, de houblon, etc., d'abord tendres, succulentes, nourrissantes, deviennent, en s'allongeant, dures, plus solides; alors elles ne sont plus susceptibles d'être digérées.

Le réceptacle charnu de l'artichaut est une sorte de lieu de réserve pour la nourriture des nombreux fleurons de cette plante syngénésique. Quand toutes ces fleurs se sont développées, elles ont absorbé, épuisé la nourriture accumulée dans le réceptacle : il a cessé d'être nutritif.

Dans les fruits, nous voyons que les péricarpes ne sont propres à nous sustenter que quand ils sont remplis de sucs qui doivent être employés au développement des graines (1). Ainsi, nous man-

______

(1) La culture change cette direction naturelle des sucs nutritifs; elle parvient à les accumuler et à les faire stagner

geons les valves de la gousse des pois, des haricots
et même des fèves, avant que les semences de ces
fruits ne soient formées : alors ces parties sont
tendres, parenchymateuses; mais elles ont perdu
leur nature alimentaire, lorsque tous les matériaux
nourriciers qui y étaient contenus ont été soutirés
par les graines.

Celles-ci ne sont elles-mêmes si nourrissantes
dans les plantes céréales, légumineuses, etc., que
parce qu'elles possèdent une ou deux masses de
matière farineuse qui doivent servir de mamelles à
la jeune plante à l'époque de la germination.

L'homme, quand il prend un aliment végétal,
se nourrit donc de la nourriture des tiges, des
feuilles, des fleurs même. La matière nutritive,
qu'il porte alors dans ses organes, avait toutes les
qualités requises pour être directement assimilée
aux diverses parties du corps de la plante. Mais,
pour réparer le sang et les organes de l'animal, la
nourriture végétale a besoin de subir une grande
transformation, et c'est l'appareil gastrique qui
l'exécute.

---

dans les racines, dans les feuilles radicales, dans le péricarpe des fruits, etc. Elle transforme ces diverses parties
en une masse épaisse, succulente, savoureuse.

SECTION PREMIÈRE.

ALIMENS MUCILAGINEUX.

§ Ier. *Des substances alimentaires mucilagi-neuses.*

Les productions naturelles que nous réunissons dans cette section, ont les mêmes bases nutritives. Le mucilage et la fécule verte dominent dans leur composition chimique. On y trouve aussi souvent une matière saccharine et quelques autres principes.

On sait que le mucilage a une qualité alimentaire, que les forces digestives peuvent le convertir en chyle. La caravane qui part chaque année de l'Abyssinie pour le Caire, emploie la gomme ara-bique, quand les alimens viennent à manquer. Les Maures qui habitent près du Sénégal, ceux de la Libye, etc., mettent cette matière végétale au nombre de leurs alimens. On a vu plus de cent hommes, enfermés dans une place assiégée, ne vivre, pendant plus de deux mois, que de gomme, qu'ils mettaient fondre dans la bouche et qu'ils avalaient (1).

La matière que l'on nomme fécule verte est aussi alimentaire ; ne voyons-nous pas les substances

____

(1) *Amœnitat. academicœ*, LINN. *Plantœ esculentœ.*

où ce principe est dominant, comme les asperges, les épinards, etc. se digérer et fournir des élémens nourriciers. Comme la fécule verte a, par ses facultés nutritives, une grande analogie avec le mucilage, nous ne distinguerons pas des alimens mucilagineux, ceux où abonde le principe immédiat dont nous parlons.

Carotte, racine du *Daucus carota* (*famille des ombellifères*), du mucilage, du sucre, un principe résineux, voilà les matériaux les plus remarquables de cette substance alimentaire.

Scorsonère, racine du *Scorzonera hispanica* (*famille des composées*), mucilage abondant, laiteux, un peu de sucre.

Salsifis, racine du *Tragopogon pratense* (*famille des composées*), composition chimique analogue à la précédente.

Panais, racine du *Pastinaca sativa* (*famille des ombellifères*), du mucilage, du sucre, un principe aromatique.

Betteraves, racines du *Beta vulgaris* (*famille des chénopodées*), beaucoup de mucilage et de sucre; on emploie aussi la côte longitudinale des feuilles de la poirée, sous le nom de *Carde.*

Navets, racines du *Brassica napus* (*famille des crucifères*), un mucilage très-aqueux, un peu du principe volatil qui appartient à toutes les plantes crucifères ; ce dernier se dissipe par la cuisson.

Topinambours, tubercules charnus des racines de l'*Helianthus tuberosus* (*famille des composées*), un mucilage très-abondant.

Asperges, *Turions* ou jeunes pousses tendres de l'*asparagus officinalis* (*famille des asparagées*), de la fécule verte, du mucilage, une substance particulière découverte par MM. Vauquelin et Robiquet (*annal. de chim.*) ; on sait que les urines de ceux qui mangent des asperges exhalent une odeur très-fétide.

Les anciens mangeaient, sous le nom d'asperges, les jeunes pousses de toutes les plantes vivaces, ainsi que les bourgeons des arbres et des arbrisseaux ; il est remarquable que toutes les parties des végétaux, lorsqu'elles commencent à se développer, et qu'elles sont dans un état d'enfance, ont une nature mucilagineuse, souvent un goût légèrement sucré, et qu'alors elles peuvent servir de nourriture, sans en excepter même les plantes âcres, aromatiques, amères, je dirais presque vénéneuses ; on peut voir sur ce sujet, comme sur tout ce qui concerne les matières alimentaires, les savantes recherches du professeur Hallé, dans l'article ALIMENS de l'Encyclopédie méthodique.

Chou , feuilles du *Brassica oleracea (famille des crucifères),* les botanistes distinguent plusieurs races de choux qu'ils soupçonnent même être des espèces distinctes : *Flore française.* Nous nous contentons ici de citer, 1°. la race des choux-cabus, dont les feuilles sont grandes, peu découpées, concaves, et se recouvrent, avant la floraison, les unes les autres, de manière à former une tête arrondie et serrée ; 2°. la race des choux verts qui ont de larges feuilles, mais qui ne forment pas la pomme comme les précédens ; 3°. les choux-fleurs qui offrent une particularité remarquable. Une surabondance de sève se jette sur les rameaux naissans de la tige florale et les transforme en une masse tendre, charnue, succulente ; si l'on abandonne cette production à elle-même, elle s'allonge et porte des fleurs et des fruits comme les autres choux.

Les choux contiennent un mucilage assez délayé et comme sucré, de la fécule verte ; ils recèlent aussi un peu du principe âcre, volatil, propre aux plantes crucifères.

Laitues , feuilles radicales du *Lactuca sativa (familles des composées).* On distingue un grand nombre de variétés de cette plante qui toutes sont employées comme substances alimentaires. Leur composition chimique est la même ; un mucilage

très-aqueux est le principe qui la distingue. Les progrès de la végétation changent la nature intime de
la laitue; ils développent des principes extractifs,
résineux, qui effacent son caractère alimenteux, et
lui donnent des propriétés narcotiques. Hippocrate
dit que cette plante est froide, mais il ajoute,
priusquàm succum habeat.

Chicorée, feuilles étiolées de plusieurs variétés
du *Cichorium endivia* (*famille des composées*).
Ces productions végétales contiennent un mucilage aqueux légèrement amarescent : les principes
extractifs qui abondent dans cette plante, quand elle
s'est développée sous l'influence de la lumière,
n'existent qu'en très-petite quantité dans les feuilles
que l'on emploie comme aliment.

Epinards, feuilles radicales du *Spinacia oleracea* (*famille des Chénopodées*), un mucilage
assez délayé, de la fécule verte, un peu d'extractif.

Mâches, feuilles radicales du *Valerianella oli-
toria* (*famille des Valérianées*), mucilage peu
abondant, de la fécule verte, très-peu d'extractif.

Artichaut, réceptacle des fleurs du *Cinara
scolymus* (*famille des composées*), mucilage
rapproché, abondant, un peu de principe sucré
et d'extractif.

Cardon ou *Cardon d'Espagne*, pétioles et côtes longitudinales des feuilles étiolées du *Cinara cardunculus*; mucilage aqueux.

Haricots verts, péricarpes ou jeunes gousses du *Phaseolus vulgaris* et du *Phaseolus nanus* (*famille des légumineuses*). Quand on mange des haricots verts, on se sert des péricarpes du fruit, les graines ne sont pas encore développées; on a alors une substance qui se rapporte aux alimens mucilagineux. La graine du haricot a une nature différente; elle appartient à la classe des alimens farineux.

Pois verts, péricarpes ou jeunes gousses de la variété du *Pisum sativum* que l'on nomme *pois goulu*, *pois mange-tout*, *pois sans parchemin*, (*famille des légumineuses*). Mêmes remarques que pour les haricots. Le péricarpe des pois verts paraît rempli d'un mucilage aqueux : les chimistes y trouvent de la fécule verte, de la matière saccharine, etc. Lorsque la graine est formée, elle donne une nourriture farineuse.

Potiron ou *courge*, fruits du *Cucurbita pepo* (*famille des cucurbitacées*), mucilage très-aqueux, une assez grande quantité du principe sucré.

Concombre, fruit du *Cucumis sativus* (*même*

II. 4

famille que la précédente) ; mucilage assez abondant.

Melon, fruit du *Cucumis melo* (*même famille*); mucilage aqueux, une assez grande proportion de sucre, principe aromatique agréable : cette substance alimentaire a quelques rapports avec les fruits acidules.

Nous aurions pu ajouter encore ici un grand nombre d'autres plantes d'où l'on tire des alimens qui appartiennent à cette classe, comme les jeunes pousses du houblon, *Humulus lupulus*, d'ortie, *Urtica dioïca* (*famille des urticées*), les feuilles radicales de Bon - Henri, *Chenopodium bonus - henricus* (*famille des chénopodées*), de mauve, *Malva rotundifolia* (*famille des malvacées*), etc., etc. (1). Car les alimens végétaux

---

(1) Un cultivateur distingué s'est nourri pendant le tems de disette qu'a produit la révolution, avec des oignons de tulipe. Cette nourriture, presque sans saveur, ne l'incommoda pas. La mauve formait un mets très-recherché chez les Romains. Cicéron avoue que dans un banquet somptueux, il ne trouva rien de plus délicat qu'un plat de mauve. On dit que les bulbes de l'*hyacinthus non-scriptus* contiennent une si grande quantité de mucilage, que lorsqu'elles sont desséchées, on peut les employer à la place de la gomme arabique. Voyez le *Systèmg de Chim de Thomson.*

mucilagineux sont répandus autour de nous avec une sorte de profusion, pendant que les alimens farineux, qui conviennent mieux à notre nature, qui nous sustentent davantage, sont plus rares.

Nous devons observer que le mucilage n'est pas également abondant dans toutes les substances que nous venons d'énumérer; il est plus concentré dans l'artichaut, dans les salsifis, dans les topinambours, plus rare dans les asperges, dans les épinards, etc. qui contiennent davantage de fécule verte. Les premiers alimens sont un peu plus nourrissans que les derniers.

De plus, la composition chimique de toutes ces substances mucilagineuses n'est pas identique. Dans la bette-rave, dans la carotte, le mucilage se trouve associé à une certaine proportion de sucre; dans le navet, dans le chou, on trouve un principe âcre, volatil, dans le panais une matière résineuse, etc.

Les alimens mucilagineux ont le plus ordinairement éprouvé l'action de l'eau bouillante, avant que nous nous en servions; or, la coction ne sert pas seulement à attendrir le tissu de ces substances, à faciliter leur digestion, mais elle parvient de plus à les dépouiller des principes extractifs, aromatiques, etc. qu'elles recèlent. Ne sait-on pas que l'eau qui a servi à faire cuire des choux-

4*

fleurs, des asperges, etc., a une odeur forte et qu'elle devient bientôt fétide?

Remarquons que la préparation qu'éprouvent dans nos cuisines les substances alimentaires, change souvent leurs qualités naturelles, et leur donne des propriétés étrangères; ainsi ajoutez à des épinards, à des haricots verts, à des choux-fleurs, etc., de la muscade, des épices en abondance, vous introduisez dans ces matières mucilagineuses de l'huile volatile, de la gomme-résine, etc.; au lieu d'une faculté adoucissante, vous trouverez dans cette nourriture une faculté fortement stimulante. Quand on joint un assaisonnement à un aliment mucilagineux, il faut qu'il soit en assez petite quantité, pour qu'il ne puisse agir que sur l'estomac, et pour qu'il favorise seulement l'acte de la digestion, sans étendre au-delà sa puissance: autrement on altère, on change même les propriétés de cet aliment.

§ II. *Des effets que les alimens mucilagineux produisent dans le corps vivant.*

Il est bien entendu que ces effets ne peuvent être sensibles que sur ceux qui prendront seulement des alimens mucilagineux, et qui renonceront aux substances et aux boissons dont la composition chimique et les vertus sont opposées.

Digestion. Les substances alimentaires mucilagineuses ne sont pas d'une digestion très-facile : il
en est dont le tissu tendre ne contient qu'un mucilage très-humide, comme les navets, les choux-
fleurs, etc. et dont l'élaboration digestive est assez prompte ; mais les autres présentent plus de
difficultés aux organes gastriques ; leur conversion en chyle paraît le résultat d'un travail assez
prolongé ; d'ailleurs le contact immédiat des alimens mucilagineux sur la surface de l'estomac,
cause un relâchement du tissu de cet organe ; il diminue l'énergie des forces digestives, et une grande
partie de la substance de ces alimens sort par les
selles : *per alvum magis secedunt. HIPP.* Quelquefois cette impression immédiate jette le canal alimentaire dans une sorte d'atonie ; les matières mucilagineuses traversent rapidement les intestins,
elles occasionnent des selles copieuses : alors ces
matières ne sont pas nutritives, elles agissent à la
manière des agens laxatifs (1).

Circulation. Les alimens mucilagineux affaiblissent l'action contractile du cœur, ralentissent
le cours du sang, diminuent l'impulsion artérielle,
rendent le pouls plus faible et moins fréquent. Les

____

(1) *Minoris nutritionis signum, prompta dejectio.*
GALIEN.

effets débilitans que produit cette nourriture sur l'appareil circulatoire sont aussi marqués sur les vaisseaux capillaires : c'est à l'affaiblissement subit de l'activité vitale de ces derniers, qu'il faut attribuer la diminution qui survient dans l'intensité de la chaleur animale, lorsque l'on prend quelques-uns de ces alimens, comme la salade de laitue, de mâche, de haricots verts, etc. , le melon, etc., pendant que l'on est très-échauffé.

Respiration. N'est-il pas probable que l'usage des alimens mucilagineux qui débilitent dans toutes les parties vivantes les propriétés vitales, affaiblit l'action du système pulmonaire et qu'il rend moins actifs les phénomènes physiologiques de la respiration ?

Absorption. Nous ne pouvons apprécier directement l'influence que les substances mucilagineuses exercent sur l'action des vaisseaux absorbans ; il est même vraisemblable qu'elles n'altèrent pas tout d'abord l'exercice de la fonction qui leur est confiée. Mais si l'on continue long-tems l'emploi de ces substances, on aperçoit bientôt des signes évidens d'une absorption languissante, surtout dans le tissu des organes. Une bouffissure générale décèle son peu d'énergie : *humiditatem et pituitam exhibent,* dit Hippocrate en parlant de ces alimens.

Sécrétions et Exhalations. Le caractère de l'impression que font sur tous les organes vivans les alimens de cette section, s'aperçoit bien sur les appareils sécréteurs et exhalans. Leur activité se ralentit, et les excrétions deviennent bien moins abondantes. L'usage de ces alimens affaiblit l'action exhalante du système cutané, il diminue la perspiration, *non*, comme le dit Gorter, *ex defectu humoris tenuis, sed ex defectu propulsionis.* C'est aussi parce que ces substances alimentaires affaiblissent l'action sécrétoire des testicules, qu'elles amortissent les désirs vénériens (1).

Nutrition. Les alimens mucilagineux recèlent peu de principes nourriciers. D'un grand volume, les forces gastriques ne retirent qu'une petite proportion de liqueur chyleuse; de plus l'action immédiate de ces substances alimentaires sur le système animal n'est pas en général favorable pour l'acte de l'assimilation. Aussi ceux qui ne vivent que de mucilagineux font-ils peu de sang; ce fluide devient peu concrescible : *Sanguinem debilem faciunt.* *HIPP.* Leur usage est un moyen sûr de diminuer la consistance, l'épaississement du sang, de corriger son état inflammatoire; et les médecins hy-

____

(1) On sait que la laitue passe pour être contraire aux plaisirs de l'amour.

giénistes recommandent cette nourriture à ceux qui sont menacés des accidens qu'entraîne une grande pléthore sanguine.

La nutrition des solides n'est pas plus active pendant l'emploi d'une nourriture mucilagineuse ; le tissu des organes est mal restauré ; leurs mouvemens sont faibles et languissans ; le système animal a peu de vigueur : *debilitatem quandam corpori inducunt.* **HIPP.**

Sensations. L'usage d'alimens mucilagineux diminue la sensibilité générale, et rend moins vives les impressions extérieures. Ce régime est très-convenable pour réprimer la violence des passions ; il les rend plus douces, et leur développement devient moins facile.

Locomotion. Ceux qui prennent beaucoup de mucilagineux sont débiles, mous, incapables de soutenir un exercice musculaire un peu violent. Cette nourriture qui ne fournit que peu de chyle, n'entretient dans les muscles qu'une assimilation languissante ; ces organes ont peu de vigueur : de plus l'impression relâchante qu'exercent sur leur tissu les molécules muqueuses que le sang répand partout, énerve leur action contractile. Les mouvemens locomoteurs deviennent plus tardifs, moins vifs, moins libres. Un régime mucilagineux diminue donc les forces et l'agilité tout à la fois.

§ III. *De la constitution organique que les ali-mens mucilagineux donnent au corps vivant, ou des effets de la diète mucilagineuse.*

Les effets immédiats que nous venons de signaler dans l'exercice des diverses fonctions de la vie ont une double cause : 1°. ils dépendent de ce que les substances qui ont le mucilage ou la fécule verte pour base, recèlent peu de principes nourriciers, de ce qu'ils restaurent mal le sang et le tissu des organes ; les alimens de cette section appartiennent à la classe de ceux que Celse nommait, *alimenta imbecillissimæ materiæ* (1) ; 2°. nous savons que toute la substance de l'aliment mucilagineux n'est pas décomposée dans l'organe gastrique, que des molécules de cette substance sont portées dans tous les tissus vivans sur lesquels elles font une impression relâchante ou émolliente qui affaiblit leur tonicité, leur contractilité, leur sensibilité, leur caloricité (2).

---

(1) *Imbecillissimam vero materiam esse, omne olus, et quicquid in cauliculo nascitur, qualis est cucurbita, et cucumis.....* lib. 2, cap. 18.

(2) Rappelons-nous que c'est avec des matières mucila-

Si l'on se soumet à un usage exclusif d'alimens mucilagineux , on verra bientôt naître d'autres effets plus durables , qui tiendront à la mutation profonde que ce régime aura suscitée dans l'économie animale, à la disposition nouvelle qu'auront prise toutes les parties vivantes.

Un individu dont le corps ne recevra journellement qu'une faible proportion de chyle , dont le sang et le tissu des organes ne seront restaurés que d'une manière imparfaite , un individu chez qui l'impulsion artérielle sera en même tems affaiblie , le cours du sang ralenti , l'absorption interstitielle languissante, chez qui enfin les excrétions seront moins abondantes , offrira bientôt tous les signes d'une *constitution organique* particulière qui sera remarquable par une sorte de gonflement atonique des viscères, une légère bouffissure universelle, un sang peu consistant, une inertie générale , etc. (1).

---

gineuses que se composent ces cataplasmes émolliens qui, appliqués sur des tumeurs inflammatoires, diminuent la tension morbifique des fibres vivantes ; affaiblissent l'exallation locale des propriétés vitales , procurent enfin un relâchement favorable.

(1) Galien dit, en parlant des substances alimentaires qui se rapportent à cette section : *Manifestissimum autem*

Cet état du système vivant prédisposera le corps aux maladies fébriles de l'ordre des fièvres muqueuses, des fièvres lentes-nerveuses , etc. (1). Il est aussi comme le premier degré de la grande série des affections cachectiques , du scorbut , des scrophules , des écoulemens muqueux chroniques , etc.

Il ne sera pas inutile de rappeler ici que les chevaux, les bœufs que l'on met dans les pâturages, et qui se nourrissent des jeunes pousses de plantes graminées et autres dont la composition chimique consiste en fécule verte et en un mucilage un peu sucré , deviennent faibles , paresseux et ne peuvent soutenir la fatigue. Le tissu de leurs organes est plus mou, plus humide, plus relâché ; ils sont menacés de toutes les maladies avec cachexie , de la leucophlégmatie, etc. (2).

----

est , quòd omnia hæc , præterquàm quòd exiguum corpori dant alimentum , succum etiam pravum generant. De Aliment. facult. , lib. 2 , cap. 39.

(1) Huxham met l'usage abondant du concombre et du melon au nombre des causes affaiblissantes qui prédisposent le corps aux fièvres lentes-nerveuses. *De Aer. et Morb. epid.*

(2) Voyez l'article *Alimens , Hygiène vétérinaire*, par M. Huzard , dans l'Encyclop. méthod.

§ IV. *Des alimens mucilagineux considérés comme moyens médicinaux.*

Le praticien qui s'occupe d'indiquer quelles sont les espèces d'alimens que peut prendre un malade, doit considérer dans les substances alimentaires deux choses également essentielles, 1°. leur qualité nourrissante ; 2°. l'impression directe qu'elles feront sur tous les appareils organiques.

Or, les alimens mucilagineux nourrissent peu ; ils possèdent de plus une propriété relâchante : ainsi il est facile de juger dans quelles affections pathologiques ils conviennent. Il est évident que dans toutes les maladies où l'on remarque une surabondance de sang, où ce fluide vivant a une complexion trop riche, où il existe un excès de tension dans les tissus vivans, une exaltation des forces vitales, etc., une nourriture mucilagineuse aura une utilité incontestable.

Une décoction de salsifis, de scorsonère, etc., une légère dissolution de gomme arabique, etc., sont des boissons alimentaires très-convenables dans un grand nombre de maladies inflammatoires. Elles introduisent infiniment peu de principes nourriciers dans le corps vivant, elles font sur tous les organes une impression qui occasionne un relâchement subit dans leur tissu.

Aussi une boisson mucilagineuse, prise avec une sorte de profusion, a-t-elle une utilité bien reconnue dans les fièvres inflammatoires, dans le début des phlégmasies cutanées, la petite-vérole, la rougeole, la scarlatine, dans le cours des phlegmasies séreuses, la pleurésie, etc., de celles des viscères, la péripneumonie, dans le rhumatisme aigu, etc. La matière mucilagineuse pénètre dans l'économie animale, elle produit une sorte de détente de tous les systèmes organiques, elle ralentit leurs mouvemens trop violens, elle procure enfin un calme marqué. Mais on ne voit ici que l'effet de la propriété émolliente des substances que nous avons en vue ; leur qualité nutritive devient presque nulle dans cette occasion ; et ce que nous venons de dire s'appliquerait bien à tous les médicamens émolliens.

Remarquons en passant que dans les phlegmasies très-intenses, dans une pleurésie, une péripneumonie violente, une boisson mucilagineuse est bien préférable aux tisanes d'orge mondé, de gruau, etc. : celles-ci ont une faculté moins émolliente, mais ce qu'il est surtout essentiel de noter, c'est qu'elles sont chargées de principes farineux, et qu'elles portent dans le système vivant une bien plus grande proportion d'élémens nourriciers.

Les alimens mucilagineux seront également utiles vers la fin des fièvres bilieuses, dans la première période des phlegmasies muqueuses, du catarrhe pulmonaire, de la diarrhée par irritation, de la dyssenterie, de la blennorrhagie, etc. : leur influence adoucissante deviendra alors très-profitable ; mais si ces affections durent depuis long-tems , si elles tendent à devenir chroniques, ces mêmes substances alimentaires sont contraires.

Les matières mucilagineuses sont aussi très-recommandables dans les hémorragies actives, et surtout dans l'hémoptysie ; l'action relâchante qu'elles exercent sur le système artériel, le ralentissement qu'elles occasionnent dans le mouvement du sang deviennent des effets favorables.

Tous les avantages curatifs dont nous venons de parler, tiennent plutôt à l'exercice de la propriété émolliente ou relâchante des alimens mucilagineux qu'à leur faculté nutritive ; mais cette dernière devient plus importante, quand on veut combattre une prédisposition prochaine aux maladies inflammatoires , quand on veut dissiper les accidens qui accompagnent une pléthore vraie. Ainsi les personnes fortes, d'une complexion sanguine, menacées de phlegmasies, de l'hémoptysie, de l'apoplexie, etc., doivent user de la diète mucilagineuse. Ce régime vraiment médicinal changera leur état actuel, et fera prendre à leur économie une constitution nouvelle qui les garantira des accidens auxquels les exposait leur tempérament acquis.

Les alimens mucilagineux fourniront une nourriture médicinale très-appropriée dans un grand nombre de névroses, comme l'hypocondrie, la mélancolie (1), la consomption, les convulsions, etc., lorsque le système vivant a une complexion sèche et irritable, *strictior corporis habitus (STAHL)*, qu'il existe un mouvement fébrile permanent, etc. Pour diminuer ou dissiper les accidens qui accompagnent ces maladies, il faut opérer une grande transmutation dans l'état actuel de l'économie animale : or, aucun moyen ne peut avoir plus d'efficacité dans cette occasion que la diète mucilagineuse.

Les alimens mucilagineux rendront aussi de grands services dans le traitement de quelques névroses de la génération qui dépendent d'un excès

____

(1) Voyez l'observation d'une femme guérie de cette maladie par l'usage journalier du concombre presque pour toute nourriture. HUFFMANN, *Med. rat. System.*, tom. 4, part. 4, cap. 8.

de vitalité dans l'appareil génital, comme le satyriase, le priapisme, la nymphomanie (1). Ils seront également utiles dans les maladies du système urinaire, la strangurie, la dysurie, dans les constipations opiniâtres, dans quelques insomnies (2), etc.

Terminons ici par observer que les malades qui se soumettent à l'usage exclusif d'un genre d'alimens s'imposent de grands sacrifices, et qu'il faut une sorte de courage pour vaincre tous les désagrémens qui accompagnent une diète médicinale. Cependant personne ne niera que la médecine ne trouve dans ce régime insolite une des plus grandes ressources possibles, et que le plus souvent, si un succès complet ne suit pas son emploi, c'est qu'on ne l'a pas continué un tems suffisant, ni avec assez de persévérance. Rappelons ce passage de Celse : *Sic tamen, ut in acutis morbis cito mutetur*,

---

(1) *Cibaria parum nutrientia frigidaque sunto : pauca triticea : plurima olera, malva, bliton, lactuca, cucurbita elixa, cucumis maturus elixus, pepo suo tempore collectus.* ARETÆI, de curat. Satyr., lib. 2.

(2) Galien, fatigué par l'étude, épuisé par de longs travaux, ne pouvant plus dormir, se servit avec un grand avantage de la laitue cuite. Boerhaave conseille de recourir aux alimens mucilagineux, *oleribus mollissimis*, dans toutes les maladies qu'il attribue à la fibre devenue trop roide, trop élastique.

*quod nihil prodest : in longis, quos tempus,
ut facit, sic etiam solvit, non statim condem-
netur, si quid non statim profuit : minùs verò
removeatur, si quid paulùm saltem juvat ; quia
profectus tempore expletur.* Med., lib. III, cap. 1.

§ V. *Des maladies dans lesquelles les alimens mucilagineux seront contraires.*

Les changemens organiques que suscitent dans l'économie animale les substances alimentaires mucilagineuses, annoncent assez que l'on ne doit pas les employer dans le déclin des fièvres muqueuses, dans le cours des fièvres adynamiques. Il faut alors une nourriture plus forte, plus substantielle et d'une digestion plus facile ; il est aussi nécessaire de joindre aux substances alimentaires que l'on emploiera une matière qui possède une propriété tonique ou excitante.

Il est sans doute inutile de dire que les alimens mucilagineux seront nuisibles dans toutes les affections chroniques des membranes muqueuses, la diarrhée ancienne, le catarrhe humide, la leucorrhée, la blennorrhagie par relâchement, etc. L'influence émolliente de cette nourriture est directement contraire à ces accidens morbifiques ; la faiblesse organique que produit leur emploi tend à les fomenter, retarde leur guérison, la rend impossible.

II.

Une nourriture mucilagineuse n'est pas plus ad-
missible dans les affections scorbutiques, scrophuleuses, dans les hydropisies. La diète mucilagineuse trop prolongée occasionne ces maladies,
elle y prédispose le corps ; il est évident que si
l'on administrait des alimens mucilagineux aux personnes qui en sont actuellement atteintes, on exas-
pérerait tous les symptômes morbifiques.

SECTION DEUXIÈME.

ALIMENS SUCRÉS.

§ Ier. *Des substances alimentaires sucrées.*

Le principe sucré est très-répandu dans la nature. Toutes les substances végétales qui servent à
nous nourrir, en contiennent une plus ou moins
grande proportion. Mais ce principe ne s'y trouve
pas à l'état de pureté, il est toujours combiné avec
d'autres matières, dont il est assez difficile de le
débarrasser.

On retire principalement le sucre, des tiges du
Saccharum officinarum (*famille des graminées*), des raisins, fruits du *Vitis vinifera* (*famille des vignes*), de l'érable à sucre, *Acer sac-
charinum* (*famille des érables*), etc.

Il n'entre pas dans notre plan de nous occuper
du détail des opérations diverses à l'aide desquelles

on parvient à dépouiller le corps sucré des matériaux auxquels la végétation l'avait associé. Nous observerons seulement que la *moscouade* surtout, et ensuite les diverses variétés de *cassonades*, que l'on regarde comme des sucres non purifiés, sont plus nourrissantes que le sucre pur. Dans l'acte du raffinage, le principe sucré ne subit-il pas dans sa nature intime une modification ? ou plutôt une petite portion de mucilage, ne favorise-t-elle pas l'action nutritive de ce principe.

Nous devons ici indiquer deux substances sucrées, qui diffèrent des précédentes par leur essence chimique : 1°. le miel, espèce de sucre formé par les abeilles, mais qui a une origine végétale (1); 2°. la manne, suc sucré, recueilli sur le frêne, le melèze, etc. La manne se digère facilement, quand elle est récente; on s'en nourrit dans la Calabre, la Syrie, etc.; mais elle devient fade, indigeste, quand on l'a conservée long-tems, alors elle produit presque toujours un effet laxatif : dans ce cas la nature intime de la manne paraît altérée; elle a perdu de ses propriétés alimentaires.

---

(1) *Mel cum aliis quidem comestum, et nutrit, et bonum colorem exhibet; ipsum autem per se ipsum attenuat magis quàm reficit; nam et per urinam, et per secessum plus justo expurgatur.* Hipp., de affectionib.

Le corps sucré se rencontre, comme nous l'avons déjà dit, dans la plupart des alimens végétaux ; mais souvent il y est en trop petite quantité pour qu'on le remarque, pour qu'il puisse influer sur les qualités nutritives de ces alimens; alors on le néglige entièrement. Le sucre se trouve principe dominant dans la composition intime d'autres matières alimentaires ; dans ce cas les propriétés particulières du sucre sont faciles à distinguer ; et dans les effets organiques que produisent ces matières, on assigne sans peine ceux qui procèdent de ce principe. Dans les fruits que nous allons énumérer, le sucre est très-abondant, mais il y est allié à une grande proportion de mucilage ; et quand on emploie ces substances comme une nourriture habituelle et exclusive, on obtient un résultat complexe dans lequel on doit distinguer le produit de la qualité très-nourrissante du sucre du produit de l'influence relâchante du mucilage.

Figues, fruits du *Ficus carica* (*famille des urticées* (1). Les figues sèches contiennent un mucilage

---

(1) C'est encore à la famille des urticées qu'appartient ce végétal précieux qui fournit à l'homme une nourriture si abondante dans les îles de la mer du Sud, dans les Moluques, etc. L'arbre à pain, *artocarpus incisa*, donne

très-concentré allié à une grande quantité de sucre. Les figues font une partie de la nourriture du peuple dans les provinces méridionales de la France, dans l'Italie, etc.

Dattes, fruits du *Phœnix dactylifera* (*famille des palmiers*). Une substance assez compacte composée de muqueux et de sucre; ce dernier moins abondant que le premier principe. Plusieurs nations se nourrissent de dattes.

Raisins secs, fruits desséchés du *Vitis vinifera* (*famille des vignes*). Dans la dessication des raisins, le corps sucré se développe, et ces fruits présentent alors un composé alimentaire dans lequel le sucre et le mucilage sont dominans. Dans le raisin récent plusieurs acides végétaux se montrent très-actifs; ce qui le fait porter dans la classe des alimens acidulo-sucrés.

Pruneaux, fruits desséchés du *Prunus domestica* (*famille des rosacées*). Les pruneaux nous présentent un composé nutritif dans lequel le

pendant huit mois de l'année des fruits dont la pulpe est ferme, blanche, farineuse. Ces fruits, qui viennent de la grosseur de deux poings réunis, lorsque l'arbre est cultivé, se coupent par tranches que l'on fait rôtir sur des charbons ardens, ou cuire au four. Alors la substance de ces fruits devient blanche, tendre comme de la mie de pain dont elle a un peu la saveur.

mucilage est plus abondant que le sucre. Il est important d'observer ici que plusieurs variétés de prunes fraîches doivent être rapportées à cette section, parce qu'elles ne contiennent que du mucoso-sucré, et qu'elles ne récèlent pas assez de principes acides pour pouvoir entrer parmi les substances acidulo-sucrés, telles sont les prunes que l'on nomme *reine - claude*, *grosse-mirabelle*, etc.

Abricots, fruits de l'*Armeniaca vulgaris* (*famille des rosacées*). Les abricots constituent aussi un aliment mucoso-sucré.

Nous devons rappeler ici quelques préparations alimentaires où le sucre se trouve uni à une grande quantité de muqueux, comme les marmelades d'abricots, de prunes, la gelée de pommes, etc. Quelques compositions pharmaceutiques, comme la pâte de jujubes, la pâte de guimauve, etc., pourraient aussi être considérées comme des matières mucoso-sucrées susceptibles de nous nourrir.

Il en est de même pour les sucs de raisins, de pommes, etc., qui n'ont pas éprouvé la fermentation vineuse. Ces boissons contiennent une grande quantité de sucre allié à une certaine proportion de muqueux ; elles ont une qualité ali-

mentaire, mais leur élaboration gastrique est difficile : souvent elles occasionnent une sorte d'indigestion, elles donnent lieu à des évacuations
alvines abondantes. Chacun a observé cet effet produit par le moût (1), par le vin cuit, par le cidre
doux, par la bière, par l'hydromel, avant que ces
liqueurs aient fermenté.

§ II. *Des effets que les alimens sucrés produisent dans l'économie vivante.*

Le corps sucré recèle une grande abondance
d'élémens propres à la confection de la liqueur
réparatrice. Le corps sucré ne fait sur les organes vivans aucune impression remarquable. Nous
devions former une section spéciale pour les
matières alimentaires dans lesquelles il est dominant.

Digestion. La matière saccharine est d'une digestion très-facile : les organes gastriques l'ont
promptement élaborée ; dans cet acte vital, toute la
substance du sucre semble se convertir en principes
nourriciers ; il ne fournit presque pas d'excrémens.
Un chimiste célèbre (*Rouelle l'aîné*), disait que
le sucre était le pain le plus parfait.

----

(1) *Mustum inflat et subducit, ac conturbat fervens in
ventre, et alvo secedit.* Hipp., de Diæta, lib. 2.

Les substances alimentaires sucrées dans lesquelles le mucilage est très-abondant, forment une nourriture qui diffère de celle où le sucre est presque pur. Leur digestion est plus lente, plus difficile ; elles fournissent beaucoup de matières fécales (1) ; l'action du mucilage sur la surface gastrique diminue la vitalité de l'estomac, nuit à l'exercice de sa fonction, donne même lieu souvent à une médication laxative. C'est au corps mucoso-sucré qu'il faut rapporter ces paroles de Celse : *Aliena stomacho sunt omnia prædulcia.*

Circulation. L'emploi du principe sucré, comme aliment, ne change pas le rhythme actuel du pouls. Les molécules de la matière saccharine qui pénètrent dans la masse sanguine, n'altèrent pas l'action du cœur et des artères. La vitalité des vaisseaux capillaires n'éprouve non plus aucun changement. Cependant si l'on use copieusement du corps sucré pendant quelque tems, le pouls devient plein et fort : mais ce produit est un effet de la qualité éminemment nourricière du sucre, de l'abondance de principes alibiles qu'il fournit au sang et à tous les organes.

---

(1) *Ficus et uvæ passæ alvum movent.* Hipp., de Diæta, lib. 2.

L'usage des matières mucoso-sucrées paraît influer davantage sur l'exercice actuel de la circulation : les variations que l'on observe alors dépendent de l'impression relâchante que la partie mucilagineuse fait sur le système vivant.

Respiration. Il est probable que le corps sucré, pris comme nourriture, ne produit aucun changement dans les phénomènes chimiques de cette fonction.

Absorption. L'absorption reste régulière pendant l'emploi d'un aliment sucré : mais si cet aliment contient beaucoup de muqueux, l'action de ce principe sur le système vivant paraît ralentir l'exercice de l'inhalation interstitielle, les organes deviennent gonflés de sucs lymphatiques ; le corps acquiert une complexion molle, humide.

Sécrétions et Exhalations. Le corps sucré ne fait sur les appareils sécréteurs et exhalans aucune impression directe qui puisse altérer leur action. Aussi, les excrétions restent dans l'ordre naturel, soit que l'on examine leur quantité ou leur nature. Mais il n'en est pas de même pour les alimens mucoso-sucrés, ils ralentissent l'action des organes sécrétoires et exhalans, ils diminuent la perspiration cutanée, comme l'a observé Sanctorius ; ils rendent le corps plus pesant.

Nutrition. Le principe sucré est très-nourrissant. Lorsqu'il devient l'aliment habituel d'un individu, le pouls plus plein atteste bientôt que l'assimilation est très-active dans le fluide sanguin. L'énergie des mouvemens organiques montre aussi que tous les tissus vivans reçoivent une abondante réparation. Cette nourriture porte même dans le corps une surabondance de matière nourricière qui se dépose dans le tissu cellulaire, et donne lieu à une augmentation d'embonpoint : mais alors sous une enveloppe cellulaire assez prononcée, se trouve une complexion robuste et pléthorique ; la coloration de la peau, la force du pouls, la nature très-concrescible du sang, etc. en sont les signes ; enfin, on est alors prédisposé à toutes les maladies inflammatoires.

Sensations. Les substances sucrées n'excitent pas l'organe cérébral : elles paraissent plutôt diminuer la sensibilité générale, et rendre les passions plus douces. *CABANIS*, ouvr. cité.

Locomotion. Les alimens sucrés augmentent la force tonique des muscles en augmentant leur nutrition ; mais ils ne développent pas leur propriété contractile : et si les mouvemens des membres sont plus vigoureux, ils semblent peu libres, peu faciles ; en un mot, le corps a beaucoup d'énergie, mais l'individu a peu d'activité.

§. III. *De la constitution organique que les alimens sucrés donnent au corps vivant, ou des
effets de la diète sucrée:*

Tout ce que nous venons d'observer dans l'exercice des fonctions de la vie pendant l'usage du
sucre pris comme nourriture, nous démontre
que le corps saccharin est très-riche en principes
nourriciers, que sa digestion introduit dans le
système vivant une très-grande proportion de matériaux susceptibles de s'assimiler au sang et aux
organes : la continuité de son emploi peut même
occasionner une sorte de pléthore de sucs nourriciers, un embonpoint dû à une surabondance
de nourriture (1).

Mais les changemens organiques auxquels donne
lieu l'usage de la matière sucrée, procèdent tous
de sa qualité nourrissante; rien n'annonce que cette
matière fasse sur les appareils organiques une im-

---

(1) Les Cochinchinois prétendent que rien n'engraisse
plus vite que le sucre. Rouelle l'aîné nous apprend que
d'après l'expérience du pays, le gouvernement oblige un
certain nombre de soldats destinés à la représentation, à
manger tous les jours une quantité déterminée de sucre.
Ces soldats sont, dit ce chimiste, dans un embonpoint
admirable. Voyez l'*Histoire de la canne à sucre, par*
Dutrône, pag. 299.

pression particulière. Ou toute la substance de l'aliment se dénature dans les voies digestives et se convertit en chyle, ou les molécules de sucre qui pénètrent dans le torrent circulatoire n'ont pas de prise sur les organes vivans; au moins dans l'emploi du corps sucré comme nourriture, les effets de la qualité nutritive sont très-marqués, très-faciles à saisir, tandis qu'on n'aperçoit pas ceux que l'on pourrait rapporter à leur action immédiate sur les appareils organiques.

Les ouvriers qui, dans les colonies, travaillent à la fabrication du sucre, ne se nourrissent presqu'uniquement que de matière sucrée; ces individus ont beaucoup de force, et soutiennent les plus rudes travaux (1). A la Cochinchine, les animaux domestiques sont également nourris avec des cannes ou avec des écumes de vesou, à l'époque de la récolte de la canne, et du travail de l'extraction et de la purification de son suc; et quoiqu'ils fatiguent alors plus qu'en aucun autre tems, ils se portent beaucoup mieux, ils prennent même de l'embonpoint (2).

Il est évident, d'après cela, que la *diète sucrée*

---

(1) Hoffmann, *sacchari Histor. natur. et medic.* Spielmann, *Institut. mat. med.* Voyez aussi Cullen, *Mat. med.*, tom. 1.

(2) Dutrône, ouvrage cité, pag. 298.

aura toujours pour résultat de faire acquérir au corps vivant une *constitution organique*, remarquable par tous les attributs de la force et de la vigueur. Cette nourriture produira une grande quantité d'un sang bien constitué, et donnera aux organes, par une assimilation plus forte de leur tissu matériel, une énergie remarquable.

Mais si les substances sucrées, dont on fait une nourriture exclusive, contiennent beaucoup de muqueux, comme les figues, les dattes, etc., alors l'action relâchante de la partie mucilagineuse de ces alimens devient très-sensible, la tonicité est comme affaiblie dans tous les organes, leur tissu est moins robuste, il y a dans tout le système moins de vigueur. Cet effet est surtout évident sur les personnes faibles, dont les forces gastriques attaquent avec moins d'énergie la matière alimentaire, et laissent une plus grande quantité de molécules mucilagineuses pénétrer dans la masse sanguine. Les individus robustes, chez qui la presque totalité de la matière alimentaire subit une décomposition, éludent davantage l'influence relâchante dont nous venons de parler. On sait que l'on faisait manger beaucoup de figues aux athlètes pour leur conserver une grande force, et leur faire acquérir la corpulence qui les caractérisait (1).

____

(1) *Vid.* MERCURIALIS, *de arte gymnastic.*, lib. 1, cap. 15, *de vivendi athletarum ratione.*

N'est-ce pas parce que le corps sucré ne fait sur les tissus vivans aucune impression qui puisse augmenter ou diminuer, en un mot, altérer leur action actuelle, que l'on a souvent dû attribuer à son usage une vieillesse longue et sans infirmités (1)? La vigueur que cette nourriture donne à tous les organes, assure la perfection des fonctions de la vie, et rend en même tems l'existence plus douce, plus tranquille. Après chaque repas, le corps n'éprouve pas ce trouble, cette agitation, ce mouvement fébrile que provoquent toujours les mets épicés, le vin, le café, etc.

§ IV. *Des alimens sucrés, considérés comme moyens médicinaux.*

Le corps sucré est une source très-féconde en principes nourriciers; sa digestion est très-facile; son contact avec nos parties vivantes n'altère pas leur action; or, ces données générales doivent régler l'administration médicale des substances alimentaires de cette section.

---

(1) On trouve dans les auteurs beaucoup d'observations de personnes qui ne se nourrissaient que d'alimens sucrés, et qui ont vécu très-long-tems, conservant jusques dans leur vieillesse une bonne santé. GEOFFROY, *Mater. med.*; BERGII, *Mater. med.*, tom. 1, pag. 48; DUTRONE, ouvrage cité, pag. 295.

Dans les maladies fébriles de l'ordre des fièvres adynamiques et ataxiques, ne peut-on pas se servir avec avantage du sucre, pour soutenir les forces organiques par une prompte restauration de toutes les parties vivantes. En associant, d'ailleurs, au corps sucré un agent tonique ou excitant, on assurerait en quelque sorte l'assimilation des principes nourriciers qu'il recèle. On sait àssez combien une nutrition, même légère, du sang et du tissu des organes serait profitable dans ces affections, puisqu'elle fournirait une vigueur vraie à tout le système.

Cette même substance alimentaire conviendrait également à la fin des phlegmasies cutanées, des phlegmasies des membranes muqueuses, lorsque l'on veut donner de la nourriture aux malades. Le corps sucré n'introduit dans les humeurs aucun principe qui puisse nuire, et une quantité assez petite donne lieu à une forte nutrition.

La diète sucrée peut devenir aussi un secours très-efficace dans beaucoup de névroses qui tiennent à une sensibilité excessive, à une trop grande mobilité du système nerveux. La matière saccharine, en rendant plus active la nutrition des fluides et des solides, donne à toute la machine une énergie nouvelle: l'influence nerveuse devient plus fixe, plus régulière; elle ne cause plus de mouvemens désordonnés. Par ce régime, l'individu malade prend de l'embonpoint, il acquiert plus de vigueur organique, il est moins sensible aux impressions extérieures, il a un autre tempérament acquis : cette transmutation intime dissipe les accidens de sa maladie. On a vu des personnes attaquées d'hypocondrie, de mélancolie, d'accidens spasmodiques divers, guérir, parce qu'elles s'étaient nourries, pendant quelque tems, seulement de cassonade.

La diète sucrée sera également utile dans les maladies de la peau, la phthisie imminente, (HOFF-MANN, *loc. cit.*) les scrophules, le scorbut, etc. Si ces maladies sont comme identifiées avec une détérioration profonde de toutes les parties vivantes, les alimens sucrés deviendront un moyen propre à corriger cet état morbifique de tout le système. En peu de tems, la grande quantité de principes nourriciers que le corps sucré introduit dans l'économie animale, aura renouvelé en quelque manière le sang, en rendant sa complexion meilleure ; il aura de plus fortifié les organes, en augmentant la nutrition dans leur tissu. Cette sorte de révolution est sans doute propre à déraciner les affections chroniques les plus invétérées. Pour assurer le succès de ce traitement hygiénique, le médecin devra souvent employer, conjointement avec les alimens sucrés, un médicament stimu-

...nt ; mais alors il instituera une diète excitante. Nous en parlerons plus loin.

Les alimens sucrés seront également convenables dans les convalescences des maladies, pour rétablir promptement les forces, et dissiper la maigreur : sur les habitations à sucre, on sait bien que rien n'est plus propre à redonner de la vigueur à un animal épuisé, que les substances sucrées.

On conçoit bien que si l'on se servait des fruits mucoso-sucrés, comme nourriture exclusive, on devrait tenir compte des effets que produirait la portion de muqueux qu'ils contiennent.

§ V. Des maladies dans lesquelles les alimens sucrés seraient contraires.

Le caractère éminemment nutritif de la matière saccharine, indique assez que les substances végétales, où elle serait abondante, ne peuvent être administrées sans danger dans la fièvre inflammatoire, dans les phlegmasies essentielles des membranes séreuses, dans celles des viscères, dans les hémorragies actives. Dans toutes ces maladies, on doit être très-modéré sur l'usage du sucre, des syrops de guimauve, de capillaire, etc., du miel, etc. Le médecin doit calculer la quantité de corps sucré que prend chaque jour un malade. Ce principe, qui se

II.
6

convertit si facilement en sucs nourriciers , et qui en produit une si grande dose, pourrait souvent fournir, au sang et aux organes , des élémens dont l'assimilation augmenterait directement les accidens morbifiques (1).

On doit aussi interdire les alimens sucrés et les fruits mucoso-sucrés aux personnes pléthoriques, à celles qui ont une prédisposition aux affections inflammatoires , qui sont menacées de l'hémoptysie , de l'apoplexie, etc. , la matière saccharine fournit une trop grande quantité de principes alibiles ; elle leur est absolument contraire.

Il est peu d'affections chroniques dans lesquelles la qualité nutritive du sucre puisse devenir nuisible. Comme cette substance n'exerce pas d'influence particulière sur le système vivant , et que le produit essentiel de son administration est de subvenir à une forte assimilation dans le sang et dans le tissu des organes , il est assez ordinaire que cette nourriture devienne favorable , et il est rare qu'elle soit opposée aux vues du praticien.

Il n'en sera pas de même pour les fruits mucoso-sucrés , la partie mucilagineuse qu'ils recèlent, pourrait souvent par son influence relâchante sur

____

(1) Fourcroy, *Système de Chimie*, tom. 4 , pag. 146.

tous les tissus vivans, prêter de nouvelles forces aux accidens morbifiques.

SECTION TROISIÉME.

ALIMENS HUILEUX.

§ Ier. *Des substances alimentaires huileuses.*

Le corps huileux est la matière qui prédomine dans la composition chimique des substances alimentaires végétales que nous rapportons à cette section. C'est l'huile fixe qui constitue leur base nutritive et qui les caractérise ; elles contiennent aussi du mucilage et de la fécule. Les principaux alimens huileux sont les suivans :

Cacao, graines du fruit du *Theobroma cacao* (*famille des malvacées.*) Ces graines contiennent une grande quantité d'une huile épaisse et butireuse; mêlées avec le sucre, elles forment une préparation alimentaire que l'on nomme *chocolat* L'addition du sucre divise l'huile du cacao, et favorise sa digestion. Le chocolat qui contient de la vanille, du macis, de la canelle, etc., n'appartient plus à cette section : ces matières lui communiquent une propriété fortement stimulante qui l'éloigne des alimens seulement huileux.

Olives, fruits de l'*Olea europœa* (*famille des*

jasminées.) L'olivier est le seul végétal qui porte de l'huile fixe dans le péricarpe de son fruit ; dans toutes les autres plantes, il n'y a que la graine qui puisse en fournir. L'huile d'olive est très-employée dans nos cuisines.

Amandes douces, noyaux du fruit de l'*Amygdalus communis* (*famille des rosacées.*)

Noisettes, noyaux du fruit du *Corylus avellana* (*famille des amentacées.*)

Noix, noyaux du fruit du *Juglans regia* (*famille des térébinthacées.*)

Graines de pavot, *Papaver somniferum* (*famille des papaveracées.*) On mange cette graine dans plusieurs pays ; elle n'a aucune qualité narcotique. L'huile qu'elle donne et que l'on nomme bien improprement *huile d'œillet*, sert à la préparation des alimens : elle est souvent mêlée à l'huile d'olive du commerce.

L'huile que fournit la graine du hêtre, *Fagus sylvatica* (*famille des amentacées*) et que l'on nomme *huile de faînes*, est aussi employée dans la préparation des alimens.

Lorsqu'on écrase les graines huileuses dans l'eau, l'huile fixe qu'elles recèlent se dissémine dans ce liquide par molécules très-tenues ; elle forme une *émulsion*. Cette composition pharmaceutique est alimentaire et facile à digérer ; mais elle fournit peu de principes nourriciers.

Nous rapporterons aussi à cette section la *graisse* et le *beurre*. Ces matières alimentaires ont bien une origine animale, mais leur manière de nourrir les assimile aux alimens huileux végétaux.

Nous remarquerons, par rapport aux préparations que l'art de la cuisine peut faire éprouver aux alimens dont nous nous occupons, que l'action du feu altère la composition chimique de l'huile, de la graisse, du beurre, et qu'elle peut changer leur qualité adoucissante en une propriété irritante qui ne leur est pas naturelle.

§ II. *Des effets que les alimens huileux produisent dans le corps vivant.*

L'huile fixe nourrit plus que le mucilage et moins que le sucre ; mais ce qui distingue principalement les substances alimentaires où elle domine, c'est l'impression fortement relâchante qu'elles font sur tous les tissus vivans. L'usage d'une nourriture huileuse semble énerver les forces toniques du corps ; elle affaiblit manifestement l'action des organes ; elle rend plus tardif et languissant l'exercice de toutes les fonctions de la vie : les changemens organiques auxquels ces alimens donnent lieu par leur influence première sont si prompts et si prononcés, que l'on peut à peine apprécier les effets qui dépendent de leur qualité nutritive.

Digestion. Le corps huileux est d'une digestion assez difficile; son contact immédiat avec la surface de l'estomac affaiblit les forces gastriques, et l'opération vitale qui doit le convertir en chyle est souvent pénible et lente (1). Observons cependant que si l'on mange des graines oléagineuses, comme elles sont triturées avec les sucs salivaires dans la bouche, avant de parvenir dans l'estomac, leur digestion est plus facile; de même, dans le chocolat le sucre qui divise la substance huileuse du cacao, est un intermède favorable pour son élaboration digestive. Mais si l'on prend l'huile, la graisse ou le beurre presque sans mélange, les forces gastriques ont peu de prise sur ces substances; elles deviennent souvent un fardeau dont la nature se débarrasse par les selles : celles-ci sont alors chargées de parties huileuses qui n'ont pas éprouvé d'altération dans leur trajet à travers les voies intestinales. On sait que l'huile fixe est placée dans les ouvrages de matière médicale parmi les agens laxatifs.

Circulation. L'usage d'une nourriture huileuse débilite l'appareil circulatoire. Les contractions du cœur s'affaiblissent, l'impulsion arté-

(1) Hallé, article alimens, *Encyclop. méthod.*, p. 773.

rielle diminue , le pouls est mou , lent et faible ;
le système capillaire a aussi moins d'activité vitale.

Respiration. Les alimens huileux ne doivent-
ils pas exercer une influence sur l'opération chimique qui s'exécute dans l'appareil pulmonaire ?
Ils ralentissent le cours du sang, ils diminuent la
vie dans toutes les parties organisées ; ne doivent-
ils pas nuire à la transmutation du sang veineux en
sang artériel, et rendre ce dernier moins animé ,
moins vivifiant ?

Absorption. L'exercice de cette fonction devient languissant dans le tissu de nos organes pendant l'usage d'une nourriture huileuse. En effet ,
on voit alors toutes les parties du corps prendre
plus de développement , parce que le tissu cellulaire qui entre dans leur composition, se dilate ,
et qu'il sert de retraite à des sucs lymphatiques ,
graisseux qui y stagnent. Hippocrate dit que les
substances huileuses rendent le corps plus humide,
y font prédominer la pituite. *Oleum et quæcunque
oleosa , reficiunt et pituitosa sunt.* De affectionib.

Si nous portons notre attention sur le produit
de l'absorption intestinale, nous y trouverons la
cause matérielle de tous les effets que produit dans
l'économie animale une nourriture huileuse ; nous
le verrons chargé de molécules oléagineuses qui n'ont

pas été dénaturées dans l'acte de la digestion, et qui pénètrent par cette voie dans la masse sanguine, et de là dans tous les appareils organiques. Ces molécules sortiront du corps avec l'humeur de la transpiration, qui a l'odeur de l'huile dans ceux qui prennent des substances où ce principe est très abondant (1).

Sécrétions et Exhalations. L'impression débilitante que les alimens huileux portent sur le système vivant, se remarque particulièrement sur les appareils sécréteurs et exhalans; leur activité vitale est manifestement ralentie; la somme totale des excrétions qui sortent du corps, est considérablement diminuée; on devient plus lourd à la balance (2). Ce surcroît de pesanteur est d'autant plus sensible que toutes les forces de la vie sont alors comme énervées.

Nutrition. Le corps huileux est très - riche en principes alibiles, et lorsqu'il est convenablement digéré, il donne une grande quantité de chyle; mais l'impression fortement relâchante que ce principe porte sur le système vivant, devient un obstacle à l'exercice de l'assimilation dans le sang et dans les organes. Les matériaux nourriciers paraissent comme

______

(1) Schröder, *Pharmac.*, lib. 4.
(2) Sanctor., Aph. 45, sect. 3.

sans emploi ; ils se convertissent en graisse et passent dans le tissu cellulaire qui prend très-vite un développement considérable (1). Avec cet embonpoint trompeur, existe une complexion froide et sans vigueur ; le sang est peu concrescible ; les tissus vivans mal restaurés, sont mous et relâchés.

Sensations. L'usage d'une nourriture huileuse diminue la sensibilité générale, l'influence qu'elle porte sur l'organe cérébral, semble engourdir les facultés intellectuelles (2) ; les impressions morales font moins d'effet ; on est plus apathique.

Locomotion. Les alimens huileux enlèvent aux muscles leurs forces toniques et contractiles ; non-seulement les mouvemens musculaires sont affaiblis, mais ils deviennent en même tems plus difficiles ; on est tout à la fois moins agile, moins remuant et moins robuste : on est dominé par l'indolence.

----

(1) Celse conseille les alimens gras, pris souvent et en grande quantité, *quantùm plenissimè potest digerere*, pour redonner de l'embonpoint. *Fagi nucibus sues vulgò saginantur, valdèque pinguescunt ; sed lardum molliùs fit, et inter elixandum haud parùm liquescit.* Bergii, Mat. med.

(2) Zimmermann a remarqué que le chocolat nuisait toujours chez lui aux travaux de l'esprit. Voyez *Traité de l'Expérience*, tom. 3, pag. 105.

§ III. *De la constitution organique que les alimens huileux donnent au corps vivant, ou des effets de la diète huileuse.*

Les alimens huileux donnent lieu à un affaiblissement marqué dans l'économie animale ; ils diminuent directement la tonicité, la contractilité, la sensibilité dans toutes les parties vivantes, ils changent, d'une manière soudaine, le mode actuel d'exercice de toutes les fonctions de la vie.

Or, ces variations organiques surviennent aussitôt après l'emploi d'une nourriture oléagineuse : peut-on les attribuer à une autre cause qu'à l'influence fortement débilitante qu'exercent sur le système vivant les molécules du corps huileux qui se répandent, peu après l'ingestion des alimens qui le récèlent, dans l'économie entière ? La matière huileuse est très-nourrissante, mais l'impression affaiblissante qui précède en quelque sorte dans toutes les parties vivantes, l'arrivée des principes alibiles, empêche l'assimilation de ces derniers, et les effets de la propriété émolliente des alimens huileux effacent ceux de leur qualité nutritive.

Dans la constitution organique que l'usage exclusif d'alimens huileux peut faire prendre à l'économie animale, il est toujours plus facile de reconnaître le produit de l'action relâchante du principe huileux, que le résultat de son action réparatrice ; toutefois la nature du fluide sanguin, l'état des organes, indiquent que l'assimilation y est languissante.

Le mode d'exercice qu'une diète huileuse donne à la circulation, à la respiration, à l'absorption interstitielle, aux sécrétions, aux exhalations, à la nutrition, doit réaliser promptement dans le système vivant une disposition spéciale, dont la pâleur de la peau, la bouffissure générale, la mollesse, la laxité des tégumens, le défaut de vigueur, etc., seront comme les attributs. Cette complexion organique formera une sorte de prélude à une foule d'affections morbifiques ; elle sera un passage aux maladies cachectiques, aux hydropisies, etc.

Lorsque le corps huileux est associé à d'autres matériaux alimentaires, et qu'il ne fait qu'une partie de la nourriture, sa puissance relâchante sur le système vivant est encore très-sensible. Ainsi, dans les maisons religieuses où on employait beaucoup de beurre et d'huile, les hernies complètes ou incomplètes étaient très-communes. Zimmermann a même remarqué que plusieurs de ceux qui suivaient ce régime étaient sujets à pisser au lit, pendant qu'ils dormaient ; accidens que ce médecin attribue au grand relâchement que les substances huileuses produisent dans tous les tissus vivans (1).

Si l'on ajoutait aux substances huileuses des épices, des aromates, et que l'estomac, le cœur, tous les appareils organiques sentissent continuellement les atteintes d'une force stimulante, la puissance relâchante du corps huileux n'aurait plus de prise sur eux, et le produit de sa faculté très-nourrissante deviendrait facile à apprécier. Toutes les parties vivantes, continuellement aiguillonnées, assimileraient à leur propre substance les sucs nourriciers qui aborderaient en elles; le sang et le tissu des organes seraient bien restaurés : l'économie animale offrirait tous les signes d'une forte santé; mais alors on aurait employé une diète excitante.

§ IV. *Des alimens huileux considérés comme moyens médicinaux.*

L'exercice de la puissance éminemment relâchante, que possèdent les substances oléagineuses peut souvent rendre de grands services dans la pratique de la médecine : mais il faut toujours distinguer ce qui procède de cette force médicinale,

---

(1) Traité de l'Expérience, tom. 3, pag. 22 et 32.

de ce qui appartient au produit de la digestion du corps huileux et à l'assimilation des matériaux nourriciers qu'il introduit dans l'économie animale.

Ainsi, lorsque le médecin administre un mélange d'huile d'amandes douces et de syrop dans les phlegmasies des membranes séreuses, la pleurésie, la péritonite, etc., dans celles des viscères, la péripneumonie, dans l'irritation des voies urinaires, dans le priapisme, le satyriase, c'est la vertu émolliente ou adoucissante qu'il recherche, et il désire que ce principe alimentaire ne soit pas digéré. Son but serait manqué, si le corps huileux se convertissait en chyle et qu'il fournît au sang et aux organes des principes qui pussent être assimilés.

On ordonne de même une émulsion simple dans les maladies qui appartiennent aux diverses familles nosographiques que nous venons d'indiquer, non comme une liqueur nutritive, mais comme un agent émollient qui doit modérer les mouvemens trop violens des organes, tempérer l'agitation générale. Alors les molécules oléagineuses ne sont point digérées, elles pénètrent dans la masse sanguine, et chaque tissu vivant sent l'action immédiate de leur force active.

Remarquons que les substances huileuses sont

d'une digestion très-difficile, et que dans les maladies aiguës, il est presque impossible que les forces gastriques puissent procéder avec ordre à leur élaboration digestive : aussi, dans ces affections, ce n'est presque jamais comme aliment qu'agit le corps huileux, mais plutôt comme médicament.

Cependant, si les substances huileuses sont mêlées avec d'autres matières propres à favoriser leur digestion, comme, par exemple, le sucre et le cacao dans le chocolat, alors on a une nourriture que l'on peut employer avec avantage à la fin des dyssenteries, des diarrhées par irritation, à la suite des empoisonnemens par des substances corrosives, dans les convalescentes des maladies aiguës, etc.

Dans beaucoup d'affections chroniques, dans les consomptions, dans le marasme, dans la phthisie commençante (1), dans l'hypocondrie, etc., lorsque le corps a une complexion sèche, très-irritable, que le pouls est vif, trop fréquent, etc., l'usage raisonné de la diète huileuse peut procurer de grands succès. Des alimens dont l'action première diminuera la tension morbifique des appareils organiques, modérera le cours du sang,

______

(1) MUNDIUS, cité dans le Traité des Alimens de Lemery, tom. 1, pag. 93.

rendra les excrétions moins abondantes , fera séjourner plus long-tems dans la machine animale les sucs nourriciers deviennent alors un puissant moyen de guérison. L'exercice de leur propriété relâchante, en changeant l'ordre actuel de vitalité des tissus organisés, favorise l'emploi des matériaux nutritifs qui arrivent dans le fluide sanguin , rétablit l'acte de la nutrition dans les solides , produit une transmutation profonde dans le système vivant. Or, on conçoit facilement combien , dans cette occasion, la réunion de la vertu médicinale et de la qualité nourrissante est utile ; aussi combien de fois le chocolat sans aromates, pris comme nourriture habituelle et presque exclusive, n'a-t-il pas été le remède des maladies que nous avons ici en vue (1).

On a remarqué que le chocolat convenait aux habitans des climats méridionaux ; il est facile d'en concevoir la raison. Cette nourriture , par son impression directe , modère leur sensibilité , elle ralentit le mouvement trop vif du sang , elle produit enfin un relâchement général ; or, ces effets permettent aux nombreux principes alibiles qu'elle intro-

---

(1) Voyez une bonne dissertation sur l'usage du chocolat, par Antoine Hoffmann , insérée dans les Aménités académiques de Linné.

duit en même tems dans le système animal, de s'incorporer aux parties vivantes. Sans l'influence de cette faculté émolliente, une grande partie des sucs nourriciers, portée trop vite et avec trop de force vers les issues sécrétoires et exhalantes, serait sortie du corps sans avoir été assimilée.

§ V. *Des maladies dans lesquelles les alimens huileux seront contraires.*

Les substances huileuses, bien qu'elles soient très-chargées de principes nourriciers et qu'elles puissent subvenir à une assimilation très-active, sont toujours contre-indiquées dans toutes les maladies avec faiblesse, avec inertie de tous les mouvemens organiques, à cause de leur propriété fortement relâchante, et de la difficulté que présente leur digestion.

Ainsi, dans les maladies fébriles des ordres des fièvres muqueuses, adynamiques, ataxiques, dans la dernière période des phlegmasies des membranes muqueuses, dans les toux humides, la leucorrhée, les blennorrhagies anciennes, les diarrhées atoniques, etc., etc., on ne doit pas, en général, administrer aux malades des matières qui recèlent le corps huileux : l'impression immédiate qu'elles porteraient sur tous les systèmes vivans aggraverait tous les accidens morbifiques.

Dirons-nous que la diète huileuse serait extrêmement nuisible dans beaucoup de lésions organiques, dans les affections chroniques avec infiltration cellulaire, bouffissure, etc., dans les hydropisies, etc. L'usage journalier des alimens huileux
prédispose le corps à ces maladies ; il finit par les
faire naître, et alors elles ont une grande intensité : c'est assez prouver avec quel soin on doit les
proscrire dans ces diverses affections (1).

SECTION QUATRIÈME.

ALIMENS FARINEUX.

§ Ier. *Des substances alimentaires farineuses.*

Les substances alimentaires végétales que nous
réunissons dans cette section, ont la fécule ou l'amidon pour base nutritive ; ce principe domine toujours
dans leur constitution chimique : or, rien n'est mieux
constaté que la qualité nourrissante de la fécule (2);

______

(1) On lit dans Vanswieten l'observation suivante : *Cùm
propter annonæ penuriam pane et libis ex semine lini
coctis vescebantur Middelburgi in Zelandiá, distenta his
valdè citò hypochondria fuerunt, et facies aliæque partes
tumidæ factæ, quorum non pauci sic affecti etiam mortui
sunt.* Comment. in Aph. Boerh., tom. 1, pag. 23.

(2) Nous rappellerons cependant cette observation de
M. Parmentier : Une dame mit une cuillerée de fécule
de pommes de terre dans son bouillon pour lui donner

II.

on sait même que d'une portion assez faible de cette matière, les forces digestives retirent une grande quantité d'élémens alibiles.

Froment, graines de plusieurs espèces de plantes du genre *Triticum* (*famille des graminées.*) Le froment contient une grande quantité de fécule ; ce principe forme la plus grande partie de sa substance. Le gluten est, après la fécule, la matière la plus abondante dans sa composition ; c'est le gluten qui donne à la farine du blé la prééminence sur toutes les autres pour faire le *pain*. On met aussi au nombre des principes constituans de cette farine un peu de sucre et de muqueux.

Le pain est l'aliment par excellence ; quoique nous le rangions parmi les farineux, cependant il en diffère sous plusieurs rapports. L'acte de la panification a modifié la composition de la farine du froment, elle l'a rendue bien plus facile à digérer ; mais elle lui a fait perdre une partie de sa faculté nourrissante.

Le thérapeutiste ne doit considérer le pain que

---

plus de corps ; pendant quinze jours qu'elle continua cette pratique, elle s'aperçut que le soir elle avait moins d'appétit que de coutume ; ensuite elle cessa de prendre de la fécule, elle soupa comme à son ordinaire. *Recherches sur les végétaux nourrissans,* pag. 79.

comme une ressource avantageuse pour soutenir les forces du malade, en entretenant une nutrition modérée dans le sang et dans le tissu des organes ; il est, en effet, d'une digestion très-facile ; mais le pain n'est pas capable par lui-même de changer l'état morbifique de l'économie animale, il n'exerce sur nous aucune action immédiate qui puisse être curative.

Le médecin introduira avec avantage le pain dans toutes les diètes médicinales, lorsqu'il voudra renforcer leur base nutritive, fournir à tout le système plus de principes nourriciers. Ainsi, associé aux matières mucilagineuses, acidules, huileuses, etc., le pain les rendra plus substantielles, sans gêner l'exercice de l'impression particulière qu'elles font sur tous les tissus vivans, sans s'opposer aux changemens qu'elles peuvent provoquer dans le corps malade.

Orge, graines de plusieurs espèces de plantes du genre *hordeum* (*famille des graminées.*) Einhof (1) obtint de l'analyse chimique de 5840 parties de farine d'orge :

Matière volatile....................	360
Albumine........................	44
*A reporter....... *	404

---

(1) Système de Chimie de Thomson , tom. 8.

7*

Report.	404

Matière saccharine. 200
Mucilage. 176
Phosphate de chaux, mêlé d'un peu d'albumine. . . . 9
Gluten. 135
Enveloppe avec un peu de gluten et d'amidon. . . . 260
Amidon, non entièrement privé de gluten. 2580
Perte. 76

TOTAL. 3840

Chacun sait que l'on emploie le plus souvent l'orge mondé ou privé de son tégument. Hippocrate fait un grand éloge de la tisane d'orge dans son Traité *de victûs ratione in morbis acutis.* Cette tisane se faisait plus ou moins chargée selon la quantité de nourriture que l'on désirait donner aux malades. La tisane épaisse (*crême d'orge*) est regardée par le père de la médecine comme un aliment facile à digérer.

Dans quelques provinces, on substitue l'orge mondé au riz; on le mange crevé et cuit dans différens véhicules, souvent avec de la viande. On a expérimenté qu'un kilogramme d'orge mondé pouvait suffire à la subsistance de deux personnes par jour.

Avoine, graines de l'*Avena sativa* et de l'*Avena nuda* (*famille des graminées.*) On trouve beaucoup de fécule dans la constitution chimique de l'avoine; lorsqu'elle est dépouillée de son tégument, on la nomme gruau, substance avec laquelle on fait des préparations très-nourrissantes. L'avoine sert à la nourriture de plusieurs nations des parties septentrionales de l'Europe. Cullen pense qu'elle nourrit davantage que l'orge. *Mat. Médic.*

Riz, graines de l'*Oryza sativa* (*famille des graminées.*) Le riz n'a pas encore été soumis à une analyse exacte : on croit que sa constitution chimique approche de celle de l'orge. Il n'est pas bien prouvé que le riz soit plus substantiel que le blé ; on prétend que les soldats que l'on nourrit dans l'Inde avec du riz et de la viande, se plaignent de ce qu'ils ne sont pas assez restaurés, de ce que ces alimens passent trop vite. D'un autre côté, le professeur Moscati, qui a fait sur lui-même une suite d'expériences comparatives sur les effets nutritifs du froment, du riz, de l'orge, de la pomme de terre, etc., a trouvé que le riz et la pomme de terre l'avaient le mieux sustenté (1).

Seigle, graines du *Secale cereale* (*famille des graminées.*) Einhof (*lieu cit.*) trouva que 3840 parties de bonne farine de seigle contenait :

Albumine	126
Gluten, non desséché	364
A reporter	490

______

(1) Biblioth. Britann., tom. 37, pag. 330.

Report.	490
Mucilage.	426
Amidon.	2345
Matière saccharine.	126
Enveloppe.	245
Perle.	208
Total.	3840

Maïs, graines du *Zea mays* (*famille des graminées*). Abondance de fécule. Le maïs est très-nourrissant.

Pommes de terre, tubercules des racines de plusieurs variétés du *Solanum tuberosum* (*famille des solanées*). La pomme de terre contient une très-grande proportion d'amidon, une matière fibreuse amilacée, de l'albumine, du mucilage : mais ce qui distingue surtout la pomme de terre des graines céréales, c'est l'absence ou le défaut de gluten (1).

Châtaignes, graines du *Fagus castanea* (*fa

---

(1) On avait cru que ce principe était très-nourrissant ; mais M. Parmentier a prouvé le contraire. Quoique le gluten soit susceptible de former du chyle, cependant dans tous les composés où il se trouve allié à la fécule, c'est surtout celle-ci qui nourrit. Si la matière glutineuse, dit ce savant, joue le plus grand rôle dans la panification, l'amidon produit presque seul tout l'effet nutritif. *Ouvrage cité*, pag. 81.

mille des amentacées). La fécule qui compose presque toute la substance de ces graines, est un peu sucrée. On les emploie beaucoup comme nourriture, dans les départemens méridionaux de la France. Les marrons proviennent d'une variété de châtaignier qui ne porte qu'une ou deux graines dans chaque coque, au lieu de trois, et qui les donne plus grosses et plus savoureuses.

Sagou, fécule sèche en grains arrondis, que l'on extrait de la moelle de plusieurs espèces de palmiers.

Salep, tubercules des racines de plusieurs espèces d'*orchis* (*famille des orchidées*), que l'on fait sécher et que l'on pulvérise. Le salep sert à la nourriture des habitans de la Perse, de la Turquie, de la Syrie : on dit qu'une once de cette substance avec de l'eau, suffit par jour pour sustenter un homme.

Les racines de nos *orchis* fournissent un salep très-estimé. On en fait la récolte en automne, quand les tiges commencent à se sécher ; alors on trouve une bulbe nouvellement formée et destinée à reproduire une plante le printems suivant ; c'est elle qui donne le salep.

Nous citerons encore le *vermicelle*, la *semoule*, pâtes entièrement composées de fécule.

La nourriture que l'on retire de plusieurs espèces de lichens se rapproche par ses propriétés
du salep. Elle contient cependant un principe
amer, étranger à ce dernier. On fait un pain très
nourrissant avec le *lichen islandicus* dans les pays
septentrionaux. Les rennes se nourrissent avec le
lichen rangiferinus, et cet aliment leur fait
prendre de l'embonpoint.

Haricots, graines du *Phaseolus vulgaris* et
du *Phaseolus nanus* (*famille des légumineuses*). Einhof a obtenu par l'analyse de 3840 parties de ces graines :

Enveloppes des graines	288
Matière fibreuse amilacée	425
Amidon	1586
Matière végéto-animale, non entièrement privée d'amidon (1)	799
Extractif	131
Albumine, avec un peu de matière végéto-animale	52
Mucilage	[illegible]
Perte	21
TOTAL	3840

Les haricots sont plus difficiles à digérer que

---

(1) Cette matière, que l'on nomme *vegeto-animale*,
a quelques analogies avec le gluten ; mais elle en diffère
sous plusieurs autres rapports. On doit la considérer comme
un principe particulier. THOMSON, *ouvr. cité.*

les graines céréales, mais ils sont en même tems plus nourrissans. Cullen rapporte que, dans certaines fermes d'Ecosse, les valets des laboureurs sentent leurs forces diminuer, lorsque l'on cesse de leur donner des graines légumineuses. Aussi ceux qui changent de ferme, stipulent très-souvent, dans leurs conditions, la quantité de farine de ces graines qu'on leur donnera par jour ou par semaine.

Pois, graines du *Pisum sativum (famille des légumineuses,*) Nous avons rangé les haricots verts et les pois verts parmi les substances alimentaires mucilagineuses, et alors c'était le péricarpe de ces fruits que nous avions en vue; ici, nous nous occupons d'une partie différente de ces plantes, de leur graine, dont la substance est farineuse.

Nous observerons cependant que ces graines elles-mêmes, quand on les prend très-jeunes, ne recèlent pas encore de fécule. Les petits pois sont pleins d'un suc d'un jaune verdâtre, d'une saveur très-sucrée, susceptible même d'éprouver une sorte de fermentation. Einhof retira de ce suc une grande proportion d'un syrop saccharin, qui avait la saveur du sucre brut, mais qui ne put pas cristaliser.

Lorsque les pois ont acquis leur maturité, la

matière amilacée est bien développée. Le chimiste
que nous venons de citer a obtenu de 3840 parties de pois mûrs :

Matière volatile.   540
Matière fibreuse, avec les enveloppes des pois.   840
Amidon. 1265
Matière végéto-animale.   559
Albumine.   66
Matière saccharine.   81
Mucilage.   249
Phosphate terreux.   11
Perte.   229

                              TOTAL. 3840

Fèves, graines du *Faba major* (*famille des
légumineuses.*) De 3840 parties de fèves mûres,
Einhof obtint :

Matière volatile.   600
Enveloppes des graines.   386
Matière fibreuse amilacée.   616
Amidon. 1310
Matière végéto-animale.   417
Albumine.   31
Extractif, soluble dans l'alcool.   186
Matière gommeuse.   130
Phosphate terreux.   57   5
Perte.   153

                              TOTAL. 3840

Lentilles, graines de l'*Ervum lens* (*famille
des légumineuses.*) Le même chimiste a trouvé
dans 3840 parties :

Matière fibreuse..	720
Albumine	44
Phosphates terreux, mêlés d'un peu d'albumine.	22
Extractif, soluble dans l'alcool.	120
Matière gommeuse	230
Amidon..	1266
Matière végéto-animale.	1433
Perte..	11
Total	3840

La proportion considérable de la matière végéto-animale dans la constitution chimique des lentilles est digne de remarque.

Pois-chiches, graines du *Cicer arietinum* (*famille des légumineuses.*)

Avant de se servir des matières farineuses que nous venons d'énumérer, on leur fait éprouver la cuisson : l'action du calorique ramollit leur tissu, rend plus facile leur élaboration digestive. Si on les fait bouillir dans l'eau, ce liquide leur enlève des principes qui sont étrangers à la base nutritive, et qui le plus souvent résident dans la pellicule qui recouvre la graine, comme on le voit évidemment dans les lentilles, les fèves, etc. (1)

____

(1) MM. Fourcroy et Vauquelin y ont trouvé du tannin uni avec une partie animale.

§ II. *Des effets que les alimens farineux produisent dans le corps vivant.*

Ce qui distingue principalement le genre d'alimens que nous avons ici en vue, c'est leur qualité très-substantielle. D'un volume assez petit, les forces gastriques extraient une grande quantité d'élémens alibiles, et les effets qui suivent leur usage, sont toujours le produit d'une nutrition plus active de toutes les parties vivantes. *Scire igitur oportet, omnia legumina, quæque ex frumentis panificia sunt, generis valentissimi esse : valentissimum voco, in quo plurimùm alimenti est.* CELSE (1).

Digestion. La digestion des substances qui ont la fécule pour base nutritive, est assez difficile; mais aussi, quand elle est régulière, il en résulte la formation d'une grande abondance de chyle. On peut leur appliquer ces paroles de Celse : *Quò valentior quæque materia est, eò minùs facilè concoquitur, sed si concocta est, plus alat.*

La fécule pure paraît d'une digestion assez facile ; elle fournit peu de résidu excrémentitiel ; sa substance semble se convertir entièrement en

---

(1) Lib. 2, cap. 18.

fluide réparateur (1). Quand la fécule est unie à d'autres matériaux, comme dans les graines légumineuses, elle forme un composé alimentaire qui donne plus de travail aux organes gastriques, qui occasionne souvent des gonflemens abdominaux pénibles, qui cause des borborygmes; *ventrem implet.*

Circulation. Les molécules des substances farineuses qui pénètrent dans la masse sanguine, ne font pas sur l'appareil circulatoire d'impression remarquable; leur usage ne cause pas de variations immédiates dans l'exercice de cette fonction. Mais lorsque l'on use depuis quelque tems d'une nourriture farineuse, il est facile de saisir le produit de leur qualité nourrissante. Le pouls plus plein annonce une grande abondance de sang, la vigueur des pulsations apprend en même tems que le tissu du cœur est bien restauré. Remarquons toutefois que cette vigueur ne tient qu'au développement des forces toniques du système vasculaire; car sa contractilité reste comme engourdie, et si le pouls est fort, il est en même tems plus lent, plus tranquille.

---

(1) LORRY, *Essai sur les Alimens*, tom. 1, pag. 335; HALLÉ, *Encyclopédie méthod.*, art. ALIMENS. Voyez ce que dit ce savant professeur au sujet des fécules, pag. 769 et suivantes.

Respiration. Les alimens de cette section, altèrent-ils l'exercice des phénomènes physiologiques de cette fonction, tout semble prouver que cette nourriture les rend moins actifs. L'état du pouls, la lenteur des mouvemens musculaires, l'engourdissement des facultés intellectuelles, que l'on remarque dans ceux qui ne vivent que de farineux, ne proviennent-ils pas de ce que le sang qui arrose alors le tissu du cœur, des muscles, du cerveau, etc., est moins animé, moins vivifiant ?

Absorption. Les alimens farineux ne font pas éprouver à l'exercice de cette fonction de changement durable et constant : au moins on n'observe pas pendant leur usage de signes qui prouvent que l'absorption devienne alors décidément languissante.

Sécrétions et Exhalations. Tous les appareils sécréteurs et exhalans ont une action tranquille et régulière, pendant l'emploi des substances farineuses ; chaque sécrétion ou exhalation s'exécute dans un ordre convenable, et si le poids du corps augmente, c'est à l'activité de l'assimilation dans le sang et dans les tissus vivans qu'il faut surtout rapporter cet effet.

Nutrition. Les substances amilacées introduisent

dans le corps une grande quantité d'élémens nourriciers. Aussi cette nourriture donne-t-elle lieu à une sanguification très - énergique ; elle rend le sang très-abondant, et lui fait acquérir une riche complexion ; en un mot, elle occasionne le plus souvent une pléthore vraie. Les médecins hygiénistes interdisent les farineux aux personnes menacées d'affections inflammatoires, d'hémorragies, d'apoplexie, etc. Les substances amilacées déterminent aussi une assimilation très-active dans les solides. C'est de là qu'émane cette vigueur profonde que produit leur emploi. La force que le corps doit à ces substances semble plus durable ; c'est d'elles que l'on peut dire, *quod difficile alteratur, difficile consumitur.* HIPP. (1).

Sensations. L'usage exclusif d'alimens farineux semble engourdir les facultés cérébrales, appesantir l'esprit. Dans certains pays où la classe indigente vit presqu'uniquement de châtaignes, de

---

(1) On sait que l'avoine, l'orge, le blé donnent beaucoup de vigueur aux chevaux ; que ceux qui en prennent sont dispos pour le travail et résistent long-tems à la fatigue ; que si on ne les exerce pas journellement, ils deviennent bientôt pléthoriques et sujets à des maladies inflammatoires. *Voyez* l'art. ALIMENS, HYGIÈNE VÉTÉRIN., ENCYCLOP. MÉTHOD.

blé – sarrazin , on remarque, dit l'auteur des rapports du physique et du moral de l'homme , chez cette classe toute entière un défaut d'intelligence presqu'absolu, une lenteur singulière dans les déterminations et dans les mouvemens. Les hommes y sont d'autant plus stupides et plus inertes qu'ils vivent plus exclusivement de ces alimens (1).

Les farineux paraissent aussi diminuer l'empire des passions. Les quakers qui , aux Etats-Unis, administrent les maisons de force où l'on renferme les criminels , leur donnent pour nourriture la bouillie de maïs , assaisonnée avec la mélasse. Ils prétendent que cet aliment adoucissant change le caractère des individus portés à la violence (2).

Locomotion. Les alimens farineux donnent aux muscles une grande vigueur ; ils restaurent bien leur tissu , mais la propriété contractile de ces organes , tombe dans une sorte d'engourdissement. Si les mouvemens musculaires décèlent une grande force, ils sont en même tems tardifs et moins libres. Cette nourriture rend peu agile, peu alerte , et donne un caractère d'indolence bien prononcé (3).

----

(1) Tome 2, pag. 70.

(2) LELIEUR , *Ess. sur la culture du Maïs*.

(3) Les peuples qui font leur principale nourriture des farineux ont l'air sain , le teint frais et fleuri ; ils sont

§ III. *De la constitution organique que les substances amilacées donnent au corps vivant,
ou des effets de la diète farineuse.*

Les substances dont la fécule est la base nutritive, sont très-chargées de principes alibiles : *alimentum maximum in minimá mole :* tous les effets que produit la diète farineuse tiennent à une
surabondance de sucs nourriciers dans le corps ; ils
dépendent d'une nutrition très-active dans le sang
et dans le tissu des organes.

L'usage exclusif d'une nourriture amilacée fait
bientôt prendre au fluide sanguin plus de volume :
mais en même tems que le sang augmente de
quantité, il devient plus épais, plus concrescible : de
plus, le tissu des divers appareils organiques assimile
avec énergie à sa propre substance les matériaux
nourriciers qui y affluent ; les organes deviennent
plus forts, plus robustes : enfin, le corps acquiert
une *constitution* pléthorique, remarquable par la
plénitude et la vigueur du pouls, le gonflement des
veines cutanées, la rougeur de la peau, la chaleur
animale plus douce, etc., une constitution enfin qui

gras, lourds, paresseux, peu propres aux exercices et aux
travaux pénibles, sans vivacité, sans esprit, sans inquié-
ude. VENEL, *Précis de Mat. Méd.*, tom. 2, pag. 238.

II. 8

est un état de prédisposition prochaine aux maladies inflammatoires , aux hémorragies , etc.

Le résultat organique que nous venons de signaler , procède de la qualité très-nourrissante des alimens farineux. Mais n'est-il pas d'autres effets qui suivent l'usage exclusif de cette nourriture , et qui sont indépendans de l'assimilation des sucs alibiles qu'ils portent dans l'économie animale? A quoi attribuerons-nous la diminution de la sensibilité générale et de la contractilité musculaire , que l'on observe dans ceux qui ne vivent que de farineux? N'est-il pas probable que ces alimens exercent sur tout le système vivant une influence qui amoindrit la vitalité , ralentit l'activité de tous les appareils organiques , et que c'est là la cause du défaut de vivacité , d'agilité qu'ont ces personnes d'ailleurs pleines de vigueur?

Cette influence rend comme occulte le fonds d'énergie organique que les farineux accumulent dans le système vivant. Les mouvemens des organes sont plus tardifs , les fonctions s'exécutent avec un calme qui empêche d'apercevoir les forces du corps ; on pourrait les révoquer en doute. Mais une maladie survient-elle, son caractère met à découvert cette plénitude de vie , elle requiert l'emploi des saignées , des débilitans. Une grande passion de l'âme, comme la colère,

l'amour, etc., provoque aussi une sorte d'explo-
sion dans cette vigueur latente, et la rend bien
sensible.

Pour que les farineux donnent au corps vivant la
disposition organique dont nous venons de parler,
il faut que l'on n'y ajoute pas de substances qui aient
des propriétés opposées. Ainsi, l'usage habituel
du cidre, du vin, de liqueurs alcoholiques, de
café, etc., ne change pas la qualité nourrissante
des matières amilacées ; mais il efface ou annulle leur influence adoucissante ; ces liqueurs
exercent sur toutes les parties vivantes une impression stimulante qui maintient plus développées
la sensibilité et la contractilité ; leur action sur le
cerveau facilite les opérations de l'esprit, sur les
muscles, elle rend les mouvemens des membres
plus libres, plus prompts. On peut ici apercevoir
une des causes de la dissemblance qui existe entre
l'état physique et moral du citadin, dont le
régime est toujours excitant, et de l'homme des
champs, qui ne boit que de l'eau et ne mange que
des substances mucilagineuses, farineuses, etc.

Dirons-nous qu'un mélange de matières mucilagineuses et de matières farineuses constitue une
nourriture assez substantielle, et dont l'usage pro-
curerait ce calme uniforme, cette tranquillité d'esprit, ces passions faibles et faciles à dompter, cette

disposition morale, en un mot, qui paraît avoir été l'objet des vœux des pythagoriciens et qu'ils voulaient se procurer à l'aide d'un régime particulier, qui n'est aux yeux du médecin qu'un régime adoucissant (1).

§ IV. *Des alimens farineux considérés comme moyens médicinaux.*

Les alimens de cette section conviennent dans toutes les maladies où l'on veut, par une nutrition toujours active, soutenir les forces du malade ou prévenir leur épuisement.

Dans toutes les maladies aiguës où les propriétés vitales sont exaltées, où il y a une disposition singulière à l'agitation du sang, aux mouvemens violens, c'est dans cette section que le médecin doit chercher des alimens, s'il juge à propos d'accorder de la nourriture aux malades; les tisanes d'orge, de gruau, de riz, de racine d'orchis, les crêmes et les gelées faites avec ces mêmes substances, les panades, etc. que l'on assaisonne avec le sucre, fournissent des élémens pour une réparation très-active du sang et des organes; ils restaurent par là les forces de la vie, sans exercer sur les appareils organiques aucune mi-

----

(1) Voyage du jeune Anacharsis, t. 6, p. 200. *Régime pythagor.*, par **Coccm.**

pression nuisible. Aussi Hippocrate, Sydenham, Dehaen, etc. (1), en faisaient - ils la nourriture ordinaire des malades ; ces substances méritent la préférence sur les bouillons de bœuf; ces derniers contiennent une matière extractive qui stimule toutes les parties vivantes (2).

Les substances amilacées seront donc les alimens que l'on recherchera lorsque l'on voudra nourrir les personnes qui sont dans la dernière période d'une fièvre bilieuse ou muqueuse, etc. On pourrait aussi tirer parti de la qualité très-nourrissante des alimens de cette section dans le cours des fièvres adynamiques et ataxiques ; mais alors il faudrait y ajouter un agent excitant, du vin, une eau aromatique, une poudre tonique ou stimulante, etc. pour corriger l'influence adoucissante de la nourriture farineuse, assurer sa di-

---

(1) Hipp. *de victûs ration. in morb. acut.* ; Sydenham, *curat. febr. contin. Pulticulâ avenaceâ, hordeaceâ, panatellâ, et similibus sub primis morbi diebus victitabat æger.* Dehaen, *rat. medendi. De diætâ ægror.,* tom. 1.

(2) *Cremores oryzæ, hordei, avenæ, secalis, aquâ parati, in febre continuâ jusculis sunt anteponendi, quia sanguinem magis diluunt et temperant, partiumque serosarum damnum meliùs resarciunt. Jura carnium sale volatili, oleoso fœta, motum febrilem, et sanguinis rarescentiam augent.* Lazerme, *curation. febrium.*

gestion , etc. Huxham conseille la gelée de sagou et les panades dans les fièvres lentes nerveusés.

Les substances amilacées donneront une nourriture convenable dans les phlegmasies des membranes muqueuses ; leur qualité nourrissante et leur action adoucissante seront également favorables. Dans les premiers tems des diarrhées , de la dyssenterie , du catarrhe pulmonaire , etc., c'est avec la gelée de salep , la crême de riz, de gruau, d'orge , de sagou , etc. que l'on doit sustenter les malades. La décoction de ces diverses substances servira aussi de nourriture dans les phlegmasies cutanées, la petite-vérole, la rougeole, etc. : lorsque les accidens de l'éruption seront calmés , et que l'on voudra accorder des alimens plus substantiels aux malades, on emploiera les crêmes et les gelées dont nous venons de parler ; ainsi agissait Sydenham.

La diète farineuse sera un grand moyen de thérapeutique dans beaucoup de névroses, qui tiennent à une débilité profonde des forces toniques, associées à un développement extrême de la sensibilité, de l'irritabilité. Cette nourriture très-substantielle est pour le corps vivant comme une source abondante en principes nourriciers, laquelle subvient à une assimilation toujours active dans le sang et dans le tissu des organes ; ce régime est propre à donner à l'économie animale une vigueur réelle et profonde qui détruira la disposition morbifique du système nerveux et guérira les accidens qui en dépendent.

La diète farineuse est également recommandée dans le marasme, dans le scorbut, dans la phthisie imminente et dans beaucoup d'autres affections chroniques (*Venel*), lorsqu'il y a maigreur, fièvre lente. Le changement que l'introduction d'une surabondance de sucs nourriciers dans le corps malade, provoque dans l'état intime des fluides et des solides vivans, le développement de forces organiques qui en procède, dissipent tous les accidens morbifiques (1).

Pour obtenir cet heureux résultat de l'emploi des substances amilacées, il faut que leur digestion soit régulière ; or, le praticien doit toujours surveiller cet acte préliminaire de toute nutrition, et corriger ce qu'il pourrait avoir de vicieux ; car, une diète alimentaire n'est, en général, que la base ou la partie principale d'une méthode curative, (*curatio ordinata*, comme disaient les méthodistes.) Celle - ci est une sorte de fédération

---

(1) *Si homo carnes resarciat, ac vires instauret, simul omnia morbi vestigia obliterantur ; nam potentia naturæ sanitatem, imbecillitas morbum parit.* ARETÆI, de curat. diuturnor. morbor., lib. 1.

formée entre un ensemble de moyens hygiéniques et d'agens pharmacologiques, etc. pour produire une mutation avantageuse dans un corps malade. C'est au médecin à diriger avec sagesse l'action individuelle de tous ces secours médicinaux, à les faire tous conspirer vers un même but. En puisant aux mêmes sources, en employant les mêmes moyens, on voit souvent un praticien produire des résultats vraiment étonnans, tandis qu'un autre, par une combinaison moins adroite, n'en tire aucun parti.

Les substances amilacées sont souvent associées aux substances des autres sections, pour ajouter à leur qualité nourrissante. Ainsi, le pain, le riz, la pomme de terre, etc. se donnent à ceux qui se soumettent à la diète lactée, mucilagineuse, etc., cette addition n'altère pas l'influence du lait , du mucilage, mais elle fournit au système vivant une plus grande abondance de principes alibiles, elle rend seulement la nutrition plus active, plus forte.

§ V. *Des maladies dans lesquelles les alimens farineux seraient contraires.*

Toutes les préparations faites avec les substances farineuses recèlent beaucoup de principes nutritifs; le praticien doit les défendre dans toutes les maladies où il s'occupe de diminuer la pléthore , d'abattre les forces du corps trop développées.

Ainsi, dans la fièvre inflammatoire intense, dans les phlegmasies des membranes séreuses, dans celles des viscères, dans l'hémoptysie, etc., on ne doit même pas permettre l'usage de la tisane d'orge, de gruau, de riz, de racine d'orchis, etc. Ces boissons recèlent trop d'élémens nourriciers; elles entretiendraient dans le sang et dans le tissu des organes, un certain degré de nutrition, et fomenteraient par là les accidens morbifiques ; une légère décoction mucilagineuse est alors préférable. Hippocrate, qui a donné de si grands éloges à la tisane d'orge, la défend expressément dans le début d'une péripneumonie, et même lorsque cette maladie est dans sa plus grande force. *Si ptisanam ità adfectis dederis, ex ejusmodi medicinis mors præceps oborietur* (1).

Les substances farineuses ne peuvent, en général, être contraires dans les affections chroniques que quand les forces gastriques n'ont pas assez d'énergie pour les élaborer et qu'elles occasionnent sans cesse des espèces d'indigestions fatigantes pour le malade. Mais alors, si l'on joint à la nourriture amilacée un agent tonique ou excitant qui facilite le travail digestif et le rende régulier ; si de plus, d'autres secours médicinaux, comme un

---

(1) *De victûs rat. in morb. acut.*, lib. 1.

exercice journalier, des frictions sèches, etc. , excitent ou rétablissent l'exercice de l'assimilation dans le sang et dans tous les tissus vivans , ce régime ne peut être contraire, quelle que soit la disposition organique du corps et la nature de la maladie.

SECTION CINQUIÈME.

ALIMENS ACIDULES.

§ Ier. *Des substances alimentaires acidules.*

Ce qui distingue les matières alimentaires que nous réunissons dans cette classe, c'est la présence d'un ou de plusieurs acides végétaux ; ces matières ne tirent pas de ces acides leur qualité nourrissante, mais bien de la petite quantité de sucre de mucilage et de fécule qu'elles contiennent : ce sont ces matériaux immédiats qui se convertissent en chyle et qui fournissent au corps animal des élémens alibiles. Les principes acides qui abondent dans la composition chimique de ces substances , résistent aux forces digestives et produisent des effets particuliers qui dépendent de leur impression immédiate sur les organes vivans.

Oranges, fruits du *Citrus aurantium* (*famille des hespéridées.*) Nous avons ici en vue le suc acidulo-sucré de ce fruit ; il contient une grande proportion d'acide citrique, un peu de mucilage et de sucre. L'écorce jaune de l'orange est très-chargée d'huile volatile ; elle a une vertu stimulante.

Groseilles, fruits du *Ribes rubrum* (*famille des groseillers.*) Ces fruits recèlent à peu près une égale quantité d'acide citrique et d'acide malique, d'après les recherches de Schéele. On y trouve aussi du mucilage et du sucre.

Cerises, fruits récens des diverses variétés du *Prunus cerasus* (*famille des rosacées.*) De l'acide citrique, de l'acide malique, du mucilage et du sucre.

Pêches, fruits de plusieurs variétés de l'*Amygdalus persica* (*famille des rosacées.*) Une petite proportion de principes acides, un mucilage très-aqueux, du sucre, un arome agréable.

Fraises, réceptacle pulpeux, succulent, bacciforme de plusieurs variétés du *Fragaria vesca* (*famille des rosacées.*) De l'acide malique et de l'acide citrique à proportion égale, (*Schéele*), du sucre, du mucilage, un arome très-flatteur.

Framboises, fruits du *Rubus idœus* (*famille des rosacées.*) Composition chimique analogue :

mucilage un peu plus abondant ; principe aromatique propre.

Mûres, fruits du *Morus nigra* (*famille des
urticées.*) On a trouvé dans ces fruits de l'acidule
tartareux ; il y est mélangé avec l'acide citrique :
il y a aussi beaucoup de mucoso-sucré dans la
composition de ces fruits.

Raisins, fruits récens du *Vitis vinifera* (*famille des vignes.*) De l'acidule tartareux, de
l'acide citrique, de l'acide malique, beaucoup
de sucre, une petite portion de mucilage, de
l'albumine, du gluten.

Prunes, fruits récens de plusieurs variétés du
Prunus domestica (*famille des rosacées.*) Il est
quelques variétés de prunes dans lesquelles les
principes acides sont bien développés ; ce sont
surtout celles-ci que nous avons ici en vue.
Les prunes qui ne contiennent que du mucoso-
sucré appartiennent plutôt à la 2e. section.

Pommes, fruits des diverses variétés du *Malus
communis* (*famille des rosacées.*) Ces fruits
contiennent de l'acide malique, du mucilage,
du sucre.

Poires, fruits des diverses variétés du *Pyrus
communis* (*famille des rosacées.*) Composition
chimique analogue à celle des pommes.

Oseille, feuilles du *Rumex acetosa* (*famille des polygonées.*) Ces feuilles contiennent de l'acidule oxalique, de l'acidule tartarique, du mucilage.

On emploie la plus grande partie des fruits que nous venons d'énumérer sans aucune préparation ; cependant on fait assez souvent cuire ceux qui ont un tissu ferme, comme la pomme, la poire : l'action du feu attendrit leur parenchyme et rend plus facile leur élaboration gastrique. Si l'on ajoute à ces fruits un corps sucré, ils deviennent plus flatteurs au goût et en même tems plus nourrissans.

Les confitures, les gelées que l'on fait avec les groseilles, les cerises, etc., sont des matières alimentaires qui se rapprochent de cette section.

§ II. *Des effets que les alimens acidules produisent dans le corps vivant.*

L'analyse chimique nous découvre dans ces alimens peu de matériaux nutritifs ; mais elle nous y montre une abondance de principes acides d'où procède une propriété qui détermine dans l'économie animale des effets immédiats très-importans.

Digestion. Dans les alimens de cette section ,

les matériaux nutritifs sont étendus dans une grande quantité d'eau, ce qui rend leur digestion assez facile (1) ; il est même reconnu que les fruits acidules excitent l'appétit et qu'ils facilitent l'élaboration gastrique des substances alimentaires que l'on mange en même tems. Cependant lorsque l'on prend une trop grande quantité de ces fruits, ou que l'estomac est mal disposé, il arrive souvent qu'ils pervertissent les mouvemens naturels du canal intestinal et qu'ils occasionnent des évacuations alvines considérables (2).

Circulation. Les substances alimentaires qui nous occupent ont une action marquée sur l'appareil circulatoire ; ils ralentissent les mouvemens du cœur et des artères ; ils affaiblissent la vitalité des vaisseaux capillaires. Cet effet est surtout sensible en été, ou lorsque l'on est très-échauffé. Si alors on prend une grande dose de cerises, de groseilles, de fraises, etc., on observe aussitôt un ralentissement dans le pouls, une modération

---

(1) *Humiditas alimenti vehiculum est.* HIPP., de alim., lib.

(2) Les tamarins, que l'on emploie à titre de purgatif ou plutôt de laxatif, se mangent dans les Indes ; ils servent aussi à faire des confitures qui sont très-friandes.

dans l'intensité de la chaleur animale; enfin l'agitation universelle se calme, et l'on sent une sorte d'affaiblissement.

Respiration. Un moyen qui rend plus tardif le cours du sang, qui diminue les mouvemens organiques, doit agir sur les phénomènes chimiques de cette fonction, affaiblir leur activité et rendre moins stimulant le sang artériel.

Absorption. Les alimens que nous avons ici en vue paraissent exciter l'exercice de cette fonction dans le tissu des organes. Leur usage est contraire au développement du tissu cellulaire ; on sait que les acides font maigrir assez promptement ceux qui ont beaucoup d'embonpoint. Si nous portons notre attention sur le produit de l'inhalation intestinale, nous le verrons chargé de principes acides qui pénètrent dans la masse sanguine et se répandent dans tout le système vivant.

Sécrétions et Exhalations. Les alimens de cette section portent dans les humeurs une grande abondance d'humidité que la nature expulse par les sueurs ou par les urines. En été, par exemple, lorsque le système dermoïde est vivement excité, les fruits acidules rendent la sueur très-copieuse. Dans des circonstances différentes, ce sont les urines qui augmentent en quantité ; mais ces effets ne dépendent pas de propriétés diaphorétiques ou diurétiques inhérentes à ces substances, ou de leur action immédiate sur l'appareil cutané et sur les reins : leur impression tend plutôt à ralentir l'activité vitale de ces organes, à diminuer le produit de leur fonction (1).

Nutrition. Ces alimens contiennent peu de principes nourriciers. Un volume considérable ne fournit qu'une très-petite portion de liqueur chyleuse ; leur emploi diminue l'acte de la sanguification ; il semble aussi rendre moins parfaite la confection de ce fluide vivant (2). On recommande les fruits acidules à ceux que tourmente un état de pléthore. La nutrition est également languissante dans le tissu des organes ; cette nourriture ne leur fournit qu'une réparation insuffisante et passagère : *Quod facilè apponitur, facilè consumitur. HIPP.*

Sensations. Les fruits acidules portent une influence comme sédative sur l'organe cérébral et le système nerveux. Leur usage, surtout en été, affaiblit l'homme moral et le rend plus indolent.

Locomotion. Les alimens acidules ne fournissent aux organes musculaires qu'une restauration

____

(1) SANCTOR., Aph. 25, 26, 27, sect. 3.
(2) *Sanguis usu horum fit tenuior.* GORTER, op. cit.

imparfaite, ils paraissent de plus agir contre leur propriété contractile ; de là le peu de vigueur, la nonchalance de ceux qui s'en nourrissent.

§ III. *De la constitution organique que les alimens de cette section donnent au corps vivant ; ou des effets de la diète acidule.*

Les variations que nous venons de remarquer dans les diverses fonctions de la vie, sont le produit immédiat de l'impression que font sur le système vivant les alimens acidules : ces effets organiques sont ceux de la propriété tempérante ou réfrigérante qu'on leur attribue dans les ouvrages de matière médicale. Essayons de nous rendre raison de cette action spéciale que portent sur tous les organes les substances naturelles que nous renfermons dans cette section.

Nous savons que les fruits acidules, lorsqu'ils arrivent dans l'estomac, sont soumis à une élaboration qui extrait les élémens nourriciers qui y sont contenus. Nous savons aussi que les bouches absorbantes disséminées sur la surface intestinale pompent des molécules acides et les versent dans la masse circulatoire ; or, c'est d'une impression spécifique que font ces molécules sur tous les tissus vivans, que nous paraît dépendre les effets dont nous recherchons ici la cause.

II.

Réfléchissons un instant que les acides végétaux, quand ils sont dans un état de concentration, ont une force chimique violente : ils irritent, ils corrodent le tissu de nos organes. Or, les principes acides contenus dans les fruits que nous rapportons à cette classe, pour être très-délayés, très-affaiblis, n'en sont pas moins animés de cette force qui les sollicite sans cesse, les porte continuellement à se combiner avec les parties qui se trouvent en contact avec eux. Représentons-nous ces molécules dans le système vivant, nous les verrons piquer les fibres vivantes, chercher à mordre sur elles (1), et nous concevrons que, par suite de cette agression, celles-ci éprouvent un resserrement intestin et fixe qui doit nécessairement gêner leur action, ralentir tout à coup leurs mouvemens. L'impression que ressent alors le tissu du cœur et du système artériel nous explique la vertu tempérante de ces substances ; leur propriété refrigérante n'est que cette vertu tempérante considérée dans le système capillaire cutané, qui alors perd subitement de sa grande activité, ce qui modère la chaleur animale (2).

----

(1) *Acida extenuant et morsum faciunt.* Hipp., de affection., lib.

(2) Rien n'est mieux constaté que la propriété qu'ont

Si maintenant nous revenons aux effets de la diète acidule, à la constitution organique que produirait un usage exclusif et prolongé des alimens de cette section, on concevra que la réunion de leur action directe sur les organes vivans, et de leur faculté peu nourrissante, aura bientôt amené une altération profonde dans toutes les parties du corps. La mutation aussi prompte qu'étendue que cette diète provoque dans l'économie animale, la rendrait souvent préjudiciable dans l'état de santé ; mais en revanche elle promet les plus grands succès lorsque l'on s'en servira comme d'un moyen médicinal contre des affections morbifiques.

Observons, en terminant, que les fruits rouges sont très-utiles en été pour réprimer l'agitation extrême que produit l'action réunie de la chaleur et de la lumière. Sans doute, c'est à tort que l'on a imputé à ces productions si flatteuses les maladies bilieuses très-communes dans cette saison ; l'influence tempérante de ces fruits serait plutôt propre à les prévenir. Quand on se rappelle que les cerises, les fraises, les groseilles, etc., mû-

---

les acides de picoter, d'agacer la poitrine et de provoquer la toux ; aussi les défend-t-on à ceux qui ont des affections de l'appareil pulmonaire avec irritation. Cullen a vu les acides minéraux irriter les ulcères et les cautères.

9*

rissent dans une saison où une atmosphère brûlante tourmente les hommes, et les porte à saisir
avec avidité ce qui peut les rafraîchir ; quand on
considère que ces fruits plaisent généralement par
leur saveur, par leur odeur, par leur couleur, on
dit avec Vanswieten : *Insidias certè struxisse hu-
mano generi videretur omnium bonorum largitor
Deus , si adeò placentes omnibus fructus forent
certissima morborum causa.*

§ IV. *Des alimens acidules considérés comme moyens médicinaux.*

Il est facile de concevoir que les alimens acidules seront administrés avec avantage dans le
cours des maladies fébriles de l'ordre des fièvres
inflammatoires et bilieuses. Ils fournissent au corps
vivant trop peu de principes nourriciers pour qu'ils
puissent entretenir dans le sang et dans les tissus
vivans une assimilation nuisible. Ils mettent de
plus en jeu une puissance agissante qui modérera
les mouvemens trop précipités des organes, qui
réprimera l'agitation du sang , etc.

Combien les fruits acidules ne sont-ils pas utiles
dans les fièvres putrides, dans les fièvres ataxiques,
pour apaiser l'ardeur générale qui tourmente les
malades , et surtout pour étancher une soif pénible ; effet qui procède de l'impression immédiate des

principes acides sur la surface irritée du palais, de la gorge et de l'œsophage. Le contact de ces substances dissipe avec succès l'exaltation vicieuse de vitalité qui s'est formée sur ces parties : l'action qu'elles exercent alors a beaucoup d'analogie avec celle des moyens topiques que l'on nomme *repercussifs*.

Les malades prennent avec un grand plaisir dans ces diverses maladies l'eau de groseilles, le bouillon ou la décoction d'oseille, etc., ou bien la pêche, la cerise, le raisin, etc.

Les fruits acidules s'administrent aussi dans quelques phlegmasies essentielles et dans les hémorragies actives. Leur action tempérante peut être profitable dans ces affections où il y a trop de mouvement et d'agitation. Sydenham nourrissait avec des pommes cuites les personnes atteintes de la petite-vérole, de la fièvre érysipélateuse, de l'esquinancie, etc.

Les vertus curatives des alimens acidules sont principalement célèbres dans les affections chroniques. La mutation profonde que suscite dans le système vivant l'usage habituel et comme exclusif des substances que nous avons réunies dans cette section, a procuré des guérisons bien remarquables.

Un jeune homme, après des excès de tout genre, fut pris d'une fièvre lente avec toux, chaleur, etc. , ce qui le réduisit au dernier degré de maigreur : on employa inutilement une foule de moyens différens ; mais un goût décidé du malade pour les fraises porta Hoffmann à lui en permettre l'usage : tous les jours ce malade mangeait une très-grande quantité de ce fruit ; deux mois de cette diète suffirent pour dissiper tous les accidens morbifiques (1).

Citerons — nous ces mélancoliques dont parle Vanswieten, lesquels refusaient toute espèce d'alimens, excepté les cerises et les fraises. Pendant plusieurs semaines ils prirent tous les jours plus de vingt livres de ces fruits, et trouvèrent leur guérison dans cette diète médicinal, qui, d'abord, ne paraissait que bizarre (2).

Un homme tourmenté depuis long-tems par une affection hypocondriaque avec fièvre intermittente, engorgement des viscères du bas-ventre, achète plusieurs arpens de vigne et les dévaste pendant la saison du raisin. Cette nourriture insolite cause une espèce de renovation dans son économie et le délivre de ses maux (3).

---

(1) *Medicin. rational. systemat.*, tom. 3, pag. 294; *Confer. Alexand. Trall.*, lib. 12, cap. 5, *de fructibus pomaceis.*

(2) *Comment. in Aph.* Boerh. , tom. 3, pag. 480.

(3) Desbois de Rochefort, Mat. Méd., tom. 1.

Enfin, l'oseille cuite donnée comme aliment est une nourriture médicamenteuse, qui a eu de grands succès dans les affections scorbutiques (1).

N'oublions pas que, quand dans une maladie chronique on veut employer la diète acidule, on peut augmenter la qualité nourrissante des substances de cette section, en donnant en même tems au malade du pain, du riz, etc., sans leur rien enlever de leur influence médicinale.

§. V. *Des maladies dans lesquelles les alimens acidules seront nuisibles.*

Les substances acidules recèlent peu de principes nourriciers : ils font sur toutes les parties vivantes une impression qui affaiblit leur action contractile, ralentit leurs mouvemens. Or, il est beaucoup d'affections pathologiques dans lesquelles ces substances, considérées sous le double rapport de leur qualité nourrissante et de l'impression qu'elles font sur nos organes, seraient préjudiciables.

Les praticiens défendent les fruits acidules aux personnes attaquées de fièvres intermittentes. Ils

---

(1) Journal de Méd. mil., tom. 3, pag. 186 ; tom. 7, pag. 248.

les regardent comme capables d'entretenir ces affections périodiques, de rappeler même les accès lorsque la fièvre paraît dissipée (1).

Il est sans doute superflu de dire que les alimens acidules sont contre-indiqués dans les affections chroniques où il y a inertie dans les mouvemens organiques, langueur dans l'exercice des fonctions. Leur qualité trop peu nourrissante, la nature de leur influence sur le système vivant les rendent également contraires. Les médecins hygiénistes les défendent aux personnes d'une complexion molle et lymphatique, comme capables d'occasionner chez eux les maladies que nous venons de désigner.

B. *Des alimens animaux.*

Une première différence que nous devons noter entre les alimens végétaux et les alimens animaux, c'est que ces derniers sont plus nourrissans que les premiers : sous un volume égal, il se trouve une plus grande quantité d'élémens nourriciers dans les substances animales (2).

---

(1) CULLEN, Mat. Méd., tom. 1.

(2) Haller dit qu'en se soumettant à une diète végétale, il se sentait affaiblir d'une manière manifeste. *Semper sensi*

Nous ajouterons aussi que ces matières alimen-taires, plus analogues à notre nature par leur es-sence chimique, donnent en général moins de travail aux organes digestifs, pour leur transmu-tation en chyle.

Comme nous cherchons dans les alimens des moyens pour la thérapeutique, nous devons sur-tout nous attacher à l'influence particulière que chaque genre de nourriture exerce sur les organes vivans. Or, parmi les alimens que fournit le règne animal, il en est qui font sur nous une im-pression relâchante; d'autres, au contraire, re-cèlent des élémens stimulans, etc. Le médecin doit étudier avec soin ces différences, afin de n'em-ployer qu'une nourriture appropriée au caractère de la maladie, qui soit propre à diminuer l'in-tensité des symptômes, à assurer le succès du trai-tement.

SECTION SIXIÈME.

§ Ier. *Du lait.*

Le lait constitue une nourriture particulière qui semble lier les alimens végétaux aux alimens ani-

---

debilitatum universum corpus ad labores, ad veneres iner-tius. Elém. physiol., t. 6. Voyez aussi Cullen, Mat. méd., tom. 1, p. 371.

maux. En effet, quoique le lait appartienne aux substances animales, sa nature intime a, dans les herbivores quelque chose qui le rapproche des productions végétales.

On se sert principalement du lait de femme, du lait d'ânesse, du lait de chèvre et du lait de vache. Les deux premiers contiennent moins de matières nourricières que les derniers, ils se digèrent aussi plus vite.

Une remarque curieuse de messieurs Deyeux et Parmentier, c'est que le lait que l'on tire en une fois d'une vache, varie dans ses qualités. Par exemple, si l'on partage la traite en quatre tems, et que l'on reçoive successivement le lait dans quatre vases, il arrivera que le premier sera très-séreux; la consistance augmentera dans le second; elle sera encore plus forte dans le troisième : enfin, le quatrième contiendra une grande quantité de crême et nourrira davantage.

§ II. *Des effets que produit le lait dans l'économie vivante.*

Le lait contient une assez grande dose d'élémens nourriciers; mais il est principalement remarquable par la propriété relâchante qu'il possède. On sait que si l'on applique du lait sur des tumeurs inflammatoires, sur des surfaces irritées, ce liquide dimi-

mue la tension , la chaleur locale , affaiblit les propriétés vitales , fait enfin l'office d'un moyen émollient. Or, en parcourant chaque fonction, pendant
que l'on se nourrit de lait , nous reconnaîtrons
dans leur exercice l'influence de cette même propriété sur les appareils organiques qui les exécutent.

Digestion. Le lait est en général d'une digestion assez facile. Cependant il est bien des occasions où les forces gastriques ne peuvent élaborer
cette liqueur alimentaire. L'impression relâchante
qu'elle cause sur la surface des intestins , pervertit
leur action naturelle , occasionne des évacuations alvines abondantes , provoque une sorte de
médication laxative (1). Quelquefois cette même
impression occasionne un effet contraire ; elle fait

---

(1) Les anciens se servaient souvent du lait bouilli pour
exciter des évacuations alvines. On trouve dans le 7°. livre
des Epidémies une observation où l'on employa ce moyen
avec succès. *Bibenti lac asininum coctum, novem heminarum
atticarum mensura ad duos dies , biliosa purgatio vehemens oborta est, et cessaverunt dolores , et ciborum appe-
tentia accessit.* On lit dans le livre *de internis adfectionibus :
Lac asininum coctum ad blandam purgationem , aut bubu-
lum, aut caprinum, exhibendum.* Nous produisons les mêmes
effets avec la manne , la casse et autres laxatifs.

tomber les gros intestins dans l'atonie ; les excrémens s'y accumulent, il existe une constipation passive. Sans doute que , dans ce cas, le lait a diminué l'activité du système hépatique, que la sécrétion de la bile est devenue moins forte, que cette humeur a pris une qualité moins stimulante...

Circulation. Le cœur et les artères ressentent fortement l'impression relâchante que le lait porte sur le système vivant. Le pouls devient plus tardif ; il conserve pendant l'usage de cette nourriture un rhythme remarquable de régularité et de lenteur. Les propriétés vitales des vaisseaux capillaires paraissent aussi moins développées.

Respiration. Il est probable que l'emploi du lait qui affaiblit l'activité vitale sur tous les points du système animal , enlève aux phénomènes chimiques de la respiration quelque chose de leur énergie.

Absorption. Il est bien prouvé que lorsque l'on continue long - tems l'usage du lait , toutes les parties vivantes deviennent plus gonflées , plus volumineuses ; le corps prend une complexion molle et lymphatique. Or, ce produit décèle une absorption languissante dans le tissu même de nos organes.

Sécrétions et Exhalations. L'usage du lait cause

un certain relâchement dans les appareils sécréteurs et exhalans ; il affaiblit leur action ; il rend moins forte la somme des humeurs qui sortent du corps. Cette cause concourt avec une absorption interstitielle languissante à développer le tissu cellulaire, à donner au corps une constitution plus humide.

Nutrition. Le lait contient une assez grande abondance de principes nourriciers. Il fournit au sang des élémens qui peuvent restaurer sa substance et même augmenter sa masse (1). Cette nourriture peut aussi subvenir à une nutrition assez active dans le tissu des organes : cependant, pour la plupart des hommes, on est obligé d'augmenter la base nutritive du lait, en y ajoutant du riz, du pain, du vermicelle, du sucre, etc. Notons que l'influence relâchante que le lait exerce sur tous les

-----

(1) On défend expressément l'usage du lait aux personnes pléthoriques et aux personnes d'une constitution lymphatique ; aux premières, parce que le lait peut entretenir une certaine activité dans la sanguification, augmenter la masse sanguine ; aux secondes, parce que l'influence relâchante qu'exerce le lait sur le système vivant leur est directement contraire. *Lac omnibus repletis, pituitosis inimicissimum est.* Hoffmann, *de Diætæ vitio*, etc. Spielmann, *institut. Mat. med.*

tissus vivans , rendrait tacite ou latente , la vigueur qui pourrait naître d'une assimilation plus forte.

Sensations. Le lait semble émousser la puissance des impressions extérieures sur l'homme moral , parce qu'il engourdit sa sensibilité. Son usage diminue aussi l'empire des passions et les rend plus douces.

Locomotion. Le lait affaiblit la contractilité musculaire : les mouvemens des membres en deviennent plus lents, moins faciles : il agit aussi sur les forces toniques de ces organes : cette liqueur rend mou, indolent (1).

§ III. *De la constitution organique que le lait donne au corps vivant, ou des effets de la diète lactée.*

Le lait frais et pur , dit un médecin célèbre , (*Cabanis*), agit sur tout le sytème comme un sédatif direct , non stupéfiant ; il modère la circulation des humeurs ; il porte dans les organes du sentiment un calme particulier ; il dispose les or-

______

(1) Les hommes qui se nourrissent de lait sont gras , lourds , paresseux : la gaîté, l'air leste , la légèreté ; les mouvemens aisés , vifs et vigoureux des peuples qui boivent actuellement du vin , en est le contraste le plus frappant. VENEL , *Mat. méd.*

ganes moteurs au repos. Par son influence, les idées semblent devenir plus nettes, mais elles ont peu d'activité : les penchans sont paisibles et doux, mais, en général, ils manquent d'énergie; et quoique cet aliment facile entretienne une force totale suffisante, il fait prédominer tous les goûts indolens : l'on pense peu, l'on désire peu, l'on agit peu.

Rien n'est plus exact que ce tableau des effets produits par le lait pris comme nourriture habituelle et journalière. Il est facile de reconnaître qu'alors cet aliment provoque une mutation profonde dans l'économie animale, qu'il donne à toutes les parties vivantes une disposition particulière. Or, dans cet état organique, on pourrait, en quelque sorte, distinguer le produit de la qualité nourrissante du lait du produit de sa propriété adoucissante ou relâchante. Ainsi les forces digestives retirent de la digestion de ce liquide alimentaire une grande abondance de chyle ; et surtout lorsque l'on prend en même tems du pain, des farineux, que l'on y ajoute du sucre, l'assimilation devient très-active dans le sang et dans le tissu des organes; le corps acquiert un état pléthorique, il a une vigueur bien manifeste. Mais l'impression immédiate que cette nourriture fait sur toutes les parties vivantes, affaiblit leur sensibilité, leur faculté contractile ; les mouvemens sont tardifs, difficiles, les forces ne sont pas perceptibles dans l'action actuelle des appareils organiques, il faut une cause impulsive, une maladie, par exemple, pour les mettre en exercice.

Nous supposons ici que l'on n'ajoute au lait aucune substance tonique ou excitante, et que cette liqueur alimentaire conserve toute son énergie relâchante : on conçoit que si l'on coupait le lait avec une eau ferrugineuse, avec une décoction amère ou aromatique ; si l'on faisait un usage habituel du vin, du café, etc., alors le lait conserverait toujours sa faculté nourrissante, mais on n'apercevrait plus le produit de son action immédiate sur les tissus vivans ; des molécules douées d'une vertu tonique ou excitante aborderaient dans toutes les parties vivantes et produiraient des effets qui altéreraient, compliqueraient ou même effaceraient ceux de la diète lactée.

§ IV. *De l'emploi du lait comme moyen médicinal.*

Le lait est une liqueur trop nourrissante pour qu'on puisse en permettre l'usage dans la fièvre inflammatoire, dans les phlegmasies aiguës, dans les hémorragies actives. Le médecin s'occupe de diminuer la pléthore, d'abattre les forces vitales : or, un aliment aussi substantiel que le lait pourrait, en entretenant la nutrition du sang et des tissus vivans, augmenter tous les accidens morbifiques.

Mais si le lait doit être proscrit dans ces maladies, ce n'est réellement que parce qu'il nourrit trop, car son impression émolliente ou relâchante serait alors très-utile. Aussi lorsque l'on délaie les bases nutritives du lait dans une grande quantité d'eau, on compose une liqueur que l'on peut employer avec avantage dans plusieurs de ces maladies. Sydenham regarde l'hydrogale ou le mélange de trois parties d'eau et d'une partie de lait comme une boisson antiphlogistique; il s'en servait avec succès dans le traitement de la petite-vérole, de la rougeole, etc. (1). D'autres praticiens l'ordonnent aussi dans la dyssenterie, la diarrhée avec irritation (2), et même à la fin des pleurésies, des péripneumonies, du rhumatisme aigu, lorsque les accidens inflammatoires sont dissipés.

L'utilité du lait, devenu une nourriture journalière et fondamentale, est surtout bien prouvée

---

(1) *Hydrogala è tribus aquæ partibus et lactis una simul coctis, et ægri palato et votis magis ut plurimùm, refrigerando respondit.* Curat. variol. anomal., année 1670, etc. *Vid. etiam passim.*

(2) Sarcone, traitement de la Diarrhée, observ. en janv. 1764.

II.

dans un grand nombre de névroses et de maladies de long cours. Combien de fois la diète lactée n'a-t-elle pas produit des guérisons inespérées ? mais pour régler avec sagesse l'emploi de ce grand moyen médicinal, c'est moins aux accidens particuliers de la maladie qu'il faut avoir égard, qu'à la complexion intime, à la disposition morbifique de l'économie animale qu'il faut changer et corriger. Ainsi la diète lactée sera très-profitable dans les affections chroniques qui seront associées à une habitude du corps caractérisée par la maigreur, une mobilité, une irritabilité extrêmes, un pouls vif et fréquent, une grande propension à l'acte vénérien, etc. Alors le lait, par sa vertu relâchante, diminuera la tension des fibres, ralentira les mouvemens trop précipités, rendra l'absorption interstitielle moins active, les excrétions moins abondantes. Ces premiers effets en amèneront bientôt d'autres ; l'espèce de relâchement, de détente qu'éprouveront tous les tissus vivans, favorisera l'exercice de l'assimilation ; le corps reprendra de l'embonpoint ; les fluides et les solides éprouveront une sorte de rénovation bien propre à rappeler l'état de santé.

On sait combien ce moyen tropologique a reçu d'éloges pour la guérison des dartres et autres affections cutanées, des consomptions, des fièvres lentes, des hémoptysies périodiques, des affections des voies urinaires avec irritation, des douleurs vénériennes invétérées, etc.

Mais ces heureux effets supposent que le lait a été convenablement élaboré par les forces gastriques. Le praticien doit sans cesse surveiller l'acte de la digestion et employer les moyens convenables pour qu'il soit toujours régulier. Car si le lait causait une perturbation dans la fonction de l'appareil digestif, il faudrait aussitôt en discontinuer l'usage.

§. V. *Des maladies dans lesquelles le lait serait contraire.*

Hippocrate qui en général ne parle du lait que comme d'un remède, défend expressément son emploi dans toutes les maladies aiguës qui ont un caractère bilieux, qui offrent des signes de saburre, qui sont accompagnées d'un embarras gastrique (1).

---

(1) *Lac dare capite dolentibus, malum. Malum verò febricitantibus et quibus hypochondria elevata sunt murmurantia, et siticulosis. Malum autem et quibus dejectiones biliosæ, et iis qui in acutis sunt febribus, et quibus copiosi sanguinis facta est egestio. Convenit verò tabidis non admodùm valdè febricitantibus lac dare, et in febribus longis et languidis, nullo ex supradictis signis præsente; et præter rationem quidem extenuatis.* Aphor. 64, sect. 5.

Le lait ne serait pas plus convenable dans les fièvres muqueuses et adynamiques (1).

Cette liqueur alimentaire doit aussi être proscrite dans les affections chroniques, lorsque le corps a une complexion lâche, humide, cachectique. Alors l'emploi du lait augmenterait le relâchement des fibres vivantes, l'atonie des organes, aggraverait tous les accidens morbifiques. Une obstination aveugle dans ce régime pourrait même, faire dégénérer en maladie grave, une affection qui d'abord ne serait que légère.

Si l'on trouve des exemples de guérisons produites par le lait, dans des circonstances pathologiques analogues à celles que nous venons d'exposer, c'est que l'on administrait en même tems un agent tonique ou excitant (2); alors une influence médicinale dominait l'influence du lait, et ce dernier ne fournissait que sa base nourricière.

---

(1) Nous ne parlerons pas ici du petit lait, qui contient peu de matériaux nutritifs et qui est plutôt une boisson médicinale douée d'une vertu émolliente qu'une liqueur alimentaire.

(2) Voyez la dissertation d'Hoffmann, *de connubio aquarum mineralium cum lacte longè saluberrimo.*

SECTION SEPTIÈME.

ALIMENS GÉLATINEUX.

§ Ier. *Des substances alimentaires gélatineuses.*

La gélatine est un principe immédiat très-abondant dans beaucoup de substances animales, et principalement dans tous les tissus blancs du corps. Ce principe est très-soluble dans l'eau ; lorsque l'on fait bouillir dans ce liquide des substances qui contiennent de la gélatine, l'eau s'en empare, et si elle y est abondante, ce liquide s'épaissit et prend, en refroidissant, la forme d'une gelée transparente et tremblante. La colle forte, employée dans les arts, n'est qu'une gélatine séchée et durcie.

Les substances animales dont on extrait principalement la gélatine, sont surtout la peau et les tissus cellulaires, membraneux, tendineux, aponévrotiques, ligamenteux, glanduleux (1).

M. Parmentier conseille de se servir de pieds de veau pour préparer la gélatine sèche des pharmacies.

Les os broyés fournissent aussi beaucoup de gé-

---

(1) Fourcroy, Système de Chim., tom. 5, p. 188.

latine. On peut retirer les 0,10 environ de leur poids, de cette matière animale, selon M. Proust.

La corne de cerf râpée donne aussi beaucoup de ce principe, et la décoction que l'on fait avec cette substance, n'est qu'une eau de gélatine.

Les substances animales qui suivent, abondent aussi en gélatine, c'est elle qui les distingue, comme matières alimentaires; on doit rapporter à cette section,

La chair de veau, de poulet, d'agneau, et en général tous les jeunes animaux,

Les grenouilles, *rana esculenta*,

Plusieurs espèces de tortues,

Plusieurs espèces de limaçons,

Les huîtres, *Ostrea edulis*. La gélatine est moins concentrée dans les huîtres; elles nourrissent moins que les autres matières gélatineuses. Quand on les prend fraîches, l'eau salée qu'elles contiennent, favorise singulièrement leur digestion.

Il est important de rappeler ici que les bouillons de veau, de poulet, d'os broyés, de grenouilles, etc., ne ressemblent aux bouillons de bœuf, ni par leur composition chimique, ni par leurs propriétés actives, comme nous le verrons plus loin.

§ II. *Des effets que produisent dans l'économie animale les alimens gélatineux.*

Pour bien saisir les effets que peut produire cette nourriture, il faut qu'elle soit journalière et fondamentale ; alors son emploi occasionne des changemens organiques qui tiennent à sa qualité très-nourrissante et à son influence fortement relâchante sur le système animal. La gélatine doit être distinguée du lait, parce qu'elle recèle plus de principes nourriciers que cette dernière liqueur, et parce que son impression relâchante sur les tissus vivans, est bien plus forte, plus puissante.

Digestion. Les substances gélatineuses sont assez difficiles à digérer : elles rendent ordinairement les excrémens plus humides et plus abondans ; quand la digestion de ces substances est régulière, elle produit une grande quantité de chyle.

Les matières très-chargées de gélatine occasionnent souvent tous les accidens d'une mauvaise digestion (1) ; l'impression relâchante qu'elles font sur la surface intestinale, la résistance qu'elles présentent aux forces digestives, en sont les causes. Les

---

(1) La chair de veau, d'agneau lâche souvent le ventre , et cause même des diarrhées. HALLÉ, *lieu cité*, p. 712, 782.

personnes qui prennent de la gélatine, selon la méthode de **M. Seguin**, pour se délivrer de la fièvre intermittente, se plaignent souvent de cardialgie, de coliques, de borborygmes, etc. Les bouillons de veau, de poulet, etc., suscitent souvent un effet laxatif; quand ils sont digérés, cet effet n'a pas lieu.

Circulation. Si l'on examine l'exercice de cette fonction, pendant que l'on se nourrit de gélatine, on découvre et les effets de son influence relâchante sur le tissu du cœur et des artères, et le produit de sa qualité très-nourrissante. La lenteur, la faiblesse de l'impulsion artérielle dépendent de la première cause; c'est à l'affluence des principes nourriciers dans la masse sanguine, c'est à leur assimilation à la propre substance de ce fluide, que nous rapporterons la plénitude du pouls. Le système capillaire a peu d'activité vitale pendant l'emploi des substances gélatineuses : leur usage n'augmente pas la chaleur animale (1).

____

(1) Chacun se rappellera ici les observations du D. Thouvenel, sur les effets sensibles que produisaeint les bouillons de veau, de poulet, etc. On sait qu'ils augmentaient la chaleur animale, le nombre des pulsations, etc.; mais remarquons que ces effets duraient peu de tems, comme nous l'apprend cet observateur, et que la chaleur de la peau n'éprouvait

Respiration. L'action relâchante qu'exercent les substancés gélatineuses sur toutes les parties vivantes ralentit les mouvemens respiratoires ; elle doit par suite diminuer l'activité des phénomènes chimiques de cette fonction.

Absorption. Lorsque l'on ne s'est servi depuis quelque tems que d'alimens gélatineux , il est facile de juger que cette fonction est devenue moins active dans le tissu des organes. Le système cellulaire paraît plus développé, le corps est comme disposé à la bouffissure. Le produit de l'absorption intestinale présentera à notre esprit la cause de tous les effets que nous remarquons ; il est chargé de molécules gélatineuses qui s'insinuent dans la masse circulatoire.

Sécrétions et Exhalations. Le relâchement que les substances gélatineuses font éprouver à tous les organes, s'observe principalement sur les appareils

---

pas d'augmentation, quand il prenait ces bouillons froids. Il est évident que ces symptômes passagers dépendaient de l'impression première que fait toujours une liqueur chargée de calorique sur la surface de l'estomac : mais en parlant ici des variations que l'on peut remarquer dans l'acte de la circulation , pendant que l'on se sert d'une nourriture gélatineuse , nous avons en vue le produit plus stable et plus tardif de sa faculté nutritive et de son influence sur le corps qu'elle sustente.

sécréteurs et exhalans ; ils perdent de leur énergie et de leur activité : les excrétions deviennent moins fortes. La perspiration cutanée surtout éprouve une diminution marquée, comme le prouvent les observations statiques.

Nutrition. La gélatine recèle une grande abondance de principes alibiles ; elle peut subvenir à une forte assimilation dans le sang et dans les solides vivans : il semble que son usage doit augmenter la quantité du fluide sanguin et lui donner une bonne complexion, et qu'il doit restaurer aussi d'une manière convenable le tissu des organes. Mais l'impression relâchante que cette nourriture porte sur le système animal, nuit à l'exercice de la nutrition. Les sucs nourriciers circulent souvent dans la masse sanguine, sans s'identifier ni avec le sang, ni avec les organes ; ils se déposent dans le tissu cellulaire, et le corps prend seulement de l'embonpoint.

Sensations. Les alimens gélatineux diminuent l'action du système cérébral, ils tendent à affaiblir la sensibilité générale.

Locomotion. La gélatine fait sur le tissu musculaire une impression qui engourdit sa faculté contractile ; elle rend ceux qui s'en nourrissent, lourds et peu agiles.

§ III. *De la constitution organique que les alimens gélatineux donnent au corps vivant, ou des effets de la diète gélatineuse.*

L'impression première des alimens gélatineux sur le système animal, affaiblit l'impulsion artérielle, retarde le cours du sang, ralentit l'action des organes sécréteurs et exhalans, diminue les pertes que le corps doit éprouver par l'exercice de la vie, etc. Ces alimens fournissent dans l'acte de la digestion une forte proportion de chyle, ils introduisent dans l'économie animale une grande quantité de principes nourriciers. Or, voilà deux causes dont l'homme ressent en même tems le pouvoir, quand il se nourrit de substances gélatineuses.

L'action relâchante que la gélatine exerce sur toutes les parties vivantes, empêche que l'assimilation ne soit active. La surabondance de sucs nourriciers qui se forment alors dans le corps, ne produit qu'un développement considérable du tissu cellulaire; la pâleur de la figure, la laxité des tégumens, la lenteur, la faiblesse du pouls, le défaut de vigueur musculaire, etc. décèlent une complexion molle, lymphatique, un état de prédisposition aux maladies muqueuses, cachectiques, etc. Aussi, les médecins hygiénistes retranchent-ils la chair des jeunes animaux, de la liste des alimens qui conviennent aux personnes d'un tempérament lymphatique ou pituiteux. LORRY...

Nous supposons ici que l'on prend seulement des alimens gélatineux, ou que l'on n'ajoute à leur substance que du pain, du sucre, des farineux, etc. qui fortifient leur base nutritive, sans altérer leur propriété relâchante; car, si l'on chargeait la gélatine d'épices, d'aromates, si l'on permettait l'usage du vin ou de tout autre agent tonique ou excitant, alors ce principe animal ne fournirait plus qu'une grande abondance d'élémens nourriciers; mais sa faculté relâchante serait anéantie par une faculté contraire, qui, excitant tous les tissus vivans, établirait partout un mode très-actif de nutrition, et produirait une constitution organique d'un caractère différent.

§ IV. *Des substances gélatineuses considérées comme moyens médicinaux.*

Les bouillons de veau, de poulet, de grenouilles, qui n'offrent que de la gélatine étendue dans une grande quantité d'eau, sont employés avec avantage dans les fièvres inflammatoires et bilieuses, et dans la plupart des phlegmasies. Les molécules gélatineuses qui pénètrent dans le torrent circulatoire, font sur tous les tissus vivans une impression relâchante , qui détermine une détente générale, alors très-favorable.

Mais le médecin ne doit pas considérer ces bouillons gélatineux, seulement comme des agens émolliens , ils recèlent des matériaux riches en principes alibiles ; et dans certaines affections, comme la pleurésie , l'hémoptysie , la péripneumonie , etc. , où l'on doit craindre une assimilation , quelque légère qu'elle puisse être , on doit préférer une tisane mucilagineuse.

La méthode curative, récemment proposée pour la guérison des fièvres intermittentes, et qui consiste dans l'emploi de la gélatine à grande dose, est une sorte de diète gélatineuse un peu excitante, à laquelle on soumet les malades pendant un certain tems. En effet, on associe alors le sucre à la gélatine , on en compose une espèce d'extrait éminemment nourricier et d'une digestion assez facile, on administre en même tems du vin ; or, quand on se sert de cette substance , on introduit dans le corps une grande abondance d'élémens alibiles, dont l'influence du vin facilite l'assimilation. Tout le système vivant reçoit en peu de tems une forte restauration , d'où procède une vigueur organique profonde, qui aide à concevoir la propriété fébrifuge de ce moyen.

Observons, en effet, que tous les agens qui

réussissent contre les fièvres d'accès, ont une vertu fortifiante ou stimulante. Tous corroborent les organes, raniment leur vigueur, ou stimulent leur tissu, augmentent leur activité. Or, c'est en produisant un résultat analogue, que la gélatine paraît diminuer d'abord, puis détruire entièrement les fièvres intermittentes. Ne voit-on pas tous les jours des malades ennuyés de prendre, sans succès, du quinquina, ou d'autres médicamens renommés, trouver leur guérison dans l'usage d'alimens très-substantiels ? N'oublions pas non plus que des variations brusques et répétées dans le régime que suivent les personnes affectées des maladies qui nous occupent, ont souvent réussi pour les combattre et les anéantir. Se servir d'une nourriture insolite et opposée par son caractère à celle que l'on employait, la quitter d'une manière soudaine, et se nourrir d'autres substances dont les propriétés sont encore différentes, parcourir ainsi successivement les diverses classes d'alimens, et se soumettre, pour quelque tems seulement, à des diètes disparates ; voilà un procédé curatif vanté par les anciens, et qu'ils mettaient en usage dans les cas les plus difficiles (1).

____

(1) *Prodestque in vetere quartaná, mutare subindè victûs genus, à vino ad aquam, ab aquá ad vinum, à lenibus*

La diète gélatineuse est un puissant secours contre les accidens spasmodiques, les affections nerveuses qui tiennent à une constitution du corps trop irritable, à une mobilité excessive. En effet, l'usage prolongé et habituel des substances gélatineuses changera l'état intime du système vivant; il affaiblira la sensibilité trop exaltée, et donnera, en rétablissant l'assimilation, une vigueur organique qui réprimera les mouvemens désordonnés du système nerveux.

'On trouvera aussi dans la diète gélatineuse un moyen efficace pour combattre la consomption l'hémoptysie périodique, la phthisie commençante, les dartres, et en général toutes les maladies que l'on attribue à une acrimonie des humeurs, ou à trop de tension et de sécheresse de la fibre (1), etc. La guérison de ces affections ne peut être opérée que par une mutation dans la complexion intime de toutes les parties vivantes, que par un échange de constitution organique : or, une nourriture gélatineuse convient pour effectuer ce grand effet.

---

cibis ad acres; ab acribus ad lenes transire. CELSI, Medicin., lib. 3, cap. 16.

(1) TULPII, *Observat. med.*, lib. 2, cap. 8; *maroor ostreis sanatus.*

§ V. *Des maladies dans lesquelles les alimens gélatineux seront contraires.*

La propriété relâchante que les substances gélatineuses mettent en jeu sur les organes vivans, au moment de leur emploi, les rend en général contraires dans les fièvres muqueuses, adynamiques et ataxiques. Si, pour quelques indications particulières, comme une grande soif, une chaleur interne, etc., on veut donner dans ces maladies le bouillon de veau ou de poulet, il sera souvent raisonnable de corriger sa vertu émolliente, par l'addition d'un acide végétal, comme le suc d'oseille, de citron, etc., ou de quelques gouttes d'une eau aromatique, etc.

On sent assez que la diète gélatineuse est tout-à-fait contre-indiquée dans les affections chroniques avec relâchement, inertie, etc., comme les écoulemens muqueux chroniques, le scorbut, l'anasarque, etc. Si l'on voulait, dans les maladies chroniques, tirer parti de la qualité très-nourrissante des substances gélatineuses, il faudrait leur associer un agent tonique ou stimulant : ce dernier remplacerait, sur tous les points de l'économie vivante, l'influence relâchante de la gélatine par une impression qui réveillerait, animerait les propriétés vitales, et donnerait à tous les appareils organi-

ques plus de force et d'activité. Ainsi, dans beaucoup de maladies, les auteurs de matière médicale qui recommandent les bouillons de veau,
de grenouilles, de tortue, etc., ont soin d'y
faire mettre des feuilles de chicorée sauvage, de
pissenlit, de la racine de patience, de raifort sauvage, du cresson, du houblon, etc.

SECTION HUITIÈME.

ALIMENS FIBREUX.

§ Ier. *Des substances animales qui se rapportent
à cette section.*

Les alimens que nous nommons fibreux proviennent des parties musculaires des mammifères et
des oiseaux adultes. C'est à cette section que nous
rapportons la viande de bœuf, de mouton, de
coq, les vieux pigeons, les perdrix, etc., etc.

La chair de ces animaux est éminemment nutritive : mais parmi les matériaux susceptibles de se
convertir en chyle qui abondent dans sa substance,
il se trouve un principe particulier qui caractérise ce
genre de nourriture. Ce principe n'existe pas dans
les jeunes animaux, il se développe à mesure qu'ils
avancent en âge (1) : il est connu depuis long-tems

______

(1) De même, nous voyons les jeunes plantes aromatiques

II.   11

sous le nom de matière extractive animale (1) : un chimiste distingué vient de désigner ce principe immédiat par l'expression d'*osmazôme* (2).

C'est à cette matière extractive que le bouillon de bœuf doit sa couleur dorée, son odeur comme aromatique, sa saveur un peu piquante et agréable : c'est surtout elle qui le distingue des bouillons de veau, de poulet, d'os brisés, etc., qui ne contiennent que de la gélatine.

L'objet principal de notre travail nous oblige à attacher une grande importance à l'existence de l'osmazôme dans la chair des vieux animaux. En effet, ce principe n'est pas détruit dans le travail de la digestion, il pénètre dans le torrent circulatoire et fait sur tous les tissus vivans une impression excitante. Sydenham défendait le bouillon de bœuf dans les maladies inflammatoires, parce qu'il observait que cette liqueur exaspérait

---

remplies presqu'entièrement de mucilâge, puis par le progrès de la végétation se développent l'huile volatile, la résine, etc.

(1) THOUVENEL, ouvr. cité; HALLÉ, Encyclop. méthod., FOURCROY, Système des conn. chim.

(2) THÉNARD, Bulletin de la Soc. de la faculté de médecine de Paris, n°. III.

tous les accidens morbifiques , ajoutait à l'intensité de la fièvre , etc. ; or, l'analyse chimique nous
montre ici la cause matérielle de ces effets nuisibles.

Nous renvoyons aux Traités généraux sur les alimens pour tout ce qui a rapport aux altérations
diverses qu'éprouvent les viandes que l'on fait rôtir, griller, bouillir ; nous observerons seulement
que celles qui ont été cuites dans l'eau, contiennent moins de matière extractive que les autres ;
et que si elles sont moins nourrissantes, elles ont
en même tems moins de saveur , une propriété
excitante ou échauffante moins développée , etc.

§ II. *Des effets que les alimens fibreux produisent dans l'économie animale.*

Ces alimens, que nous aurions voulu désigner par
un mot plus convenable, sont du genre de ceux que
Celse nommait *valentissimæ materiæ ;* mais ils se
distinguent principalement par l'impression première qu'ils font sur les organes, par la puissance
stimulante dont ils jouissent.

Digestion. La digestion de la chair animale
fournit toujours une grande quantité de chyle.
D'un petit volume , les forces gastriques retirent
une grande proportion de principes réparateurs.
Il est reconnu que ces alimens laissent peu de

résidu excrémentitiel. Notons aussi que cette nourriture, en contact avec l'estomac, paraît faire sur ce viscère une impression qui anime son action, augmente ses mouvemens, rend plus facile l'exercice de la fonction qui lui est confiée.

Circulation. L'usage des alimens de cette section accélère les contractions du cœur et le cours du sang, donne plus de force à l'impulsion artérielle. Le pouls devient plus vif, plus fréquent. Ces alimens développent aussi la vitalité du système capillaire ; l'activité des petits vaisseaux augmente ; la chaleur animale se développe (1). Ces effets se rapportent surtout à l'exercice de la faculté excitante de la matière extractive ou de l'osmazôme que contiennent ces substances alimentaires. Il est aussi d'autres symptômes, mais plus éloignés, que nous découvrons dans l'examen de cette fonction et qui procèdent de la qualité nourrissante de ces alimens, comme la plénitude du pouls, la vigueur des contractions du cœur, etc. , symptômes qui annoncent une assimilation très-active dans le sang et dans le tissu de l'organe central de la circulation.

---

(1) Cullen, Barthez, etc. , observent que la digestion des alimens animaux est toujours accompagnée d'un mouvement fébrile très-prononcé et très-durable.

Respiration. On pense que les animaux carnivores absorbent, dans un tems donné, plus d'oxigène que les espèces herbivores. Or, ceci se rattache à ce que nous avons déjà dit sur l'exercice de cette fonction. Les animaux qui ne vivent que de chair ont une circulation plus rapide ; tous les mouvemens de leurs organes sont plus vifs, plus prompts ; ils sont, par comparaison avec ceux qui ne mangent que des herbes, dans un état continuel d'excitation. Or, dans cette situation organique, l'exercice des phénomènes chimiques de la respiration doit être plus actif. Ainsi, nous devons penser qu'après avoir pris des alimens chargés d'osmazôme, cette fonction prend un autre rhythme, que l'absorption de l'oxigène et le dégagement du carbone augmentent, que le sang a une nature plus animée, plus artérielle.

Absorption. Cette fonction paraît conserver une grande régularité pendant l'usage des alimens fibreux ; elle n'éprouve pas de variation remarquable. Cette nourriture occasionne cependant un gonflement de toutes les parties vivantes, un développement du tissu cellulaire : mais cet effet ne doit plus être attribué à une langueur de l'absorption interstitielle ; l'engraissement, loin d'être passif, devient dans cette occasion un produit actif de l'énergie des fonctions gastriques, une suite de la surabondance de sucs nourriciers que ces alimens portent dans le corps vivant.

Sécrétions et Exhalations. Les appareils sécréteurs et exhalans sentent l'action du principe excitant que les alimens fibreux introduisent dans l'économie animale : leur vitalité est augmentée. La perspiration cutanée devient plus abondante pendant l'usage de ces alimens ; cette excrétion présente même des qualités particulières, elle a plus d'odeur, elle dépose sur le linge des molécules étrangères à sa constitution intime; et ce dernier se salit plus vite. Le poids réel du corps augmente ordinairement par l'emploi d'une nourriture fibreuse : ce résultat ne procède pas d'une diminution dans la somme dés excrétions qui doivent sortir du corps, mais elle tient à une assimilation plus active dans les fluides et dans les solides du corps, à un accroissement de la propre substance de toutes les parties vivantes.

Nutrition. L'usage des alimens fibreux donne une grande activité à la sanguification ; ce fluide auquel la respiration donne une qualité plus artérielle, prend en même tems une complexion plus riche : de plus, sa quantité augmente, et produit bientôt une pléthore vraie (1). Ces alimens

(1) *Carnes quidem, cùm probè elixæ fuerunt, optimum*

déterminent aussi une assimilation soutenue et très-énergique dans tous les tissus vivans : tous les appareils organiques bien restaurés ont alors des mouvemens forts et vigoureux.

Sensations. Les alimens qui recèlent de l'osmazôme rendent plus vive la sensibilité générale : les impressions sont plus fortement senties : cette nourriture rend plus irritable : la conscience de la grande vigueur interne qu'engendre son usage , donne à toutes les passions un caractère de violence.

Locomotion. On observe bien sur les organes musculaires le produit combiné de la qualité très-nourrissante des alimens fibreux et de leur propriété excitante : 1°. les principes réparateurs qui affluent sans cesse dans leur tissu , reproduisent une énergie toujours nouvelle ; 2°. l'impression que ressentent les muscles excite leur faculté contractile : aussi les mouvemens volontaires sont-ils plus prompts , plus libres et plus vigoureux ; cette nourriture rend plus agile et plus capable de résister à la fatigue (1).

---

gignunt sanguinem. GALENI , *de Aliment. facult.* , lib. 3 , cap. 2.

(1) Il y a certainement une grande différence entre les hommes qui mangent de la chair , et ceux qui n'en mangent pas. Les premiers sont incomparablement plus actifs et plus

§ III. *De la constitution organique que les alimens fibreux donnent au corps vivant, ou des
effets de la diète fibreuse.*

Les alimens fibreux nous présentent trois choses
à considérer : 1°. ils sont assez faciles à digérer ;
2°. ils contiennent une très-grande proportion de
principes nourriciers ; 3°. ils recèlent une matière
extractive qui fait sur toutes les parties vivantes
une impression stimulante.

Tous les observateurs s'accordent sur la qualité
très-nourrissante de la chair animale. On sait qu'elle
était la nourriture fondamentale des athlètes qui
se distinguaient par une corpulence particulière
et une grande vigueur musculaire.

Galien nous apprend que, lorsqu'on cessait pendant une journée seulement de leur donner de la
chair de porc , et que l'on remplaçait cette nourriture par une égale quantité d'une autre espèce
d'aliment , ils se sentaient le lendemain affaiblis.
Quelques jours de ce nouveau régime suffisaient
pour enlever leurs forces, et les faire maigrir à un
tel point que l'on s'en apercevait (1).

---

forts. CABANIS , *ouvr. cit.* Quelle différence ne trouvons-
nous pas entre les animaux carnivores et les animaux herbivores pour l'agilité et la force du corps ?

(1) *Omnium ciborum, suum caro potentissimè nutrit. Cu-*

Un homme n'avait vécu jusqu'à l'âge de trente ans qu'avec des œufs et des légumes. Sollicité par ses amis, il commence à cette époque à prendre du bouillon fait avec du bœuf et du mouton ; peu à peu il parvient à s'habituer à l'usage de la viande elle-même : mais ce régime occasionne une assimilation trop active dans le sang et dans les organes ; une pléthore réelle s'établit dans son corps ; il y a en lui excès de nutrition dans tous les systèmes, et bientôt ce tempérament acquis amène des accidens morbifiques fâcheux (1).

Il est évident que les alimens fibreux tendent à réaliser une complexion pléthorique avec un excès de forces organiques (2), laquelle sera une prédisposition prochaine aux fièvres inflammatoires, aux phlegmasies essentielles, aux hémorragies actives, à l'apoplexie, etc. Aussi l'emploi habi-

---

jus rei athletæ certissimum tibi præbent indicium. Si enim paribus exercitationibus parem molem alterius cibi pridiè totum diem comederint, postero die statim sentient sese redditos imbecilliores. Quòd si pluribus deinceps diebus id fecerint, non imbecilliores modò, verùm etiam alimenti penuriâ macilentiores palàm conspiciuntur. De Aliment. facultatib., lib. 3, cap. 2.

(1) Voyez cette observation dans le Journal de Méd., de Chirurg. et de Pharm., tom. 13, pag. 137.

(2) CULLEN, Mat. méd., tom. 1.

tuel de ce genre de nourriture est-il placé par les pathologistes au nombre des causes occasion-nelles de ces diverses maladies (1). Comme l'intensité des symptômes auxquels les affections morbifiques donnent lieu, est toujours en rapport avec la vigueur actuelle du corps des individus qu'elles attaquent, on conçoit pourquoi ceux qui se nourrissent de viande ont des maladies si graves, pourquoi ces maladies ont une marche si vive, des accidens si menaçans.

Dans l'état organique que les alimens qui nous occupent donnent au corps vivant, nous pouvons distinguer les effets de leur qualité nourrissante de ceux de leur propriété stimulante. Ainsi, l'abondance du fluide sanguin, sa riche composition, la

---

(1) Souvent aussi des fièvres adynamiques et ataxiques très-graves s'observent dans ces corps pleins de sang et de vigueur. On en trouve beaucoup d'exemples dans Forestus (*Observat. médicin.*) J'ai vu plusieurs fois sur des garçons bouchers ces maladies : une fièvre essentielle se développe avec un appareil de symptômes qui annoncent que les forces vitales sont en excès ; mais le 3e. ou le 4e. jour la maladie prend inopinément un caractère d'adynamie alarmant. Nous ne parlerons pas des principes septiques que l'on accuse la nourriture de cette section de porter dans les humeurs : de semblables hypothèses ne sont plus admissibles.

plénitude du pouls, le teint vermeil et fleuri, la fermeté des chairs, l'énergie des mouvemens organiques, voilà le produit de la nutrition devenue plus forte : mais le développement plus prononcé de la contractilité et de la sensibilité, l'activité plus grande de toutes les parties, la vivacité du pouls, l'exercice plus vite de toutes les fonctions, la chaleur animale plus forte, etc., procèdent de l'influence excitante que ces substances alimentaires tiennent en action sur le système animal.

C'est surtout cette dernière puissance qui caractérise ce genre de nourriture : car les farineux sont aussi très-riches en principes alibiles, mais ils n'ont pas comme les alimens fibreux, une propriété stimulante; la vigueur qu'ils communiquent au corps par l'acte de la nutrition, reste latente, parce que leur impression immédiate sur les parties vivantes, au lieu de provoquer l'exercice de cette vigueur, de mettre en jeu la vitalité actuelle des organes, semble au contraire rendre leurs mouvemens plus tardifs, plus difficiles. C'est en grande partie l'absence de cette influence, émanée de la matière extractive contenue dans les alimens fibreux, qui fait que l'on se sent soudain affaiblir, lorsque l'on discontinue leur usage, pour ne se nourrir que de pain, de poisson (1), etc.

____

(1) HALLER, Elément. physiolog., tom. 6.

§ IV. *Des alimens fibreux considérés comme*
moyens médicinaux.

Dans les maladies aiguës, on ne donne point
la chair animale en nature, on s'en sert pour
composer du bouillon. Or, ce dernier ne contient
qu'une partie seulement des matériaux nutritifs
de la viande, mais il est chargé d'une très-grande
proportion de la matière extractive qui entre dans
sa composition : il constitue une liqueur alimentaire très-stimulante.

Dans les maladies fébriles avec faiblesse, avec
prostration des forces vitales, le bouillon de bœuf
est une nourriture convenable ; son assimilation
est très-facile ; elle exerce en même tems sur tout
le système une impression propre à rappeler sa
vigueur, à rétablir l'activité vitale de toutes les parties. Aussi voyons-nous ce bouillon conseillé dans le
déclin des fièvres muqueuses, dans le cours des fièvres adynamiques, ataxiques, lentes-nerveuses.

L'usage journalier des alimens fibreux est aussi
un grand moyen de guérison dans les fièvres intermittentes (1), et dans beaucoup d'affections chro-

---

(1) Sydenham recommande le régime animal dans les
fièvres intermittentes. *Vescatur æger carnibus eupeptis et*
euchymis, et vino modicè utatur pro potu ordinario ; quâ

niques, comme les scrophules, le diabètes sucré, les lésions du système lymphatique, les infiltrations cellulaires, etc. La double puissance que ces alimens tiennent de leur qualité très-nourrissante et de leur influence excitante, détermine alors une mutation qui seconde efficacement les autres moyens médicinaux que l'on emploie.

C'est surtout sur ceux qui mangent rarement de la viande que la diète fibreuse montre un grand pouvoir curatif. La révolution profonde qu'elle suscite dans le corps devient alors très-manifeste. Témoin ces enfans mous, pâles, légèrement bouffis, que l'on nourrit avec du lait, de la bouillie, des panades, etc., lorsqu'ils cessent l'usage de ces alimens adoucissans pour prendre de la soupe grasse, de la viande, etc. : en effet si les digestions sont bonnes, on ne tarde pas à voir qu'un changement favorable s'opère dans la complexion de ces enfans : les joues se colorent, les chairs prennent de la fermeté, les membres deviennent plus robustes....

re solà ægros nonnunquam restitui, etiam eos, quorum corpora ob frequentem febris recursum contra corticem quasi communita, salutiferam ejus vim perpetìm eludebant. Epistol. responsor., *R. Brady.*

§ V. *Des maladies dans lesquelles les alimens
fibreux seront contraires.*

Ces alimens doivent être absolument défendus
dans toutes les maladies où il y a pléthore vraie et
excès de forces vitales.

Nous avons déjà dit que les bouillons de bœuf,
de mouton, étaient expressément interdits aux
personnes attaquées de la fièvre inflammatoire,
de phlegmasies des membranes séreuses, la pleurésie, la phrénésie, etc., de phlegmasies des viscères, etc., du rhumatisme aigu, de l'hémoptysie, etc. : 1°. leur qualité nourrissante aggraverait
tous les accidens morbifiques, en entretenant dans
le sang et dans les organes l'action assimilatrice ;
2°. leur propriété excitante ferait un effet d'autant
plus nuisible que la sensibilité est alors exaltée dans
tous les tissus vivans, et que toute impression devient plus vive et plus profonde. Les bouillons
doivent être proscrits dans ces diverses affections,
comme le vin, les cordiaux, les excitans de toute
espèce (1).

Ces liqueurs alimentaires ne sont pas plus admissibles dans le début des fièvres bilieuses, des
phlegmasies cutanées, la petite-vérole, la rou-

____

(1) SYDENHAM, *op. omn.*

geole , etc. On s'occupe alors de tempérer l'irritation générale , de modérer l'agitation du sang, etc. Il faut donc éloigner tout ce qui pourrait exercer une influence opposée.

La diète fibreuse serait contraire à toutes les affections nerveuses, à toutes les maladies chroniques qui sont comme identifiées avec un état de maigreur , une constitution très-irritable. On doit alors recourir à la diète relâchante ou adoucissante. L'influence stimulante des alimens de cette section ne ferait qu'entretenir l'extrême sensibilité des parties vivantes , animer leurs mouvemens déjà trop précipités, consolider la complexion morbifique du corps.

Des poissons considérés comme matière alimentaire.

La chair des poissons diffère par sa composition chimique de celle des mammifères et des oiseaux. Elle ne contient pas de matière excitante (1), elle n'a point une propriété stimulante.

La nourriture que fournissent les poissons ne ressemble pas non plus à celle que l'on retire des

____

(1) Hallé, Encyclop. méthod. , art. Alimens ; Fourcroy , Système des conn. chim.

substances gélatineuses (*sect.* 7e.), elle est plus facile à digérer, elle n'exerce pas une influence relâchante sur le corps qu'elle alimente.

Les poissons recèlent un grand fonds de matière nourricière ; l'estomac en retire une forte proportion de chyle ; leur usage fournit aux parties fluides et solides du corps des élémens pour une abondante réparation. Cette qualité très-nourrissante est ce qui distingue surtout la matière alimentaire dont nous nous occupons ; elle ne produit point d'effets que l'on puisse rapporter à une impression directe de la substance même de cet aliment sur les tissus vivans.

Haller pense que le poisson nourrit moins que la viande (1). Cullen met en doute cette assertion (2). Ne peut-on pas croire que le sentiment de débilité que faisait éprouver au célèbre physiologiste que nous venons de citer l'usage du poisson, provenait moins d'une diminution dans la quantité des élémens alibiles que devait recevoir son corps, que de l'absence de l'action excitante

____

(1) Element. physiol., tom. 6.

(2) Les pêcheurs de harengs ne vivent pendant un certain tems que de ce poisson ; ils n'éprouvent point de diminution de leurs forces ; ils paraissent alors plus gras. *Mat. méd.*, tom. 1.

qui accompagne toujours l'emploi de la viande ; cette action mettant sans cesse en jeu les forces organiques du corps, donne le sentiment de la vigueur qu'une assimilation forte et soutenue renouvelle toujours.

Ces remarques préliminaires suffisent pour régler l'administration du poisson dans un régime médicinal. Cet aliment convient dans la convalescence des maladies aiguës, dans les affections chroniques, lorsque l'on veut augmenter la nutrition du sang et des organes, produire une prompte restauration du système vivant : il serait préjudiciable dans toutes les maladies où l'on s'occupe d'abattre les forces, de diminuer la complexion trop riche du sang, l'énergie trop développée des organes.

Des œufs.

Les œufs présentent, comme le poisson, une nourriture que nous ne pouvons ranger dans aucune des sections précédentes. Ils n'ont pas une qualité dominante qui puisse donner à leur manière de nourrir un caractère particulier.

Les œufs, ceux de poule par exemple, recèlent, sous un petit volume, une grande abondance de matière nourricière. *Volucrum ova validum quid, et nutriens, et inflans habent.* HIPP. Mais

II.   12

ils ne font aucune impression remarquable sur les tissus vivans ; et tous les effets qui suivent leur emploi, procèdent d'une assimilation plus forte dans le sang et dans les organes. Cette nourriture tend à donner à l'économie animale une constitution pléthorique, une prédisposition à toutes les affections inflammatoires. Aussi, les œufs sont-ils défendus à ceux qui sont menacés de l'hémoptysie, de l'apoplexie, etc.

La nourriture dont nous nous occupons, passe assez généralement pour avoir une qualité échauffante, pour exciter les désirs vénériens. Mais cet effet ne dépend pas d'une irritation portée par les œufs sur l'appareil génital, comme le fait le céleri et d'autres agens stimulans, il tient à ce qu'une nutrition plus active accumule dans le système animal une exubérance de vie qui cherche à se répandre, à se communiquer.

Il serait superflu d'énumérer les cas pathologiques dans lesquels les œufs seraient contraires, et ceux dans lesquels ils peuvent être utiles ; l'abondance de sucs nourriciers qu'ils fournissent les indique assez. Disons seulement que les œufs, comme le pain, le poisson, sont admissibles dans toutes les diètes médicinales pour augmenter la base nutritive des substances alimentaires que l'on administre alors. Ils ne peuvent point altérer les propriétés médicinales du régime, mais ils le rendent plus substantiel.

***

C. *Des substances alimentaires qui contiennent des principes acerbes , amers , toniques ou âcres , volatils , stimulans.*

SECTION NEUVIÈME.

ALIMENS QUI CONTIENNENT DES PRINCIPES ACERBES, AMERS OU TONIQUES.

§ Ier. *Des substances alimentaires qui se rapportent à cette section.*

Ces substances recèlent des principes acerbes ou amers , de l'extractif, de l'acide gallique , du tannin : ces principes, étrangers à la base nourricière, leur donnent une propriété qui leur est commune et qui nous sert, en quelque sorte , de lien pour les réunir ici. Les substances alimentaires dont nous allons nous occuper, ne se ressemblent que par l'influence immédiate qu'elles exercent sur le système vivant , mais leur qualité nourrissante est très-variable ; elle diffère , selon que la composition chimique de la matière alimentaire a une nature mucilagineuse, sucrée, etc.

Alimens mucilagineux amers. Dans ces alimens, la partie mucilagineuse seule fournira des principes alibiles : ils nourriront donc peu ; mais l'action relâchante du mucilage sera remplacée par une impression tonique ou fortifiante.

Alimens sucrés amers. Le corps sucré est très-nourrissant : ces alimens porteront dans le système vivant une grande abondance de sucs alibiles : une influence tonique accompagnera dans tous les tis-sus les élémens nourriciers.

Alimens huileux amers. Le principe huileux associé à une matière tonique sera mieux digéré ; et sa vertu très-relâchante sera anéantie par une impression fortifiante qui la remplacera.

Alimens farineux amers. Très-nourrissans ; des principes toniques se répandront dans toutes les parties avec les élémens réparateurs.

Le lait coupé avec une infusion amère, etc. donne aussi une nourriture dont l'influence adou-cissante sera remplacée par une qualité tonique.

Alimens gélatineux amers. Base nutritive riche en principes alibiles, action tonique au lieu d'une action relâchante.

Alimens fibreux amers. Nous y trouvons une nourriture très-substantielle qui a naturellement une qualité excitante, et qui prend de plus une propriété tonique ou fortifiante.

Observons que très-souvent les malades se servent d'alimens qui se rapportent à cette section. Celui qui prend à chaque repas une petite dose de poudre de quinquina, de cachou, de gentiane, etc., ou un verre d'une infusion amère, ou des pilules faites avec les extraits de pissenlit, de fumeterre, de ménianthe, de petite centaurée, etc., ou une eau ferrugineuse..., compose dans son estomac un mélange alimentaire qui a des qualités particulières. La nourriture dont il use alors exerce sur le système vivant une influence tonique ; elle ne diffère pas des alimens dont nous nous occupons.

§. II. *Des effets que les alimens de cette section produisent dans l'économie animale.*

Ces alimens font sur tous les tissus vivans une impression assez vive ; leurs effets immédiats sont très-prononcés. On aperçoit plus tardivement le produit de leur qualité nourrissante.

Digestion. Les alimens que nous avons ici en vue, en contact immédiat avec la surface gastro-intestinale, déterminent, dans l'appareil digestif, une sorte de resserrement tonique, qui lui donne plus d'énergie et facilite son action. L'opération vitale qui convertit en chyle les substances alimentaires est plus parfaite ; les matières fécales deviennent plus consistantes et moins abondantes ; souvent même la vigueur organique qu'acquiert le canal alimentaire occasionne une constipation active opiniâtre.

Néanmoins, si l'appareil gastrique a beaucoup de chaleur et d'activité, l'impression des principes acerbes ou amers, peut susciter une espèce d'éréthisme qui suspend le travail digestif, ou le rend très-pénible, et que l'on dissipe avec de l'eau sucrée, une boisson théiforme, etc.

Circulation. Les molécules d'extractif, de tannin, etc., qui pénètrent dans la masse sanguine, lorsque l'on se sert des alimens qui nous occupent, agissent sur le cœur et sur les artères ; ces organes ont plus de vigueur, mais leur activité n'augmente pas : le pouls est fort, mais il ne devient pas plus fréquent.

Respiration. L'action des alimens amers sur le corps vivant ne provoquera pas de variations dans l'exercice de la respiration : elle doit seulement tendre à maintenir toujours réguliers les phénomènes chimiques de cette fonction.

Absorption. L'usage habituel d'une nourriture qui recèle des élémens acerbes, amers ou toniques, donne plus d'activité aux vaisseaux absorbans. Les matières fécales prouvent l'énergie de l'inhalation intestinale : celle qui se fait dans le tissu même des solides, n'est pas moins active ; ces alimens s'opposent au développement du tissu cellulaire, ils rendent les organes plus denses, plus serrés (1). Une nourriture amère fait toujours éprouver une sorte de maigreur assez prompte. Cet effet est surtout sensible sur les personnes qui ont une complexion molle, lymphatique.

Sécrétions et Exhalations. Les alimens qui nous occupent augmentent la vigueur des appareils sécréteurs et exhalans. Mais cet effet ne produit le plus souvent qu'une action plus régulière de ces parties vivantes, et les excrétions ne deviennent pas plus abondantes. Dirons-nous que l'on trouve dans les humeurs qui sortent du corps la cause matérielle de tous les effets que nous cherchons à signaler, que la transpiration, les urines, le lait, etc. contiennent les principes extractifs, amers, etc. qui ont pénétré dans la masse sanguine.

Nutrition. L'influence des alimens chargés de principes acerbes ou amers sur l'acte de la nutrition, dépend de l'état actuel de l'économie animale. Les propriétés vitales sont-elles trop affai-

____

(1) *Acerba siccant et contrahunt corpus; habent et vim sistendi.* Hipp., de Affect., lib.

blies, les tissus vivans sont-ils relâchés, y a-t-il langueur générale dans l'exercice de toutes les fonctions, l'action tonique des alimens de cette section dissipera cette disposition morbifique, et rétablira l'assimilation dans le sang et dans le tissu des organes. Mais s'il existait trop de tension dans les solides, une sorte d'irritation générale, une grande maigreur, cette même influence pervertirait davantage la nutrition, et ajouterait à la mauvaise complexion du corps.

Nous ne voyons ici que le produit de la propriété médicinale des alimens amers, et pour juger du résultat de l'assimilation elle-même, il faut considérer la base nourricière des substances que l'on emploie. Se sert-on d'alimens sucrés, farineux, gélatineux, fibreux, le système animal recevra une grande abondance de sucs nutritifs. Au contraire, les matières mucilagineuses ne porteront dans le corps qu'une faible proportion de liqueur chyleuse.

Sensations. L'action fortifiante que les alimens de cette section exercent sur le cerveau et sur le système nerveux, n'a-t-elle pas quelque influence sur l'homme moral ? le sentiment d'une vigueur plus grande ne doit-il pas agir sur le développement et sur le caractère des passions ?

Locomotion. Les molécules extractives, amè-res., etc. que les alimens de cette section portent dans la masse sanguine fortifient le tissu des muscles et développent ses forces toniques. Cette nourriture est propre à réveiller la vigueur musculaire, mais cette vigueur ne peut être durable que quand les alimens dont on se sert alors, nourrissent beaucoup, et qu'une assimilation active fixe, en quelque sorte, dans les muscles, l'énergie qu'une impression première, mais fugace, leur avait fait acquérir.

§ III. *De la constitution organique que les alimens amers donnent au corps vivant, ou des effets de la diète amère.*

Dans ces alimens, la faculté de nourrir tient aux matériaux nutritifs que nous avons déjà vus ; mais il est facile de concevoir que la présence des principes acerbes, amers ou toniques qui se répandent dans toutes les parties du corps, et agissent sur tous les tissus vivans, au moment même où les élémens nourriciers y abordent, où ils se présentent pour être assimilés, donne à une nourriture, quelle que soit sa base chimique, un caractère spécial qu'il nous importe fort d'observer. Deux personnes, dont l'une emploie seulement des substances mucilagineuses ou farineuses, et l'autre, en se nourrissant des mêmes alimens, prend des pilules d'extrait de quinquina, de ménianthe, etc., suivent un régime tout-à-fait différent.

Dans les mutations organiques que suscite l'emploi d'une diète amère, il est toujours assez facile de se représenter le produit de l'influence médicinale. Des digestions plus parfaites, une impulsion artérielle plus forte, une absorption plus active, des excrétions régulières, etc., voilà des effets qui ne peuvent être rapportés qu'à l'impression tonique que ressentent alors tous les tissus vivans : mais les changemens intimes qu'éprouvent le fluide sanguin et la complexion des organes procèdent surtout de l'assimilation des sucs nourriciers. L'action tonique que les alimens amers exercent sur le systéme animal, peut bien modifier l'acte de la nutrition, mais comme c'est leur base alimentaire qui fournit les matériaux qu'elle emploie, les effets secondaires des alimens amers varieront, selon que leur nature sera mucilagineuse, sucrée, huileuse, farineuse, etc.

Sans doute, on ne peut parler de la transmutation organique qui doit suivre l'emploi d'une diète amère, que d'une manière générale ; cependant il est permis d'avancer que l'usage prolongé d'alimens sucrés, farineux, gélatineux, fibreux, associés à un principe amer, tend à rendre plus active la nutrition du sang et du tissu des organes, à accumuler dans tous les appareils vivans une grande vigueur, à réaliser une constitution pléthorique, une prédisposition aux affections inflammatoires.

Si la base nourricière de l'aliment amer est le mucilage, l'usage exclusif de cette nourriture ne fournira que très-peu de principes réparateurs; de plus elle déterminera une tension continuelle des tissus vivans. Or, cette action tonique jointe à une insuffisante de nutrition donnera au corps vivant une complexion irritable, avec une maigreur très-prononcée, elle le rendra très-sujet à des maladies spasmodiques. Les auteurs de matière médicale accusent l'usage trop prolongé des substances amers de produire ces effets.

§ IV. *Des alimens amers considérés comme moyens médicinaux.*

Pour rendre utile dans la médecine pratique, les alimens dont nous nous occupons, le médecin n'aura pas seulement en vue les principes actifs qu'ils recèlent, il considérera aussi quelle est leur composition chimique, et choisira des substances dont la qualité nourrissante soit proportionnée au but qu'il se propose.

Dans les maladies fébriles de l'ordre des fièvres muqueuses, et surtout dans les fièvres adynamiques et ataxiques, quel avantage ne doit-il pas résulter de l'union d'un agent amer avec les matières alimentaires que l'on donne aux malades. L'appareil gastrique affaibli reçoit une impression tonique qui réveille ses forces digestives ; cette même impression suit ou accompagne sur tous les points de l'économie animale les sucs nourriciers , et favorise leur assimilation.

La pratique de la médecine prouve tous les jours la grande efficacité de la diète amère pour la guérison des fièvres intermittentes ; et nous savons que, dans ce cas , ce sont des alimens bien substantiels qu'il faut employer.

Un usage prudent des alimens amers a aussi procuré de grands succès dans les affections chroniques des membranes muqueuses , la toux humide , la diarrhée ancienne , la leucorrhée , etc. La plupart des médicamens vantés contre ces maladies , sont amers ou toniques , on les administre à petite dose et au moment des repas ; le malade suit alors une diète amère.

C'est surtout dans les maladies chroniques que les vertus curatives des alimens amers sont bien marqués. Sydenham donne la mesure de leur étendue, quand il dit que dans ces affections , il suffit de rendre les digestions plus parfaites pour opérer des choses étonnantes (1).

____

(1) *Tractat. de podagr.*

La diète amère jouit d'une puissance médicinale bien constatée pour la guérison des affections scorbutiques, scrophuleuses, des dartres (1), des hydropisies commençantes, des engorgemens atoniques abdominaux (2), etc. La combinaison dans les alimens d'une action fortifiante avec une qualité très-nourrissante provoque une mutation profonde qui dissipe l'état de langueur, d'inertie de toutes les parties vivantes, et renouvelle en quelque manière tout le système animal : cette grande opération anéantit l'état morbifique du corps, et rappelle la santé. Les avantages que l'on retire de l'usage prolongé des pilules extractives que l'on nomme apéritives, fondantes, etc., des eaux ferrugineuses et des autres agens amers, se rapportent toujours plus ou moins à la diète amère (3).

---

(1) ALIBERT, Précis sur les maladies de la peau, pag. 362.

(2) On connaît les expériences de Sœmmering sur les effets toniques que le fer produit sur le tissu de la rate. Les animaux qui prenaient de la limaille avec leurs alimens avaient toujours la rate moins volumineuse : leur sang contenait aussi beaucoup plus de fer.

(3) Le procédé que Galien conseille pour dissiper une obésité froide, inerte, n'est autre chose qu'une diète amère ou excitante. Voyez *Method. medend.*, lib. 14, cap. 15.

Il est des cas où le médecin a intérêt de modérer la nutrition du sang et des organes dans les corps malades qu'il soumet à ne vivre que d'alimens rendus toniques ; alors , il choisira des substances alimentaires mucilagineuses. Ainsi , on vante les vertus de la chicorée prise comme nourriture dans beaucoup d'affections de long cours. Dans d'autres circonstances, on se trouvera mieux d'alimens riches en principes nourriciers , comme les farineux , le sucre, la viande , etc. (1).

§ V. *Des maladies dans lesquelles les alimens amers seront contraires.*

Devons-nous dire que les substances alimentaires qui contiennent des principes toniques , seraient nuisibles dans la fièvre inflammatoire , dans toutes les phlegmasies essentielles , dans les hémorragies actives , etc. N'est-il pas évident qu'alors l'action immédiate des molécules amères , etc. , sur tous les tissus vivans provoquerait une exaspération soudaine dans tous les accidens morbifiques.

---

(1) On a remarqué que les moutons affectés de maladies chroniques , lorsqu'ils paissaient des herbes amarescentes , comme la ménianthe , le pissenlit , etc., guérissaient assez promptement.

La diète amère est également contre-indiquée dans les affections nerveuses, lorsqu'il y a maigreur, irritation générale, chaleur fébrile, etc. Le médecin doit chercher à rendre l'assimilation plus active dans les fluides et dans les solides, en calmant les mouvemens trop violens du sang, en relâchant les tissus vivans. Or, la nourriture que nous renfermons dans cette section serait tout-à-fait opposée à cette intention.

SECTION DIXIÈME.

ALIMENS EXCITANS.

§ Iᵉʳ. *Des substances alimentaires excitantes.*

Les alimens que nous renfermons dans cette section, recèlent des principes volatils, âcres ou aromatiques ; c'est la présence de ces élémens étrangers à la matière nourricière, qui donne à la nourriture dont nous allons nous occuper un caractère spécial.

Les substances alimentaires de cette section nous présentent une grande diversité, si l'on considère leur base nutritive qui peut être mucilagineuse, sucrée, huileuse, etc., mais elles se ressemblent par l'action immédiate qu'elles exercent sur nos parties vivantes, elles possèdent une propriété commune d'une nature excitante.

Il est des productions alimentaires dans lesquelles la nature a allié aux matériaux nourriciers, des élémens stimulans ; tels sont le *céleri*, feuilles radicales étiolées d'une variété de *l'Apium graveolens* (*famille des ombellifères*), les *oignons* (1), bulbe de *l'Allium cepa* (*famille des liliacées*), etc. Mais l'art de la cuisine compose sans cesse des mets qu'il faut rapporter à cette section. Tous les alimens, quelle que soit leur nature chimique, dans lesquels on ajoute comme assaisonnement le poivre, la muscade, les clous de girofle, la canelle, les feuilles de laurier, la vanille, la sarriette, le thym, le persil, des échalottes, de la moutarde, etc., deviennent une nourriture excitante, lorsque ces matières y ont été mises en assez grande quantité, pour leur donner la propriété de stimuler toutes nos parties vivantes.

Le muriate de soude ou sel marin que l'on prend avec la plupart des matières alimentaires, peut aussi être regardé comme une substance stimu-

---

(1) L'analyse chimique de l'oignon a fourni aux professeurs Fourcroy et Vauquelin une grande quantité de sucre incristallisable, beaucoup de mucilage, une espèce d'huile blanche, âcre, volatile et odorante, une matière végéto-animale analogue au gluten, etc.

lante. Mais quand il n'est qu'en très - petite dose, il agit seulement sur l'estomac, ses effets excitans ne sont pas sensibles sur les autres organes.

Celui qui prend à chaque repas un médicament excitant, comme des pilules faites avec la gomme ammoniaque, la myrrhe, le safran, etc., ou du vin d'absinthe, une dose d'élixir de stougthon, de gaïac, de garus, ou du brou de noix, etc., etc., donne à tous ses alimens un caractère excitant. Cette nourriture possède, comme celle dont nous nous occupons, une faculté stimulante qui se fait sentir à tous les appareils organiques ; et dont les effets sont faciles à saisir.

Alimens mucilagineux excitans. Toutes les substances alimentaires que nous avons réunies dans la première section, doivent être rapportées à celle-ci, quand on y ajoute, comme épices, des matières douées d'une qualité stimulante (1).

Le céleri, les oignons, les raves, les ra-

---

(1) Les turions ou jeunes pousses de toutes les plantes aromatiques contiennent beaucoup de mucilage et une petite proportion de principes volatils : ces derniers commencent seulement à se développer. Ant. Cocchi, dans son régime pythagoricien, conseille de les substituer à toutes les épices.

II.

dis, etc. , sont des productions mucilagineuses
excitantes.

Alimens sucrés excitans. Ces alimens auront
le corps sucré pour base nourricière, mais ils
recèleront en même tems des principes volatils,
aromatiques.

Alimens huileux excitans. Le chocolat chargé
de vanille ou d'autres aromates appartient à cette
section.

Alimens farineux excitans. Tous les farineux,
quand on y joint des assaisonnemens qui leur communiquent une propriété stimulante, ressortissent aussi de cette section.

Le *lait* uni à des agens excitans, comme quand
on coupe cette liqueur alimentaire avec une infusion de menthe, de sauge, de thé, etc. : le café
au lait est une nourriture stimulante.

Alimens gélatineux excitans. Ajoutez des aromates aux substances alimentaires de la septième
section, et vous aurez une nourriture qui, au
lieu d'une vertu relâchante, aura une qualité stimulante.

Alimens fibreux excitans. Ces alimens conser-
veront leur qualité très-nourrissante ; mais l'action
excitante, que la matière extractive ou l'osmazôme
de la viande exerce sur tous les tissus vivans, sera

augmentée par celle des aromates que l'on y aura
ajoutés.

Des boissons excitantes.

Les liqueurs susceptibles d'éprouver la fermentation vineuse, contiennent une grande quantité
de sucre, de mucilage, etc., mais dans le travail chimique qui donne naissance à la liqueur
fermentée, tous ces matériaux nourriciers se décomposent ; leurs élémens réagissent les uns sur
les autres ; ils forment des combinaisons nouvelles. Le produit de ces jeux multipliés d'attraction et de répulsion est un fluide nouveau, pourvu
de qualités spéciales et auquel on donne le nom
générique de *vin*.

Le vin proprement dit, le cidre, le poiré, la
bière ont une puissance stimulante très-prononcée. Leur usage détermine une excitation générale, accélère le cours du sang, augmente l'action
cérébrale, rend plus vif et plus agréable le
sentiment de l'existence.

Une liqueur douée d'une propriété active aussi
forte, dominera toujours l'influence immédiate,
que nous avons remarquée dans chaque genre de
nourriture : et il suffira de prendre du vin en mangeant, pour que les alimens dont on fera usage, -

13*

qu'ils soient mucilagineux ou gélatineux , ou farineux , etc. , deviennent excitans.

Nous dirons la même chose de l'alcohol , produit éloigné de la fermentation vineuse. Une dose
même légère d'une liqueur alcoholique semble
produire une diffusion soudaine de principes stimulans dans l'économie animale; tous les tissus
vivans sentent à la fois leur impression : une quantité plus forte de ce fluide détermine une excitation plus violente, elle peut même causer un afflux
trop considérable de sang dans l'organe cérébral ,
pervertir son action naturelle, produire l'ivresse.

Celui qui prend à ses repas de l'eau-de-vie , du
rhum , des liqueurs de table , éprouve toujours ,
au moment de la digestion , tous les effets d'une
excitation alimentaire.

Le *café* ou la décoction de la graine torréfiée
et pulvérisée du *Coffea arabica* (*famille des
rubiacées*), est aussi une liqueur stimulante dont
l'influence sur le cerveau est bien connue. On sait
que cette boisson *intellectuelle* soutient l'activité
de l'organe pensant, qu'elle éloigne le sommeil ,
qu'elle plaît généralement aux savans , aux hommes
de lettres , aux artistes. (*Cabanis*).

Le *thé*, ou l'infusion aqueuse des feuilles du
Thea bohea, ou *Thea viridis* (*famille des hespéridées*), a aussi une vertu stimulante.

§ II. *Des effets que les alimens excitans produisent dans le corps vivant.*

Les phénomènes que nous allons signaler dans l'exercice des diverses fonctions de la vie dépendent de l'impression immédiate que font sur tous les appareils organiques les molécules actives contenues dans la nourriture dont nous parlons. Ce premier produit est toujours le même ; mais il est un résultat plus éloigné de l'usage des alimens excitans qui tient à leur qualité nourrissante , et qui varie selon qu'ils ont une nature mucilagineuse, sucrée , farineuse , etc.

Digestion. Les alimens qui recèlent des principes excitans sont en général plus promptement digérés. Leur contact avec la surface gastrique développe davantage les forces digestives , presse les mouvemens organiques qui doivent convertir la matière alimentaire en chyle , accélère la formation de cette liqueur réparatrice. Dans quelques circonstances , cependant , cette impression stimulante devient un obstacle à l'action de l'estomac ; on se trouve bien alors de prendre de l'eau sucrée , ou une autre boisson adoucissante pour dissiper l'excès de tension , l'état d'éréthisme de ce viscère.

Il est inutile de dire que la quantité de chyle que produit la digestion des alimens de cette section, est toujours en rapport avec la nature chimique des substances nutritives.

Circulation. Les principes excitans que recèlent les alimens dont nous nous occupons, pénètrent dans la masse sanguine et agissent fortement sur l'appareil circulatoire : le cœur, les artères, les vaisseaux capillaires sont aiguillonnés par eux, et leurs mouvemens paraissent comme précipités. Aussitôt que l'on a pris des alimens excitans, on voit le cours du sang s'accélérer d'une manière remarquable ; le pouls est grand et très-fréquent ; la chaleur animale devient manifestement plus intense (1).

Respiration. Les alimens excitans augmentent l'activité des mouvemens respiratoires, rendent les

---

(1) *Alimenta spirituosa pulsus edunt magnos, vehementes, crebros.* HOFFMANN, *de puls. natur.* Les oignons, l'ail, le poivre, le sel, etc. pris en grande quantité, excitent par leur stimulus une fièvre momentanée. ARBUTHNOT, *Ess. sur les Alim. Vidi calidissimam et periculosam admodùm febrim excitatam, dum contriti piperis magnam copiam sumpserat homo.* VANSWIETEN, *Comment. in aph.* A-t-on usé d'alimens âcres, épicés, etc., une chaleur générale, mille sentimens divers de lassitude, de pesan-

inspirations et les expirations plus rapides : or, nous savons que les phénomènes mécaniques de cette fonction influent sur l'opération chimique qui s'exécute dans l'organe pulmonaire. De plus, l'influence excitante que la nourriture que nous avons en vue, répand sur le système animal, sa puissance sur le cours du sang et sur tous les organes, doivent rendre plus énergique l'action chimique de la respiration. Ceux qui prennent des mets épicés, des substances stimulantes ont un sang artériel plus rutilant, plus animé, plus oxigéné, moins chargé de carbone.

Absorption. Cette fonction montre beaucoup d'énergie pendant l'usage des alimens excitans ; l'absorption interstitielle surtout a une activité soutenue : elle ne laisse pas de sucs lymphatiques et graisseux stagnans dans nos organes, leur tissu paraît plus dur, plus serré (1). Une nourriture habituellement stimulante s'oppose au développement du système cellulaire, à l'accumulation de

---

teur, etc. accompagnent la digestion. Qui n'a cent fois acheté la joie douce d'un repas par un trouble général, une agitation universelle, une ardeur dans toutes les parties, pendant tout le tems que le vin circule avec le sang. BICHAT, *Anatomie générale.*

(1) *Quæ acria et sicca in ore sunt, ea omnia siccant.* HIPP.

la graisse : il est bien constaté que ceux qui commencent à employer des alimens épicés, ceux qui
prennent journellement un médicament excitant,
perdent sensiblement de leur embonpoint : on sait
aussi que ceux qui usent sans modération de substances âcres et stimulantes, sont toujours très-
maigres (1).

Rappelons-nous que le produit de l'inhalation
intestinale est chargé de principes volatils qui n'ont
point été altérés dans l'acte de la digestion (2),
et qui sont portés avec leurs vertus dans le torrent
circulatoire.

Sécrétions et Exhalations. La puissance stimulante des alimens de cette section se manifeste
sur chaque appareil sécréteur et exhalant : elle

---

(1) *Vid.* GALENI, *Method. med.*, lib. 14, sect. 15;
LORRY, Mémoire sur la graisse, etc.; Mém. de la soc.
roy. de méd., ann. 1779. *Vidi hominem potu coffeæ
eousquè abutentem, ut quotidiè, 10, vel 12, immò subindè 15, vascula ejus plena hauserit ; erat verò is ma-
cilentus, cholericus, facie subcroceâ.* BERGII, Mater.
méd.

(2) On sait que long-tems après la digestion des substances alimentaires dont nous nous occupons, on a des rapports qui ont le goût des épices, des assaisonnemens que
l'on a employés. *Voyez* l'art. ALIMENS, Encyc. méthod.,
pag. 804.

développe leurs propriétés vitales, augmente leur activité. Pendant l'usage d'une nourriture excitante, la transpiration cutanée est plus abondante (1) : les urines deviennent rouges et chargées (2). Le système génital ressent aussi l'influence de ces alimens; la vertu aphrodisiaque du céleri a une certaine célébrité. Les alimens excitans provoquent la sécrétion du lait, surtout lorsqu'ils ont une base nourricière très-substantielle. Enfin, ils paraissent avoir quelque action sur l'organe hépatique ; ceux qui vivent habituellement de mets très-épicés sont sujets à éprouver des accidens bilieux (3).

Les qualités particulières que montrent ces diverses excrétions pendant l'emploi des alimens excitans, méritent bien d'être ici notées. On retrouve en effet l'odeur des plantes alliacées et aromatiques dans la transpiration, dans l'exhalation pulmonaire, dans l'urine, et jusque dans l'humeur des cautères. La saveur amère de l'ab-

---

(1) Sanctorius.... Gorter...., etc.

(2) Les anciens mettaient les substances âcres et aromatiques au rang des diurétiques chauds.

(3) Les pathologistes mettent l'usage des substances âcres, des liqueurs alcoholiques au rang des causes prédisposantes des fièvres bilieuses, du cholera-morbus. Galien les défend aux personnes d'un tempéramen‹ bilieux.

sinthe, l'âcreté des plantes crucifères, les principes odorans des aromates se communiquent au lait, etc. (1).

Nutrition. Les alimens excitans produisent un effet analeptique bien connu, qui procède de l'impression première qu'ils font sur le système animal, qui tient à ce qu'ils mettent en exercice des forces organiques qui étaient latentes. Mais il faut distinguer cette vigueur instantanée qui suit l'administration de ces alimens, de la vigueur plus durable que produit l'assimilation des principes nourriciers qu'ils recèlent. Ainsi, celui qui prend du pain trempé dans du vin, se sent aussitôt ranimer par l'action immédiate de cette liqueur excitante, puis viennent les forces plus tardives qui émanent de la faculté nutritive du pain. Le prophète David, après avoir dit : *Vinum lætificat cor hominis*, ajoute, *panis cor hominis confirmat* (2).

On conçoit que la nutrition dans ceux qui suivent un régime excitant, sera en rapport avec la composition chimique des substances alimentaires dont on se servira. Les alimens farineux, huileux,

----

(1) Hoffmann, *de athletis veter. eor. diætá et habitu;* Haller, *Element. physiolog.*, tom. 5, pag. 49; Hallé, art. alimens, lieu cité.

(2) *Psalm.* C. iii. *vers.* 16, 17.

fibreux, etc. , fourniront une grande abondance de sucs nourriciers ; ils pourront subvenir à une assimilation très - active, ils donneront sans cesse de nouvelles forces. Les alimens mucilagineux , le lait, fourniront moins de principes alibiles ; et la nutrition ne pourra être que faible et légère : le corps deviendra très-maigre.

L'action qu'exercent sur toutes les parties vivantes les matières stimulantes contenues dans ces alimens a aussi une influence directe sur l'assimilation des principes nourriciers. Si nous considérons les personnes qui ont une sensibilité modérée, celles surtout qui sont affaiblies, nous verrons l'abord des molécules excitantes dans la masse sanguine réveiller, animer la vitalité de ce fluide, accélérer ou favoriser l'hématose ; leur impression sur le tissu des organes y déterminera aussi une nutrition plus active. Sur les individus très-irritables, dont la sensibilité est exaltée, qui ont la fibre déjà trop tendue, etc., les mêmes effets stimulans précipiteront le cours du sang et pousseront au dehors les élémens réparateurs , avant qu'ils aient pu s'assimiler au sang et aux organes; ils rendront excessives les pertes que fera le corps , et la nutrition sera insuffisante.

Sensations. L'influence des alimens excitans

est très-remarquable sur l'organe cérébral et sur le système nerveux. Leur usage avive, si j'ose dire, la sensibilité générale, et donne plus de prise aux impressions physiques et morales : cette nourriture favorise aussi la naissance des passions ; elle les rend très-fortes, très-impérieuses. L'homme qui suit un régime excitant, est plus remuant, plus entreprenant, plus agité (1).

Locomotion. Les alimens excitans entretiennent dans le système musculaire une grande vitalité. Le développement de la propriété contractile des muscles rend les mouvemens des membres plus libres, plus rapides. Les peuples qui boivent habituellement des liqueurs fermentées, qui prennent une nourriture stimulante, se distinguent par leur agilité, leur adresse, leur intelligence. Il est superflu d'observer que les organes musculaires n'ont une vigueur durable, que quand les alimens excitans

---

(1) Il serait peut-être raisonnable de proscrire des maisons de répression les substances excitantes, les mets très-épicés, l'eau-de-vie, etc. : un régime farineux et mucilagineux, en diminuant l'inquiétude, l'activité morale, en enlevant à l'imagination sa vivacité, sa mobilité, rendrait moins malheureux les individus que l'on y retiendrait.

que l'on emploie , sont en même tems très-nourrissans.

§ III. *De la constitution organique que les alimens excitans donnent au corps vivant, ou des effets de la diète excitante.*

L'emploi des alimens excitans introduit dans l'économie animale une foule de principes actifs qui irritent, aiguillonnent tous les tissus vivans ; accélèrent le cours du sang et tous les mouvemens organiques, augmentent en quelque sorte le foyer de la chaleur vitale. Chaque repas provoque une agitation générale assez vive, une sorte de fièvre momentanée, souvent très-prononcée. Or, celui qui fait un usage continuel d'alimens excitans voit ces effets immédiats se répéter plusieurs fois dans le jour : il est dans un état habituel d'excitation qui développe sa sensibilité, le rend toujours plus irritable, plus vivant.

Il est évident qu'une diète excitante doit donner au corps une constitution organique spéciale; mais pour concevoir quel doit être son caractère dis-tinctif, il faut avoir égard à la nature de la base nourricière des alimens que l'on emploiera. Les effets stimulans seront toujours les mêmes , mais si les principes nourriciers que reçoit le système animal se trouvent dans une proportion très-iné-

gale, le produit du régime excitant sera différent.

Ainsi, en supposant toutes les circonstances
égales, si les alimens excitans dont on se sert sont
farineux, gélatineux, sucrés, etc., s'ils appartiennent à la classe de ceux que Celse nommait *valen-
tis materiæ*, leur emploi produira une augmentation dans la masse sanguine; ce fluide sera en
même tems bien nourri, très-concrescible et plus
vivifiant : le tissu des organes recevra une forte
restauration; enfin on verra bientôt se réaliser
une complexion pléthorique et robuste. Mais la
nourriture excitante est-elle mucilagineuse, re-
cèle-t-elle peu de sucs alibiles, est-elle *imbecillæ
materiæ*, alors l'assimilation deviendra trop faible,
le sang sera très-animé, très-stimulant, mais peu
épais, peu concrescible ; le corps prendra une
complexion sèche, irritable, très-mobile, une
prédisposition aux affections bilieuses et spasmodiques.

Quelle que soit la nature chimique des alimens doués d'une propriété excitante, si cette
dernière devient trop active, trop puissante,
comme quand on prend des épices sans modération, que l'on abuse du café, des liqueurs alcohó-
liques, etc., alors la vive excitation que ressent le
système animal occasionne dans les fluides et dans

les solides du corps des pertes trop considérables, l'assimilation devient insuffisante, le corps maigrit d'une manière marquée, et dans tous les tems les forces organiques paraissent épuisées. Les individus que nous avons en vue, loin de se sentir fortifier par l'emploi des agens excitans, n'en deviennent, après leur action première, que plus affaiblis. Ils éprouvent une excitation fugace que remplace bientôt une débilité plus profonde, une impuissance absolue (1).

Chacun a déjà fait, sans doute, la réflexion que le régime ordinaire des hommes, principalement dans les villes, est un régime excitant. En effet, dans tous les mets, la matière nourricière est associée à des épices, à des assaisonnemens stimulans : de plus, on prend habituellement du vin, des liqueurs fermentées, etc. C'est sans doute à l'influence continuelle d'une nourriture excitante, que l'on doit surtout rapporter l'état physique et moral qui caractérise les citadins, cette vivacité dans les mouvemens, cette promptitude dans les déterminations, cette agitation, cette mobilité, que l'on ne trouve pas

____

(1) *Notissima est historia de reginâ sultani...... quæ equum vidit castrari, ab horrendâ operatione abstinere, et equo coffeam propinari jussit, cujus efficaciam habuit expertam in marito.*

dans l'homme des champs qui se nourrit de légumes, de farineux, etc.

Remarquons que l'homme recherche toujours tout ce qui peut stimuler doucement ses organes, développer davantage leurs propriétés vitales, multiplier les sensations : il aime naturellement à se sentir vivre ; il est enclin à cultiver, si j'ose ainsi parler, sa sensibilité. La même raison qui fait que le vin, les liqueurs alcoholiques, le café, le tabac, etc. nous plaisent, expliquera pourquoi les livres de contes, les romans, les drames, etc. sont si courus. Nous aimons les impressions physiques et morales qui peuvent nous émouvoir, au contraire nous fuyons tout ce qui doit produire sur nous un effet sédatif, tout ce qui doit engourdir le sentiment, etc.

§ IV. *Des alimens excitans considérés comme moyens médicinaux.*

Il est facile de juger que les alimens qui ont une qualité excitante seront utiles dans toutes les maladies où il y aura prostration des forces vitales, inertie des mouvemens organiques. Ainsi, dans les maladies fébriles de l'ordre des fièvres adynamiques et de l'ordre des fièvres ataxiques, il sera avantageux de joindre à toutes les substances alimentaires que l'on désirera donner aux malades, un peu de vin, ou quelques gouttes d'une eau alcoholique, de teinture, etc. Cet agent stimulant accompagnera en quelque sorte partout les principes nourriciers ; dans l'estomac, il réveillera les forces digestives ; dans le sang et dans le tissu des organes, il augmentera la vitalité de tout le système, il animera la force assimilatrice, il dissipera l'état de stupeur qui tient le corps vivant.

Le D. Hufeland nous apprend que les Russes se garantissaient visiblement des fièvres nerveuses qui ont régné en Prusse pendant l'hiver de 1806 à 1807, en mangeant tous les jours deux à trois oignons crus ; et même quand les premiers signes de la contagion commençaient à se manifester, ils parvenaient souvent à anéantir la maladie en doublant la dose de ce légume (1). L'excitation générale que détermine l'impression des principes volatils de l'oignon sur tous les tissus vivans, ne suffit-elle pas pour expliquer cet effet ? On sait que les liqueurs alcoholiques et le vin ont souvent produit le même résultat.

Un régime excitant est aussi un grand moyen curatif dans les fièvres intermittentes. Des ali-

---

(1) Observations sur les Fièvres nerv. Voyez ce que dit Ramazzini sur ce même sujet. *Constitut. epidemic.* ann. 1690, pag. 123.

II.   14

mens substantiels et pourvus de la propriété de stimuler tous les appareils organiques, offrent une combinaison d'influences bien propre à détruire ces maladies périodiques. Ramazzini a vu des laboureurs se guérir de la fièvre-quarte au milieu de l'hiver, en mangeant des oignons, de l'ail, en buvant du bon vin (1).

La diète excitante jouit d'un grand crédit dans le traitement des affections scrophuleuses, scorbutiques, du rachitis, de l'anasarque qui tient seulement à l'inertie du système absorbant (2), des engorgemens atoniques, etc. On s'en sert aussi avec succès dans certains cas de stérilité dans les femmes ou d'impuissance dans les hommes, dans les convalescences des maladies aiguës, enfin,

---

(1) *De morb. artific. Diatrib.*, pag. 630.

(2) L'hydrothorax, l'ascite peuvent exister avec une complexion organique sèche, irritable; alors la diète excitante serait contraire. On voit quelquefois dans ce cas l'usage peu mesuré des médicamens scillitiques; du vin, etc. provoquer la fièvre, et même des hémorragies actives, etc. : les malades que nous avons ici en vue ont le pouls très-vif, la figure maigre, la peau aride, ils se plaignent d'insomnie, ils paraissent plus inquiets; sur eux les plaies faites par des vésicatoires sont très-rouges, très-douloureuses.... On dit, pour caractériser cette disposition morbifique, que la fibre est trop tendue, trop élastique, etc.

dans toutes les affections chroniques, où il y a relâchement de la fibre, débilité des organes, langueur dans les actes de la vie, etc. Remarquons que toutes les méthodes curatives que l'on conseille pour la guérison de cette grande série de maladies, se rapportent toujours à l'emploi prolongé d'une diète excitante.

En effet, pour corriger l'altération morbifique qui existe alors dans les fluides et dans les solides du corps, il faut que toutes les fonctions nutritives prennent un exercice régulier. Or, rien ne convient mieux pour rétablir l'action assimilatrice, que de provoquer une médication excitante, pendant que les principes nourriciers aborderont à toutes les parties vivantes. Un mode de nutrition plus actif changera bientôt la complexion intime du sang et des organes, et produira une transmutation assez profonde pour dissiper les accidens morbifiques. —

§ V. *Des maladies dans lesquelles les alimens excitans seraient nuisibles.*

Les affections pathologiques dans lesquelles les alimens excitans doivent être proscrits avec soin, sont assez nombreuses.

Ainsi, une nourriture excitante occasionnerait dans les accidens morbifiques une exaspération dangereuse, si on la donnait aux personnes attaquées d'une maladie fébrile des ordres des fièvres inflammatoires et des fièvres bilieuses, ou de la classe des phlegmasies : il en serait de même dans une hémorragie active.

Les personnes qui sont dans un état de pléthore vraie, qui ont un grand fonds de vigueur organique, qui, enfin, se trouvent prédisposées aux affections inflammatoires, doivent éviter les substances alimentaires qui ressortissent de cette section. Leur action immédiate sur un individu pléthorique pourrait provoquer le développement d'une des maladies dont nous venons de parler (1).

L'usage des alimens excitans est en général contraire à la guérison des affections dartreuses, comme l'a bien constaté le D. Alibert (2). Il

---

(1) Le sainfoin, la luzerne, le trèfle, etc. coupés après la floraison et quand la végétation a développé des principes extractifs, aromatiques, stimulans, constituent pour les animaux herbivores une nourriture excitante qui soulève toujours la masse circulatoire, augmente la sécrétion du lait, échauffe beaucoup, fait même pisser le sang. Les vétérinaires s'en servent avec avantage pour guérir les chevaux, les bœufs, etc., dont les humeurs sont appauvries, qui sont dans un état de cachexie, etc.; mais ils défendent ces alimens lorsque ces animaux sont pléthoriques, vifs, ardens, etc. BOURGELAT, HUZARD, lieu cité.

(2) Ouvrage cité, pag. 363.

est remarquable que ceux qui sont actuellement atteints d'une phlegmasie cutanée ou autres, d'une plaie , d'un ulcére , etc. ne prennent pas une nourriture remplie de principes stimulans , sans ressentir aussitôt plus de chaleur , de tension , de douleur dans le lieu malade : la sensibilité exaltée dans ce dernier point, rend bien plus vive sur lui l'impression des molécules excitantes que cette nourriture porte dans toutes les parties.

Il est aussi un grand nombre de névroses dans lesquelles la diète excitante entretiendrait tous les accidens : tels sont le tremblement des membres , l'hypocondrie, la mélancolie, l'hystérie, etc. , lorsque les malades ont une constitutiou sèche et irritable.

Combien d'autres circonstances qu'il serait superflu de vouloir ici indiquer, comme la disposition prochaine à l'apoplexie, à l'hémoptysie, un anévrisme commençant, etc. , etc. qui font une loi expresse d'éviter tous les alimens excitans.

Disons enfin que dans beaucoup d'occasions, les malades, en abandonnant leur régime ordinaire , lorsqu'il est excitant, assurent par cette cause négative, l'efficacité des sucs d'herbes ou des autres médicamens qu'on leur administre.

TABLE SYNOPTIQUE

DES ALIMENS ET DE LEURS PROPRIÉTÉS.

ALIMENS.

MUCILAGINEUX.
- Très-peu nourrissans.
- Influence relâchante.
- Digestion assez difficile.

SUCRÉS.
- Eminemment nutritifs.
- Influence faiblement adoucissante.
- Digestion facile.

HUILEUX.
- Très-nourrissans.
- Influence fortement relâchante.
- Digestion très-difficile.

FARINEUX.
- Eminemment nutritifs.
- Influence adoucissante.
- Digestion difficile.

ACIDULES.
- Très-peu nutritifs.
- Influence tempérante assez énergique.
- Digestion facile.

LE LAIT.
- Médiocrement nourrissant.
- Influence adoucissante.
- Digestion assez facile.

GÉLATINEUX.
- Eminemment nutritifs.
- Influence relâchante bien prononcée.
- Digestion difficile.

FIBREUX.
- Eminemment nutritifs.
- Influence excitante.
- Digestion assez facile.

ALIMENS.

TONIQUES.... { Qualité nutritive en rapport avec la nature
chimique de l'aliment.
Influence tonique.
Digestion plus parfaite.

EXCITANS.... { Qualité nutritive en rapport avec la nature
chimique de l'aliment.
Influence excitante.
Digestion plus prompte.

CHAPITRE VI.

DES PROFESSIONS.

LES professions ont sur ceux qui les exercent un empire dont les effets sont bien remarquables, et dont l'étude mérite bien d'occuper le philosophe comme le médecin.

§ Ier. *Considérations générales sur les effets que l'exercice des professions produit dans le corps vivant.*

En jetant un regard attentif sur les individus qui sont de la même profession, on est frappé de la ressemblance qui existe entre eux. Ils ont des habitudes, des manières, une attitude, des mœurs qui leur sont communes. Il n'est même pas rare de rencontrer des hommes qui, en observant un instant une personne, parviennent aussitôt à deviner sa condition, son état.

Or, cette physionomie morale qui caractérise, dans la société, les individus qui ont embrassé la même profession, couvre une ressemblance aussi constante, mais moins apparente, dans l'état intime du corps.

L'homme, considéré dans l'exercice de sa profession, se livre continuellement aux mêmes travaux, il exécute toujours les mêmes mouvemens ; l'ordre des choses au milieu desquelles il est placé, ne varie pas ; il reçoit constamment de tout ce qui l'entoure, des impressions semblables. Dans cette situation, le médecin qui l'observe, voit que toutes les fonctions de la vie suivent chez lui un mode particulier d'exercice ; il reconnaît que son économie a une constitution organique spéciale.

Cette constitution se retrouve dans tous ceux qui ont embrassé le même état. Soumis aux mêmes influences, ils ont tous la même prédisposition ; ce qui le prouve bien, c'est qu'ils sont sujets aux mêmes genres de maladies, et que ces maladies provoquent en général des accidens semblables, affectent la même terminaison, demandent le même traitement.... (1)

C'est ce pouvoir des professions sur l'exercice des fonctions nutritives, et par suite, sur la complexion du sang et des organes, qui fait que dans les ouvrages de pathologie, on trouve toujours une ou plusieurs professions parmi les causes occasionnelles ou prédisposantes de chaque famille,

____

(1) Voyez l'excellent traité de Ramazzini sur les maladies des artisans.

d'affections morbifiques. C'est encore cette condition organique commune à toutes les personnes
du même état, qui fait que, dans les épidémies, on
voit les individus de quelques professions devenir
tous les victimes de la fureur de la maladie, pendant que les individus d'autres métiers bravent ses
atteintes.

La puissance que chaque profession semble
mettre en jeu sur celui qui l'exerce, devient en quelque manière manifeste, quand on examine ce qui
se passe dans l'homme qui suit une nouvelle carrière,
qui embrasse un état et commence à en supporter
le poids. En effet, il ne tarde pas à éprouver une altération dans son économie, que l'on ne manque pas
d'attribuer aux occupations insolites, qui sont devenues pour lui nécessaires et habituelles ; souvent
un état de maladie se déclare à cette époque ; mais
enfin le calme renaît, et alors l'individu a pris une
empreinte spéciale, il a le tempérament acquis de
ses confrères.

Remarquons que les hommes, pour remplir les
obligations imposées par les diverses professions que
l'état social a créées, mettent seulement en action
l'organe cérébral, le système nerveux et les muscles soumis à la volonté, en un mot, qu'ils n'emploient que les organes de la vie animale.

Mais, dans l'économie vivante, tout est enchaîné dans un lien matériel ou sympathique ; et lorsque l'homme met en exercice les organes de la vie de relation, le cerveau, les nerfs, les membres, il change aussitôt l'action actuelle de tous les appareils organiques, il donne à toutes les fonctions un autre rhythme. Or, celui qui a embrassé une profession et qui en remplit tous les devoirs, entretient sans cesse actives les mêmes parties de son corps ; le mode d'exercice que suivent chez lui la digestion, la circulation, la respiration, etc. pendant qu'il travaille, devient, en quelque sorte, un état habituel et permanent, qui doit maintenir en lui une complexion particulière.

Si nous portons notre attention sur certaines classes d'ouvriers, comme les charpentiers, les maréchaux, les charrons, etc., qui fatiguent les muscles de leurs corps par des contractions vives et répétées, qui, frappant sur des corps durs, reçoivent continuellement des commotions qui ébranlent toute la machine vivante, nous trouverons chez eux un grand appétit, des digestions promptes, une circulation accélérée, une respiration grande et rapide, une absorption plus forte d'oxigène, un sang plus dépouillé de carbone, plus vivifiant, des excrétions très abondantes, une assimilation suffisant à peine pour réparer les pertes considérables qu'éprouve le corps. Ces individus

sont maigres ; ils ont en général peu de forces organiques ; mais leur système musculaire les rend
propres à exécuter de grands travaux.

Les tailleurs, les cordonniers, les tisserands,
etc. qui laissent leur corps tranquille , et dont les
occupations ne demandent que des contractions
modérées des bras et des jambes, nous offriront
un autre ordre de variations dans l'exercice des
fonctions assimilatrices. Chez eux , l'appétit est
moins fort , la digestion moins prompte , les phénomènes chimiques de la respiration sont aussi
moins actifs, mais une circulation plus lente , des
excrétions peu abondantes entretiennent un état de
pléthore assez prononcé, qui annonce seulement
l'énergie de l'assimilation dans le fluide sanguin ,
car les solides sont relâchés, mal nourris : il y a
disposition à l'embonpoint.

Passons-nous à l'examen du savant, de l'homme
de lettres , etc. , nous verrons , pendant le tems de
leurs méditations, le sang se porter avec force vers
le cerveau, maintenir cet organe dans une sorte
d'exaltation continuelle ; cette augmentation d'activité vitale de la tête , modifie d'une manière particulière chacun des actes de la vie nutritive , et a
une grande influence sur l'état intime de toutes
les parties vivantes (1).

____

(1) *Dum bini iisdem parentibus orti fratres vario*

Mais si nous nous occupions de déterminer d'où procède le pouvoir que chaque profession a sur le système vivant, nous ferions aussi intervenir plusieurs autres circonstances assez importantes pour être notées. Ainsi, les matières que les ouvriers travaillent, les vapeurs dont ils sont habituellement enveloppés, la chaleur qu'ils sont obligés de supporter pour façonner les objets de leur industrie, la position qu'ils donnent à leur corps, les endroits bas et malsains où certaines classes d'ouvriers sont obligés de séjourner, la nécessité pour d'autres de rester exposés à toutes les variations atmosphériques, etc. (1) ; voilà des élémens actifs qui concourent à donner aux diverses professions une influence distincte sur l'homme qui les exerce, et qui pourraient surtout servir à établir entre elles des ordres, des genres et des espèces.

---

utuntur vitæ genere , dum unus sapientiæ studia excolens sedentariam degit vitam, alter venatu, equitatione , bellicis laboribus corpus firmat , quanta in corporis robore est differentia! Prior debilis puellæ instar labili valetudine fruitur, alter firmato per labores corpore, herculeo ferè robore gaudet. Wanswieten, Comment.... tom. 1, pag. 24.

(1) Cabanis , ouvrage cité ; Coray , discours préliminaire sur le Traité des Airs, etc.

§ II. *De l'emploi des professions comme moyens médicinaux.*

Chaque profession agit assez fortement sur le corps vivant pour modifier son état actuel et lui donner une autre complexion organique. Or, un moyen capable de produire cet effet, peut, dans le traitement des maladies, devenir une ressource très-utile, se comporter comme un agent médicinal très-puissant.

Observons qu'ici, il y a encore deux manières de faire une médecine active : 1°. on peut enlever un malade aux occupations auxquelles son corps était habitué ; si ces occupations sont de nature à fomenter les accidens morbifiques, cette seule cause négative aura un résultat très-avantageux : 2°. le médecin peut de plus conseiller au malade un autre genre de travail, susciter par ce moyen dans l'exercice des diverses fonctions de la vie, des changemens qui seconderont efficacement l'action curative des autres secours médicinaux.

Mais quand le médecin peut-il assez disposer de ses malades pour les soumettre à l'exercice d'une profession qu'il reconnaîtrait utile. Le plus souvent il n'obtient qu'avec peine que l'on renonce à des habitudes, à des travaux qui entretiennent et consolident la maladie qu'il s'occupe de combattre ; et bien que l'expérience ait souvent montré que des maladies chroniques rebelles s'étaient guéries à l'époque où les malades avaient embrassé un nouvel état, cependant on ne peut pas ranger les professions au rang des secours ordinaires de la thérapeutique.

Remarquons de plus qu'en remontant aux causes génératrices de l'action que les professions ont sur l'homme, on reconnaît la possibilité de remplacer chaque espèce d'emplois par des exercices spontanés, par des gestations, par des occupations convenables, et de produire par là, comme d'une manière artificielle, la puissance active qui appartient à chacun d'eux.

Il est même vrai de dire que les principaux élémens qui composent la puissance des professions sur nous, se trouvent distribués dans les diverses sections de l'hygiène. Ainsi, dans la gymnastique médicinale, on s'occupe du pouvoir des mouvemens musculaires sur l'action des organes internes, sur les fonctions assimilatrices ; l'action d'une chaleur sèche, d'une chaleur humide, du froid, des vapeurs irritantes, etc. , est étudiée dans diverses parties de cette science : en traitant de l'homme moral, on voit la liaison qui existe entre le système cérébral et les autres appareils organiques, etc.

Ces diverses considérations suffisent peut – être

pour nous dispenser de traiter d'une manière détaillée des professions : ajoutons que leur emploi dans le traitement des affections morbifiques doit être nécessairement très-borné. Nous conviendrons, au reste, que pour déterminer la puissance propre de chaque profession, signaler son caractère, exposer tous les effets qu'elle produit dans l'économie vivante, il faut une somme d'observations que nous n'avons pas faites. Il est sûr que celui qui s'occupera de cet important travail, servira encore plus utilement la pathologie que la thérapeutique.

RÉFLEXIONS GÉNÉRALES,

SUR LES CAUSES ACTIVES

QUE RENFERME CE PREMIER LIVRE.

L'AIR atmosphérique, les saisons, la position des pays, les climats, les alimens, les professions exercent sur nous une grande puissance. Nous avons vu que chacune de ces circonstances actives maîtrisait les mouvemens de nos organes, réglait l'ordre des diverses fonctions de la vie assimilatrice. Soumis à leur influence suprême, le corps de l'homme prend diverses espèces de *complexions organiques*, qui le prédisposent à certains genres déterminés des maladies, et qui le garantissent pendant ce tems de toutes les affections qui ont une nature opposée.

Pour bien saisir le pouvoir individuel des causes actives dont nous venons de parler, il faudrait que chacune d'elles eût une action séparée sur l'homme et qu'elle produisît des effets distincts ; mais il est dans l'ordre immuable des choses, que l'homme soit toujours sous l'empire simultanée de toutes les

II. 15

circonstances extérieures dont nous nous sommes occupés jusqu'ici. En effet, la vie suppose, comme condition nécessaire, que l'on est environné d'air atmosphérique, que l'on prend journellement des alimens, que l'on remplit les devoirs d'une profession ou que l'on occupe ses loisirs : elle assure aussi que l'on supporte la succession des saisons, que l'on habite un pays, un climat.

Or, ces diverses circonstances agissent en commun sur nous ; aussi pour juger du caractère de la puissance propre de chacune d'elle, faut-il choisir une occasion favorable où, tout ce qui entoure l'homme restant dans le même état, une seule de ces causes change de qualité ; alors les effets que l'on aperçoit dans l'économie animale, font bien connaître son pouvoir, puisqu'ils en procèdent.

Nous savons que chacune de ces causes actives doit être considérée comme une matière susceptible de revêtir plusieurs formes, de montrer plusieurs caractères distincts et même opposés, comme une puissance en quelque sorte générique et que l'on doit diviser en plusieurs espèces. Ainsi, l'air atmosphérique est sec ou humide, froid ou chaud, et selon que sa constitution physique devient différente, son activité prend une autre nature. De même les alimens mucilagineux, les alimens farineux, les alimens fibreux, etc. donnent une complexion spéciale au corps qu'ils nourrissent; l'homme est donc comme le jouet de la mutabilité de tout ce qui l'entoure, des choses même dont il a besoin pour vivre.

Malgré l'inconstance que montre le caractère de la puissance que l'atmosphère, les saisons, la nourriture, etc. exercent sur l'homme, il est bien digne de remarque que le nombre des causes extérieures qui agissent actuellement sur lui, n'augmente pas : dans tous les tems chacune de ces circonstances ne met en jeu qu'une espèce d'activité, de manière que ces diverses influences se réduisent toujours au nombre de six.

Nous avons déjà vu que quand ces influences agissaient dans le même sens, leurs effets communs étaient très-prononcés. Ainsi un air sec et froid, l'hiver, le séjour d'un pays élevé et sec, l'usage de la viande et des farineux, une profession qui ne demande qu'un exercice musculaire modéré, voilà un ensemble de causes actives qui donneront bientôt à ceux qui seront soumis à leur action, une constitution pléthorique, une prédisposition aux affections inflammatoires, aux hémorragies actives (1).

____

(1) Dans l'article prédisposition et causes occasionnelles de la fièvre inflammatoire, (*Nos. phil.*) on doit distinguer,

De même la réunion des causes suivantes, un air sec et chaud, l'été, un climat méridional, des alimens épicés et peu nourrissans, une profession qui fatigue beaucoup les membres, feront toujours prendre à l'économie animale une constitution sèche, une prédisposition aux maladies bilieuses et spasmodiques, etc., etc.

Mais nous savons que l'on trouve rarement cet accord entre les circonstances extérieures dont l'homme sent en même tems le pouvoir. Le plus

1°. ce qui produit la prédisposition, comme une température chaude et sèche, ou sèche et froide, l'hiver ou le commencement du printems, une habitation dans un lieu élevé et exposé au nord, l'abus du vin, une nourriture habituelle composée d'alimens succulens, le passage subit d'une vie sobre à des excès dans les boissons et dans les alimens, ou d'une vie très-exercée à l'inaction ; 2°. le produit de ces causes actives ou la prédisposition, comme la pléthore vraie. On y trouve aussi d'autres circonstances dans lesquelles la pléthore est un état ordinaire, comme la jeunesse, l'âge adulte, le tempérament sanguin, l'époque de la première menstruation ou de la cessation des règles, la rétention des menstrues, la grossesse, la suppression d'hémorragies habituelles ; 3°. enfin viennent les causes excitantes, ou plutôt les accidens qui provoquent actuellement le développement de la maladie, comme le passage subit du chaud au froid, l'usage de bains très-chauds, une passion violente, la colère, etc.

souvent elles mettent en jeu des influences qui se contrarient, qui balancent, en quelque sorte, leurs efforts mutuels et détruisent leur action individuelle: alors il est assez ordinaire de voir l'une d'elles prendre sur les autres une prépondérance ; et celle-ci paraît la seule cause de tous les changemens organiques que l'on observe dans le système animal.

En étudiant l'homme en rapport avec les puissances actives dont nous venons de parler , on est conduit naturellement à s'occuper de quelques grands phénomènes de la pathologie ; comme les constitutions médicales , les maladies épidémiques , les maladies endémiques , les fièvres annuelles et les fièvres stationnaires.

Il est facile de concevoir que si l'air est resté long-tems sec et froid , sec et chaud , chaud et et humide , etc., tous les hommes auront dans leurs fluides et dans leurs solides une disposition analogue ; cette ressemblance dans leur constitution organique les rendra sujets à des maladies du même caractère, qui demanderont un traitement fondé sur les mêmes principes. Alors certaines affections deviennent plus communes, plus répandues ; elles semblent même donner une teinte particulière à toutes celles qui se développent en même tems ; toutes les maladies présentent une nature ou inflammatoire ou bilieuse ou muqueuse, etc. Or, c'est là ce que l'on nomme *constitution médicale.*

Lorsque l'ordre des saisons est régulier, que l'hiver a été sec et froid, que la chaleur a progressivement augmenté au printems, pour acquérir en été une grande intensité, etc., alors tous les individus revêtent dans chacune de ces saisons une complexion organique déterminée, et en rapport avec la nature de la puissance active qui domine alors. C'est dans ces circonstances favorables que l'on voit toujours un genre de maladies répondre à une saison particulière de l'année, la fièvre inflammatoire au fort de l'hiver et au commencement du printems, la fièvre bilieuse à l'été, la fièvre muqueuse à l'automne. Or, voilà les *fièvres annuelles* de Stoll (1).

Les pays dont l'exposition est bien prononcée, exercent pendant toute l'année une puissante activité sur ceux qui les habitent. Là, on trouve dans tous les individus une disposition, un état organique qui leur est commun et que produit l'influence des localités ; on voit aussi que dans tous les tems les mêmes affections sont dominantes ;

______

(1) Aphor. sur la Connaiss. et la Curat. des Fièvres.

souvent même on y observe un ordre particulier de maladies qui sont *endémiques*.

Si l'air, la saison conservent long-tems la même puissance, et que cette puissance ait beaucoup d'énergie; si la nourriture dont on se sert a une qualité insolite, etc. , tous les habitans d'un pays, d'une contrée pourront prendre une complexion particulière : si cette disposition du sang et des organes n'est pas favorable à l'état de santé, si elle tend à dégénérer en une affection morbifique, on verra la même maladie devenir très - répandue, très-multipliée ; elle sera *épidémique* : mais observons qu'alors il y a eu épidémie de la constitution organique ou de la prédisposition dont nous parlons, avant que l'on ait observé une épidémie de maladies (1).

Si l'air, la saison , les localités, la nourriture viennent à exercer une action semblable sur tous

---

(1) Lorsque dans le même tems, beaucoup de personnes sont attaquées de la même maladie, Hippocrate nous avertit que c'est dans l'air qu'il faut en chercher la cause, parce que l'influence de ce fluide est commune à tout le monde. Mais si, à une même époque , on rencontre des affections très-diversifiées par leur nature , c'est plutôt au régime que suit chaque individu qu'il faut les attribuer. *Vid. lib. de Natur. human.*

lès individus , ce concours d'influences concordantes donnera à l'économie animale une empreinte très-profonde et persistante : la complexion que recevra dans cette occasion le corps vivant, sera tenace et difficile à effacer ; elle durera long-tems après que les causes qui l'auront produite se seront évanouies , ou du moins on en apercevra encore des traces. Or, ceci ne peut-il pas servir à expliquer l'existence de la *fièvre stationnaire* signalée par Sydenham , Stoll ; fièvre qui , disent ces observateurs , est renfermée dans le cours d'un certain nombre d'années, s'accroît peu à peu, paraît dans toute sa force , puis décroît, cédant sa place à une autre stationnaire d'un autre caractère qui lui succède (1).

On sait comment l'on doit entendre ce que disent ces illustres praticiens, de l'empreinte que la fièvre stationnaire donne à toutes les maladies fébriles ou chroniques qui se développent pendant son règne. Tous les individus ayant dans leur constitution organique, dans leur prédisposition quelque chose d'analogue , toutes les maladies qui les affligent à cette époque doivent prendre une couleur commune.

______

(1) Sydenham , *Oper. omn.* , sect. 1, cap. 2 ; *de Morbis epidemicis* , Stoll , *loc. citat.*

La manière dont nous avons considéré l'action de l'air atmosphérique, des saisons, des alimens, etc., sur l'économie animale, nous présente ces objets comme des puissances suprêmes qui nous soumettent à leur empire. Mais il est quelques causes inhérentes à notre organisation qui modifient leur pouvoir, qui font varier leurs effets, et qui empêchent que les mêmes circonstances extérieures ne produisent toujours un résultat identique dans tous ceux sur qui elles agissent : ces causes sont le tempérament, le sexe et l'âge.

Du Tempérament.

Chacun reçoit, en naissant, une organisation qui lui est propre : tous les appareils organiques qui constituent la machine vivante, les systèmes digestif, hépatique, pulmonaire, artériel, veineux, nerveux, musculaire, prennent, au moment de leur formation, une contexture primordiale, inaltérable, qui spécifie le tempérament.

Les recherches anatomiques prouvent journellement que les hommes diffèrent entre eux par leur intérieur comme par leur extérieur. Si la taille, la corpulence, la grosseur des membres, les traits du visage, etc. donnent à chaque individu une *physionomie* distincte, on trouve à l'ouverture des cadavres d'autres dissemblances internes qui donnent, s'il est permis de s'exprimer ainsi, une sorte de physionomie occulte aussi diversifiée. L'estomac, le poumon, le foie, les intestins, le cœur, les artères, le cerveau, etc. ont dans chaque personne un volume matériel, une grosseur proportionnelle, un poids relatif, qui ne sont en rapport ni avec la taille, ni avec la pesanteur absolue du corps. De plus, la forme générale et particulière de ces divers organes, leur texture intime ou les qualités de leur tissu, etc. fournissent encore d'autres variations importantes (1).

Or, cette disposition physique des viscères essentiels à la vie, forme pour chacun de nous une manière d'être qui est liée à notre état originel, à notre composition primitive, qui établit notre tempérament (2).

Cette organisation propre à chaque individu a un grand empire sur l'exercice de la vie. On conçoit facilement qu'un appareil digestif plus

---

(1) Voyez les belles réflexions du professeur CORVISART sur les causes héréditaires, innées, etc. des maladies organiques du cœur, etc., pag. 360 et suiv.

(2) CLERC, Histoire natur. de l'Homme mal. ; CULLEN, Mat. méd. ; CABANIS, ouv. cit. ; HALLÉ, Mém. de la Soc. méd. d'émulation, tom. 3 ; RICHERAND, Princip. de phys.

fort, plus volumineux exercera toujours une grande influence sur la manière d'être habituelle d'un individu. Supposons deux personnes très-ressemblantes sous tous les autres rapports d'organisation, et n'offrant à l'observateur qu'une inégalité dans la force du système gastrique, on sera étonné de la disparité qui existera entre leur complexion ordinaire. Il en sera de même pour les poumons, le foie, et tous les autres appareils organiques : leur développement plus considérable ou leur petitesse, la solidité de leur tissu, ou sa délicatesse, etc. influent sur tous les actes de la vie. La digestion, la circulation, la respiration, etc. présentent dans chaque personne des particularités que l'on ne peut souvent rapporter qu'à une dissemblance matérielle ou physique dans les organes auxquels ces fonctions sont confiées.

Il est assez évident sans doute que ces différences dans l'organisation propre de chaque individu, doivent modifier les effets des grandes puissances dont nous avons jusqu'ici étudié le pouvoir. Ainsi, l'air froid ou chaud, sec ou humide, l'hiver, le printems, etc., un pays élevé ou bas, une nourriture mucilagineuse ou farineuse, ou fibreuse, etc. exercent sur tous les hommes la même espèce d'influence ; cependant de cette action semblable ne procède pas un produit égal. Les effets sont bien les mêmes , mais ils n'ont pas sur tous la même intensité ; la complexion que le corps acquiert a bien une identité de caractère , mais elle sera très-prononcée chez l'un , moins exprimée chez l'autre , etc. , etc.

Rappelons ici que l'on ne doit pas confondre la constitution organique du corps avec son tempérament. La constitution organique est un état passager et variable qui reconnaît pour cause l'air atmosphérique , la saison , la position du pays , le climat , la nourriture , la profession , et qui varie lorsque ces circonstances extérieures cessent d'être les mêmes. Le tempérament tient à la structure matérielle de la machine vivante ; il date de sa formation primitive , et ne s'efface jamais entièrement (1). Ainsi , on peut à la fois rechercher sur un individu sa constitution actuelle et son tempérament. Ce dernier est un fonds fixe et stable sur lequel l'air , la saison , etc. viennent produire des constitutions organiques , qui sont assez diversifiées , et qui doivent être au moins en nombre égal à celui des familles naturelles de

____

(1) N'est-ce pas la constitution organique que Clerc appelle tempérament accidentel , passager : il veut que l'on distingue ce dernier du tempérament originel , indélébile. *Ouvrage cité.*

maladies , puisque chacune de ces familles a sa prédisposition spéciale , qui n'est qu'une constitution organique poussée au plus haut point , près de devenir une affection morbifique.

Du Sexe.

Il suffit de se rappeler que l'organisation physique du corps , que le volume de chacun des appareils-organiques , présentent de grandes dissemblances dans l'homme et dans la femme , pour concevoir aussitôt que le sexe des individus peut modifier les effets de l'air , des saisons , etc.

On sait que la femme ne se distingue pas seulement de l'homme par la conformation des parties qui servent à la génération , mais que tous les systèmes d'organes portent dans l'un et dans l'autre une empreinte particulière. Le tissu matériel des solides est plus dense , plus serré , plus robuste dans le dernier ; chez lui les mouvemens organiques ont plus de vigueur , tandis que l'exercice des fonctions de la vie se distingue dans la femme par plus de vivacité , plus d'activité , plus de mobilité.

Cette dissemblance constitutionnelle nous explique pourquoi, sous l'empire des mêmes circonstances extérieures, on voit quelquefois un sexe prendre promptement une complexion qui se réalise plus lentement , et paraît plus faiblement exprimée chez l'autre ; pourquoi, dans quelques épidémies, les hommes sont plus exposés que les femmes, pendant que, dans d'autres cas, ce sont les dernières qui souffrent le plus, etc...

Des Ages.

Une loi immuable de la nature veut que tout ce qui a vie, croisse peu à peu, arrive au plus haut degré de développement, puis dépérisse et rentre dans le néant. Le corps animal n'est pas toujours dans les mêmes conditions matérielles : chacun de ses appareils organiques offre un volume relatif et proportionnel différent, selon qu'on le considère dans son enfance, dans sa jeunesse, dans son âge adulte ou dans sa vieillesse.

Ainsi, l'homme ne se ressemble pas à lui-même dans les diverses époques de sa vie ; à chacune d'elles, le physiologiste voit des systèmes organiques devenir plus forts, plus vivans, et prendre une sorte de prédominance sur les autres : le pathologiste observe également qu'il est des maladies particulières aux divers âges, que les mêmes affections ont une marche, une terminaison, des accidens qui distinguent celles de l'enfance, de la jeunesse, de la virilité, etc. (1).

(1) HIPPOC., Aph. 24 et seq., sect. 3 ; STAHL, de morb. ætatum, etc.

Cette organisation spéciale est cause que tous les âges ne sont pas également sensibles aux mêmes impressions extérieures. L'air, les saisons, les alimens, etc. ne produisent pas des effets aussi marqués, ne donnent pas une prédisposition aussi intense aux enfans, aux adolescens, aux adultes, aux vieillards. Ne voit-on pas des maladies épidémiques se porter avec violence seulement contre une de ces classes et épargner davantage les autres ?

Nous ne pouvons nous empêcher de dire ici un mot de l'action médicinale des divers âges, ou des guérisons spontanées qu'occasionne la grande révolution qu'éprouve l'économie animale lors du passage de l'enfance à l'adolescence, de l'adolescence à la jeunesse, etc. On sait qu'à sept ans à quatorze, à vingt-un, etc. il s'établit un nouveau rapport d'activité et de volume entre les divers organes du corps ; l'individu acquiert alors une nouvelle manière d'être ; or, s'il est actuellement malade, la grande mutation qui s'opère en lui est bien propre à dissiper l'état morbifique qui le tourmente. Aussi la force curative d'un changement d'âge a-t-elle été signalée dès les tems les plus anciens.

En reportant notre attention sur ce qui précède, on remarquera que le tempérament, le sexe, l'âge modifient toujours l'action des circonstances extérieures qui soumettent l'homme à leur empire, et empêchent que les mêmes causes ne produisent les mêmes effets sur tous les individus.

LIVRE SECOND.

DE LA GYMNASTIQUE MÉDICINALE.

CONSIDÉRATIONS GÉNÉRALES.

C'EST dans les tems reculés où florissaient les gymnases , où la force musculaire obtenait de grands honneurs, où les exercices du corps entraient, comme une partie essentielle , dans l'éducation de la jeunesse , qu'il faut reporter son attention pour trouver l'origine de la gymnastique médicinale. A cette époque que l'esprit d'observation a signalée d'une manière si brillante dans l'histoire de l'art de guérir , les médecins voyaient que ceux qui s'exerçaient beaucoup, devenaient robustes et jouissaient d'une bonne santé ; ils étaient souvent témoins que des indispositions, des états même morbifiques se dissipaient au milieu des mouvemens , de l'agitation qu'exigeaient la lutte, les jeux, etc.; ils remarquaient que la fréquentation du gymnase abrégeait singulièrement les convalescences , ressuscitait prompte-

II.	16

ment les forces organiques. Que de raisons pour les déterminer à faire entrer les exercices du corps au nombre des secours ordinaires de la thérapeutique !

Aussi trouvons-nous dans les écrits des anciens praticiens les préceptes les plus sages sur l'emploi des moyens gymnastiques. On voit qu'ils les considéraient comme des ressources efficaces, dans lesquelles ils avaient une grande confiance.

Telle est au reste l'évidence de l'utilité de l'exercice pour le maintien de la santé, que c'est peut-être la seule chose que l'on n'ait jamais contesté en médecine : dans tous les tems, les praticiens se sont plu à célébrer les bienfaits du mouvement spontané, des gestations, etc.

Les succès que procurent les divers exercices du corps dans le traitement des maladies, ont également trouvé des médecins célèbres pour les faire valoir.

Sydenham va jusqu'à avouer qu'il a souvent pensé que si quelqu'un connaissait un agent pharmaceutique qui pût remplacer l'équitation et procurer les mêmes avantages dans les maladies chroniques, il pourrait facilement, en tenant son remède secret, amasser de grandes richesses (1).

____

(1) *Tractat. de podagrâ.*

Quels éloges Hoffmann ne donne-t-il pas aux moyens que la gymnastisque fournit à la médecine pratique. Son expérience lui avait appris à en faire un très-grand cas ; il ne balance pas à les mettre, dans l'ordre des richesses thérapeutiques, au-dessus de la plupart des agens de la pharmacie (1).

Baglivi nous a laissé l'ébauche d'un chapitre qu'il avait intitulé : *de methodo curandi morbos musicâ, saltatione, equitatione, navigatione, venatione, rusticatione, debitoque sex rerum non naturalium usu, sine inutili remediorum acervo.* Il rappelle que tous les jours on voit des affections qui ont été traitées inutilement avec les secours ordinaires, céder, parce que l'on a pris pendant quelque tems un exercice auquel le corps n'était pas habitué : il recommande de rechercher, comment se sont operées ces guérisons, afin de pouvoir se servir des mêmes moyens à propos.

Lorsque l'on s'occupe des effets que produisent dans l'économie animale les exercices gymnastiques, on reconnaît aussitôt que ces derniers doivent être distingués en plusieurs genres, qu'il est, 1°. des exercices actifs, comme le dit Galien, dans les-

____

(1) *De med. simpliciss. et optimâ motu,* etc. *Vid. etiam, de motu optim. corpor. medicin.*

quels le corps se donne à lui-même le mouvement, en vertu de la contraction des membres ; 2°. des exercices passifs ; alors les membres et les muscles restent dans l'inaction , et le mouvement provient d'une impulsion étrangère (1).

Nous placerons dans une troisième section le repos , *quies musculosa*. Nous verrons que cette situation du corps produit dans les fonctions de la vie des variations assez importantes , pour qu'on la mette au rang des ressources que la thérapeutique peut employer.

SECTION PREMIÈRE.

DES EXERCICES ACTIFS OU SPONTANÉS DU CORPS.

§ Ier. *De l'influence que les actes de la locomotion exercent sur l'économie animale.*

Dans l'état naturel , la volonté a un empire absolu sur l'action des organes qui servent à la locomotion. En mettant en jeu , successivement ou d'une manière simultanée , les muscles qui font mouvoir nos membres , en accélérant de diverses façons leurs contractions, nous pouvons marcher,

---

(1) Voyez le vaste plan que le professeur Hallé a tracé de l'hygiène dans l'Encyclop. méthod.

courir, sauter, danser, etc. Mais ce qu'il est très-important ici d'observer, c'est que ces actes de la mécanique animale altèrent l'ordre actuel des fonctions internes, donnent à la circulation, à la respiration, etc., un rhythme particulier, c'est que l'exercice des organes de la vie animale influe d'une manière bien marquée sur l'exercice des organes de la vie assimilatrice.

Remarquons que les muscles qui sont les agens directs de tous les actes de la locomotion, sont liés avec les principaux appareils organiques. On sait que si l'on coupe le tronc principal des nerfs qui vont se distribuer à un membre, ce dernier perd aussitôt la faculté de se mouvoir ; on produit alors une paralysie subite. De même dès que l'on intercepte la communication qui existe entre le cœur et les muscles d'un membre, en faisant la ligature des artères, dès que le tissu musculaire cesse d'être pénétré par un sang artériel et vivifiant, on voit la propriété contractile diminuer et s'éteindre peu à peu.

Mais cette correspondance nécessaire du système musculaire avec les systèmes nerveux et artériel, ou autrement avec le cerveau, le cœur et les poumons, produit un autre résultat qu'il nous importe fort de signaler ici. Si les muscles tirent les principes de leur activité de ces divers organes, en revanche ils ne peuvent se mouvoir sans réagir sur ces derniers, sans provoquer leur action, sans les forcer à partager leur exercice : les contractions des muscles exercent une impulsion réellement stimulante sur l'organe cérébral, le système vasculaire et l'appareil pulmonaire, et par suite, sur toutes les parties vivantes.

Nous trouvons dans cette relation intime la principale cause des divers effets que déterminent dans l'économie animale la marche, la course, la danse, etc. Cependant ces exercices corporels nous présentent une seconde circonstance assez puissante, pour que l'observateur ne la néglige pas; ce sont les secousses mécaniques qui se communiquent à tous les organes, et qui agitent leur tissu matériel.

En appliquant à l'homme qui marche ou qui court les lois de la dynamique, on le voit porter son corps en avant avec une certaine vitesse, et le placer alternativement sur l'un et l'autre pied: Si l'on observe ce qui se passe à l'instant où l'extrémité inférieure qui reçoit le poids du corps en avant, touche le sol, on remarque qu'il s'opère un choc plus ou moins prononcé, que la somme de mouvement imprimé à la machine vivante, se réfléchit sur elle, se distribue à toutes ses parties, secoue leur masse, pénètre jusque dans leur profondeur et ébranle les fibres qui les constituent.

Or, ces succussions mécaniques se répètent à chaque pas ou à chaque saut ; elles agissent sur la disposition intime des organes, elles décident en eux une contraction fibrillaire qui les rend tout à coup plus forts et plus robustes.

Cette distribution du mouvement à tous les organes est peu sensible dans l'état naturel. Mais une inflammation a-t-elle exalté la sensibilité dans une partie du corps, alors l'abord du mouvement exerce un tiraillement très-douloureux sur les fibres enflammées ; on croiroit que la secousse n'a porté que sur l'endroit malade (1).

Cette seconde cause, réunie avec le produit de la liaison que nous avons remarquée entre l'action musculaire et celle de tous les systèmes d'organes, donne aux divers actes de la locomotion, une sorte de puissance sur nous ; ces actes semblent mettre en jeu sur le corps même qui les exécute, une influence particulière dont nous étudierons bientôt les effets.

---

(1) Dirai-je que l'on aperçoit cette réflexion du mouvement, lorsque l'on porte sur soi un vase à moitié rempli d'eau. Chaque pas, chaque saut, déplace, agite ce liquide, etc.

Parcourons rapidement les diverses espèces d'exercices, pour noter ce que chacune d'elles offre de particulier dans son usage et dans son action sur l'économie animale.

De la Marche. La marche est l'espèce d'exercice que l'homme prend le plus habituellement : considérons ici la double source de l'influence active qu'elle a sur l'état actuel du système animal.

L'homme qui marche, porte son corps sur une des deux extrémités inférieures, en s'inclinant un peu de ce côté, puis il fléchit les articulations de l'autre membre, le porte en avant, et bientôt tout le poids du corps passe sur ce dernier. Le premier membre répète les mêmes mouvemens, et reçoit à son tour le corps qui, alternativement, pèse sur l'une et sur l'autre jambe (1).

C'est à l'instant où chaque pied rencontre le sol que tous les organes reçoivent une secousse plus ou moins vive ; elle est d'autant plus forte que l'on marche plus vite, et que la somme de mouvement imprimé à la machine animale est

----

(1) Voyez les leçons d'anatomie comparée de M. Cuvier, recueillies par M. Duméril ; consultez aussi les ouvrages de MM. Dumas et Richerand.

plus grande. Cette commotion est moins marquée quand on pose d'abord la pointe du pied, parce que les articulations du tarse et du métatarse décomposent le mouvement. Elle est aussi plus faible quand on se promène sur un terrain mou, sur l'herbe : mais le sol est-il dur, résistant, la répercussion du mouvement est très-prononcé ; chaque pas cause un ébranlement profond dans tous les organes.

Considérez ceux qui marchent sans précaution, sans voir les inégalités du terrain, vous observez dans le tissu musculaire des joues des agitations, des tremblemens qui nous représentent l'effet occulte des secousses qu'éprouvent les organes que nous ne pouvons apercevoir. Ne savons-nous pas que quand on tombe inopinément sur la plante des pieds dans une cavité, dans un trou même peu profond, on éprouve souvent une commotion si violente qu'elle occasionne des déchirures dans le foie, dans le cerveau, etc.

A cette cause mécanique des effets que produit la marche dans l'économie animale, nous devons ajouter l'influence sur le cœur, les poumons, le cerveau, des contractions répétées des muscles qui meuvent les extrémités inférieures, de la contraction fixe de ceux qui tiennent le tronc et la tête dans un état d'extension.

Cette action continuelle et soutenue du système musculaire excite celle de tous les appareils organiques; elle rend plus forte l'impulsion artérielle, etc. Dans le même tems, les succussions mécaniques que ressent le tissu de tous les organes développent leurs forces toniques, augmentent leur vigueur. Or, ces effets immédiats expliquent assez pourquoi la promenade est si utile dans le traitement des maladies chroniques avec faiblesse, relâchement, avec inertie des actes de la vie, etc. (1).

De la Course. L'influence de la course sur l'action des divers appareils organiques ne diffère pas par son caractère de celle de la marche, mais elle est plus active, plus puissante.

Dans la course, le corps est comme projeté en avant et en haut; le pied qui est en arrière quitte le sol avant que celui porté en avant le touche, et c'est lorsque ce dernier rencontre la terre qu'une forte secousse se répand dans toutes les parties vivantes. De forts ébranlemens se suivent, se succèdent alors avec rapidité; la masse de chaque organe se trouve par là agitée et secouée continuellement.

---

(1) Voyez le chapitre de Mercurialis, intitulé, *de Ambulatione*, lib. 3.

Cependant, c'est des contractions vives et pressées des muscles qui servent à la locomotion , que procèdent alors les phénomènes les plus remarquables: leur extrême activité se propage aux principaux appareils organiques; elle est pour eux comme une cause impulsive qui développe leur vitalité , qui précipite leurs mouvemens, qui met tout le système animal dans un état de fièvre bien prononcée.

Considérée comme secours médicinal, la course serait un puissant moyen , mais son emploi est très-difficile : il est peu de cas où l'on puisse s'en servir (1).

De la Danse. La danse nous représente la course et surtout le saut. Or, pour exécuter ce dernier, on ploye d'abord toutes les articulations des membres inférieurs, puis, par leur redressement subit , on imprime au corps une impulsion qui le détache du sol et l'élève en l'air où il reste sans appui : alors, il retombe sur la terre à la manière d'un projectile qui a un mouvement communiqué.

Dans l'exercice de la danse, l'observateur trouve, 1°. l'influence des contractions musculaires sur

---

(1) *Cursus moderatus atque placidus ad corpora perbellè calefacienda , ad naturales actiones corroborandas , ad appetitum excitandum plurimùm valet.* MERCURIALIS , op. cit.

tous les appareils organiques qu'elles entraînent dans leur extrême activité; 2°. le produit des succussions que ressentent toutes les parties vivantes, chaque fois que les pieds frappent le sol.

L'exercice de la danse peut souvent devenir un secours vraiment médicinal. Les effets organiques qu'elle produit, seront profitables dans une foule de maladies chroniques. La danse convient surtout pour établir dans les jeunes personnes l'écoulement menstruel. Les secousses réitérées qu'éprouve alors le système utérin, l'excitation que ressent le corps entier, donnent aux organes de la génération le degré de vitalité nécessaire pour que leur fonction périodique ait lieu.

De la Chasse. La chasse à pied est un genre d'exercice qui réunit la marche, la course et le saut. *Venatori necesse est deambulare, currere, saltare, modò erectum, modò curvum stare, vociferari etiam, summatìm omnes corporis partes exerceri.* RAMAZZINI de morb. artif.

Dans beaucoup de maladies, la chasse peut devenir un moyen médicinal très-utile. Cet exercice (il en est de même de la danse), a cela de remarquable, qu'étant regardé comme un amusement, il fatigue moins, il est moins pénible que celui que l'on prend par contrainte et

pour soumission aux prescriptions de la médecine.

Des Jeux de balle, de paume, de volant, etc.
Dans ces exercices on est obligé de courir et de
sauter fort souvent. Les muscles des extrémités
supérieures, comme ceux des extrémités inférieures sont dans une action presque continuelle (1).
En second lieu, le corps reçoit des secousses
vives et répétées. Aussi tous les organes ont leur
vitalité plus développée; leurs mouvemens sont
accélérés et plus forts. Certes, un praticien, par
l'examen des effets immédiats que produisent ces
divers jeux, jugera facilement qu'ils peuvent devenir des ressources précieuses dans le traitement
des maladies.

De l'Escrime. Celui qui fait des armes se porte
en avant et en arrière avec une grande vivacité.
Il tient tous ses muscles dans une action continuelle ; il communique sans cesse à son corps des
secousses violentes qui retentissent dans toutes ses
parties. En un mot, les variations organiques que

---

(1) *Totum corpus hoc exercitium (pilæ parvæ lusus)
commovet, dùm crura, brachia, cervicem, caput, oculos,
dorsum, admodùm celeriter et æqualiter exercet.* HOFFMANN,
de motu optim. corpor. medicinâ.

suscite cette espèce d'exercice dans l'économie animale, lui assure une place distinguée dans la gymnastique médicinale.

De la Déclamation. Les anciens mettent la déclamation et la lecture à haute voix au nombre des exercices gymnastiques. Celse, Antyllus, Aëtius, Oribase, etc. conseillent ce moyen comme un secours efficace dans beaucoup de maladies (1).

Remarquons que si la déclamation exerce directement l'appareil respiratoire, elle agit indirectement ou secondairement sur toutes les parties du corps. Le jeu plus étendu, plus vif du diaphragme, imprime aux viscères abdominaux des secousses continuelles qui animent leur vitalité, augmentent leur action, fortifient leur complexion. Cet effet est surtout sensible sur l'appareil digestif : aussi Celse conseille-t-il la lecture à haute voix dans les digestions lentes et pénibles : *Prodest adversus tardam concoctionem clarè legere.* Pline le jeune rendant compte à Fuscus de l'emploi de son tems en Toscane, dit : *Orationem græcam latinamve clarè et intentè, non tam vocis causá, quàm stomachi lego.* Epistol. 36,

---

(1) Voyez dans Oribase le chapitre intitulé : *de salubri vociferatione*, lib. 6.

lib. 9. Ajouterons – nous l'opinion de Cheyne : *Clarâ voce eloqui pulmonem confirmat, et ventriculi concoctionem promovet.* De infirmor. sanitate tuendâ (1).

De la Natation. Cet exercice diffère singulièrement de tous ceux qui précèdent. En effet, le corps qui nage exécute, pour se soutenir dans l'eau, des mouvemens rapides et continuels ; mais ce liquide n'offre pas de résistance ; les contractions et les redressemens successifs des membres ne causent plus de choc, de réflexion de mouvement, n'ébranlent plus toute la machine vivante, comme la course, le saut, etc.

La natation demande des mouvemens musculaires forts et puissans, qui deviennent secondairement une cause impulsive ou excitante pour tous les appareils organiques : mais ce qui spécifie surtout cette espèce d'exercice, c'est l'impression que l'eau fait sur la peau, en vertu de sa pesanteur, de sa qualité froide, etc.

––––––––––

(1) Il n'est pas douteux qu'après le repas, une conversation gaie, que Plutarque appelle le dessert des hommes studieux et doctes, une chanson, etc., ne soient des moyens propres à favoriser , à accélérer l'élaboration des matières alimentaires. Hufeland prétend que le rire facilite le travail de la digestion.

§ II. *Des effets que produisent dans le corps vivant les diverses espèces d'exercices spontanés.*

Dans l'étude des variations que suscitent, dans les diverses fonctions de la vie , les mouvemens corporels, on pourrait distinguer , 1°. le produit des commotions mécaniques que ressent le tissu des appareils organiques qui les exécutent; 2°. le produit de l'impulsion que les contractions musculaires communiquent à tout le système vivant par l'intermède des artères et des nerfs. La marche , la course , la danse , etc. semblent en effet douées de la double propriété de fortifier la complexion de nos organes et de les stimuler, d'accélerer leur action.

Digestion. Tous les praticiens s'accordent à regarder l'exercice du corps comme un moyen sûr de réveiller les propriétés vitales des organes gastriques, d'animer les forces digestives , de développer leur énergie. Mais la question de savoir si l'on doit s'exercer avant ou après le repas , a fait naître de grandes discussions.

Pour nous qui considérons ici l'exercice comme un moyen médicinal , nous pensons que très-souvent le médecin conseillera avec succès le mouvement spontané après le repas , pour solliciter doucement l'activité de l'appareil digestif, provoquer le développement de sa vitalité , faciliter l'élaboration des matières alimentaires : un exercice modéré, mesuré sur la force actuelle des individus , fera souvent l'office d'un agent stomachique.

Remarquons que l'exercice pris avant de manger excite l'appétit, rend la faim plus impérieuse , dispose les forces digestives à entrer en action, aussitôt que les matières alimentaires viendront en provoquer l'exercice, en un mot assure une digestion plus prompte, plus parfaite , plus facile.

Après le repas , ce même moyen a encore une influence favorable sur l'opération de l'estomac ; ce viscère reçoit une douce impulsion qui augmente son activité et sa vigueur, qui accélère la fin du travail dont il est chargé , qui lui donne plus de perfection.

Rien n'est plus facile que de constater la propriété stomachique d'un exercice modéré. Si après le repas, vous jouez au billard, au volant , si vous faites une promenade agréable , si vous prenez part à une conversation gaie, etc. , la digestion se fait plus vite et avec moins de peine ; l'appétit revient bientôt. Au contraire, restez-vous en repos immédiatement après avoir mangé , la digestion est lente, pénible ; plusieurs heures après on

II.

17

a des rapports désagréables ; la faim est tardive , la tête pesante , le ventre paresseux.

Il est bien entendu que nous n'avons ici en vue qu'un mouvement doux et modéré ; un exercice démesuré , comme la course , la danse , etc. , en épuisant les forces , en provoquant une agitation générale , doit intervertir l'action de l'organe gastrique, et troubler l'exercice de la digestion.

Circulation. Le système circulatoire est lié avec les muscles de telle manière que ces derniers ne peuvent se contracter sans augmenter l'action du cœur et des artères. Tous les actes de la locomotion accélèrent le cours du sang , rendent le pouls plus fort et plus fréquent ; mais les variations qu'ils produisent dans l'exercice de cette fonction , se proportionnent toujours à la force, à l'activité des mouvemens musculaires. La marche , la promenade , etc. animent doucement la circulation , développent légèrement la chaleur animale. La danse , la chasse , le jeu de paume , etc. donnent plus d'intensité à ces effets ; l'impulsion artérielle devient plus forte , les contractions du cœur se précipitent, les propriétés vitales des vaisseaux capillaires s'exaltent , la peau est plus rouge , plus gonflée ; le système vivant offre tous les signes d'une vive excitation. Enfin si les exercices musculaires sont forcés, (et cet excès se mesure sur la disposition des individus), tous ces phénomènes deviennent encore plus prononcés ; il naît alors un état réellement fébrile (1).

Respiration. L'exercice spontané accélère, d'une manière bien marquée, les mouvemens mécaniques de cette fonction. Or, nous savons que des inspirations et des expirations plus profondes et en plus grand nombre dans un tems donné, portant plus souvent un air nouveau dans l'appareil pulmonaire, influent sur la transmutation du sang veineux en sang artériel. De plus, l'action musculaire, qui stimule tous les systèmes de l'économie animale, qui rend le cours du sang plus rapide, plus accéléré, concourt aussi à rendre plus actifs les phénomènes chimiques de la respiration.

Celui qui prend de l'exercice, consomme donc plus d'oxigène ; il expire une plus grande proportion de carbone. Une expérience déjà citée (t. I,

---

(1) *A cursu, saltu, et vehementiori quocunque corporis motu, uti eadem debilitatio, et calor, rubor, sudor, acrimonia humorum non minor nascitur, quàm in vehemente febre, ità pulsuum eadem obtinetur frequentia ad 130 et 140 demùm in primo minuto pulsus.* HALLER, Elementa physiolog., tom. 2, pag. 265.

17*

p. 92) met hors de doute cette assertion. Le fluide vivant que les artères répandent alors dans toutes les parties organisées est plus oxigéné, plus rutilant, plus animé. Boerhaave a vu, *eò magis et densum, et purpureum sanguinem esse, quò validiùs homo se exercuerit motu musculorum* (1).

Mais si le mouvement musculaire est poussé trop loin, s'il devient excessif, s'il énerve toutes les forces du corps, alors l'acte de la respiration se trouble, les phénomènes chimiques sont intervertis, le sang perd ses qualités intimes, il noircit, il se détériore, etc. (2).

Absorption. L'exercice musculaire favorise singulièrement l'action des vaisseaux absorbans. On sait que dans les personnes qui s'exercent beaucoup, l'inhalation a une grande énergie sur la surface intestinale; les excrémens qu'ils rendent sont durs, jaunes, et en petite quantité, comme le remarque Ramazzini (3).

---

(1) *Prælect. academ. in prop. institut. rei med.*, tom. 1, pag. 439, *ed.* HALLER. C'est à cette qualité plus vivifiante qu'acquiert alors le sang artériel, que les physiologistes attribuent le maintien, la conservation de l'irritabilité musculaire que des contractions vives et sans cesse répétées menacent d'épuiser, d'éteindre.

(2) BOERHAAVE, *loc. citat.*, tom. 2, pag. 434.

(3) *De morb. artif.* Hippocrate avait dit dans le deuxième

Le mouvement spontané donne aussi une grande activité à l'absorption interstitielle ; ceux qui s'exercent journellement ont le tissu de leurs organes plus ferme, plus résistant ; leur système cellulaire est peu développé ; les solides semblent l'emporter sur les fluides dans la composition intime de leurs parties vivantes. Hippocrate a dit, en parlant de l'exercice même modéré, *pinguem fieri non sinit.... humiditatem in corpore consumit.*

C'est à l'activité soudaine que le mouvement musculaire donne à l'inhalation cellulaire qu'il faut rapporter ce phénomène, noté par Stahl : *Alaudæ noctu pinguissimæ, quandò benè saturæ somno se dederunt, interdiù macriores fiunt, et ne sub crepusculum quidem satis pingues sunt : adeò continuò musculorum motus adipem dissipat.*

Sécrétions et Exhalations. L'influence excitante que les contractions musculaires exercent sur le système vivant, se remarque bien sur les appareils sécréteurs et exhalans. En effet, un exercice modéré développe leurs propriétés vitales, augmente leur action sécrétoire ou exhalante, en rend

---

livre des prédictions : *Prodeunt ab æquali ciborum copiá, his quidem, qui minimùm laborant, plurimæ dejectiones, his verò, qui plurimùm laborant, minimæ.*

le produit plus considérable et diminue le poids réel
du corps. Ces changemens organiques deviennent
plus forts, plus prononcés si l'exercice est violent ;
alors le système dermoïde paraît vivement stimulé; si l'on prend une tasse d'eau sucrée, de limo-
nade, etc., les molécules de ce liquide traversent
avec rapidité le fluide sanguin, et se rassemblent
sur la surface cutanée : la sueur découle en abondance de tous les points du corps. Cette excrétion
offre même des qualités particulières ; elle paraît
imprégnée de molécules huileuses; elle salit davantage le linge ; elle exhale une odeur forte (1). Les
urines deviennent rouges et chargées.

Nutrition. L'excitation que communique à toutes les parties vivantes l'exercice spontané, lorsqu'il est modéré, anime singulièrement la faculté
assimilatrice ; elle rend plus active la nutrition
dans le sang et dans les organes. Vient-on de
digérer une nourriture substantielle, une promenade ou tout autre exercice doux est un moyen
sûr d'obtenir une assimilation plus énergique des
principes nourriciers qui aborderont dans le fluide

---

(1) *Exercitium immoderatum partes non solùm omnes
sup rfluas vacuat , sed et tenuissima et utilissima quæque
impetu vehementi secum abripit et quasi everrit.* LORRY.

sanguin, de donner à ce dernier une complexion plus riche (1).

La nutrition ne sera pas moins forte dans le tissu des organes; les élémens alibiles seront incorporés, avec une activité soutenue, à leur propre subs-tance; leurs mouvemens plus vigoureux décéleront une restauration parfaite (2).

Enfin, si l'exercice est journalier, et que l'on se nourrisse d'alimens très-substantiels, le corps offrira tous les attributs d'une constitution ro-buste et pléthorique; mais il prendra rarement de l'embonpoint. Les excrétions plus abondantes, l'absorption interstitielle très-active, s'opposent au développement du tissu cellulaire. *Labor siccat, corpusque validum efficit.* Hipp.

---

(1) Boerhaave accordait une grande influence à l'exercice spontané sur la confection du sang, lorsqu'il a dit : *Hominibus, qui currendo morbum sibi arcessunt, vix sanguis mitti potest, si quàm maximè vena secta fuerit, adeò densus est, et simillimus pleuriticis, et concrescet in crassum corium. Imò idem homo, qui à quiete lenem motum orditur, bonum sanguinem emittet, si venam secuerit; idemque crustam pleuriticam post horam in sanguine habebit, si eam horam valido motui impenderit.* Loc. rit., tom. 5, pag. 100.

(2) *Exercitatio alimenti attractionem fortiorem, et nutritionem meliorem, propter excitatum calorem facit.* Aëtii, Tetrab. 1, serm. 3.

Si les mouvemens des muscles sont trop violens, s'ils sont continués trop long-tems, l'agitation qu'ils suscitent dans l'économie animale, pervertit la nutrition dans le sang et dans le tissu des organes : le système cutané, vivement excité, attire les sucs nourriciers et les expulse hors du corps : l'assimilation ne peut réparer les pertes excessives qui ont lieu alors ; il survient bientôt une détérioration profonde dans toutes les parties vivantes (1).

Sensations. Les contractions musculaires réagissent sur le cerveau par l'intermède des nerfs. Qui n'a pas observé que, le matin, rien ne convient mieux pour stimuler l'organe cérébral, animer son action, éclaircir les idées, que le mouvement ? *Mirum est,* dit Pline le jeune, *ut animus agitatione motuque corporis excitetur.* Epist. VI, lib. 1.

Est-il nécessaire de dire que si l'exercice se prolonge, s'il produit la fatigue, il énerve l'homme moral comme l'homme physique, qu'il enlève la liberté de penser, qu'il oblige à se livrer au repos.

Locomotion. Considérons l'effet des mouvemens

____

(1) *Omnia in violento corporis motu, legibus novis nec ad naturæ normam regulatis, peraguntur.......* LORRY, Comment. in aph. Sanct.

des membres sur les muscles mêmes qui en sont les agens. Il est évident que des contractions modérées de ces organes doivent développer légèrement leurs propriétés vitales, attirer le sang dans leur tissu, y rendre plus active l'assimilation de la fibrine (1). Aussi les artisans ont-ils les membres qu'ils exercent habituellement, toujours plus volumineux et plus robustes que les autres.

Lorsque l'exercice est violent, et qu'il dure trop long-tems, les muscles perdent leurs forces organiques, leurs contractions deviennent pénibles : on éprouve alors un sentiment douloureux, que l'on nomme lassitude.

§ III. *De l'influence qu'exerce le mouvement spontané du corps sur sa constitution organique.*

Les divers actes de la locomotion fortifient toujours toutes les parties vivantes, et augmentent en même tems leur activité : ils rendent les mouvemens organiques plus vifs, plus prompts et plus

____

(1) Les animaux que l'on engraisse, que l'on tient renfermés et en repos, ont une chair blanche, tendre, délicate et chargée de graisse. Les animaux sauvages, qui font de longues et fréquentes courses, ont la chair plus dure, plus sèche, plus noire.

forts : ils donnent à toutes les fonctions de la vie un rhythme particulier.

Or, si l'on répète journellement le même exercice, l'ordre qui s'établit dans les actes de la vie assimilatrice au moment où le corps se donne du mouvement, deviendra en quelque manière fixe et permanent : la complexion intime du sang et des organes éprouvera une modification ; en un mot, le système animal recevra bientôt une *constitution organique* particulière.

Mais pour déterminer quelle part le mouvement musculaire peut avoir eu à la disposition qu'a prise l'économie vivante, il faut considérer, 1°. l'exercice spontané sous le rapport de sa force, de son étendue, de sa continuité ; 2°. l'état des puissances extérieures qui agissaient sur le corps en même tems.

L'influence des moûvemens corporels sur l'économie animale se proportionne toujours à l'intensité de l'action musculaire : ses effets sont d'autant plus marqués que celle-ci est plus vive, plus forte, et continuée plus long-tems de suite. Aussi, quand on veut apprécier le pouvoir du mouvement sur le corps vivant, il faut en mesurer en quelque sorte la dose, et ne pas confondre le produit d'un exercice doux, modéré, agréable, avec le produit d'un exercice violent, forcé, qui détermine une agitation comme fébrile. Ne distingue-t-on pas les effets salutaires du vin pris avec modération, de l'ivresse qu'il occasionne quand on abuse de cette liqueur ?

On peut établir une gradation dans l'exercice spontané du corps; alors on aura, 1°. les effets d'un mouvement musculaire léger et court, propre seulement à exciter l'activité de l'appareil digestif, à favoriser l'acte qui donne naissance au chyle; 2°. les effets d'un mouvement plus fort et plus prolongé qui parvient à exciter tous les appareils organiques, à augmenter la circulation, la respiration, les sécrétions, la nutrition, qui produit un léger développement de la chaleur animale, une perspiration plus abondante, qui décide en un mot une douce excitation ; 3°. enfin, les effets d'un mouvement violent, immodéré qui trouble l'ordre des fonctions de la vie, qui précipite l'action de tous les organes, qui épuise les forces vitales, etc.

Mais quand on considère l'exercice spontané comme une cause capable de modifier l'état actuel du corps, il faut en même tems porter son attention sur les circonstances extérieures à l'empire desquelles l'homme est sans cesse soumis. L'air atmosphérique, la saison, la position du pays, etc. sont autant de raisons majeures qui peuvent modifier, altérer les effets du mouvement journalier, et empêcher que le même exercice ne soit toujours suivi du même résultat.

La nature et la qualité des alimens que l'on prend, ont surtout une grande part à la disposition organique qui se réalise dans l'économie animale, sous l'influence d'un moyen gymnastique. Une nourriture forte ou faible, adoucissante ou excitante, etc. produiront toujours un résultat tout-à-fait dissemblable, sur des individus qui se seraient exercés ensemble et de la même manière.

Nous pouvons avancer, comme une proposition générale, qu'un exercice modéré, qui anime les propriétés vitales, qui rend la digestion des alimens plus parfaite, la circulation plus active, les excrétions plus régulières, etc. doit donner à celui qui se nourrira de viande, de farineux, etc. une complexion pléthorique, une prédisposition aux affections inflammatoires. Le même exercice ne donnera plus qu'une constitution sèche, irritable, mais peu robuste, si l'on ne se sustente qu'avec des alimens mucilagineux, si l'on ne prend que des matières pauvres en principes alibiles.

Enfin, quelle que soit la nourriture dont on se sert, si l'exercice est fort, prolongé, fatigant, les pertes que le corps éprouvera seront considéra-

bles ; l'état d'agitation que les contractions musculaires maintiendront dans le système vivant ,
ne permettra pas à l'assimilation de les réparer ;
les excrétions enleveront les sucs nourriciers , le
corps offrira tous les signes de la langueur , de
l'épuisement ; il maigrira d'une manière sensible (1), et n'aura qu'une complexion faible , une

---

(1) Celse dit : *Implet corpus modica exercitatio , frequentior quies ;* et plus loin : *Extenuat corpus cursus ,
multa ambulatio , omnisque vehemens exercitatio...* lib. 1 ,
cap. 3. L'exercice poussé jusqu'à la sueur est un des plus
puissans moyens pour dissiper un excès d'embonpoint ,
lorsqu'en même tems on donne des alimens peu nourrissans. C'est à l'aide de ce régime médicinal que Galien a
fait maigrir en très-peu de tems un homme extrêmement
chargé de graisse , et qu'il l'a ramené *ad mediocritatem
carnis.* De sanitat. tuend., lib. 6. En Angleterre, on connaît l'art de réduire promptement le poids des *jockeis* que
l'on destine à monter les chevaux pour les grandes courses.
Pour cela on les oblige à porter des vêtemens lourds et épais,
et à faire des exercices assez violens , pour maintenir toujours une abondante transpiration : on provoque même la
sueur par l'action d'une chaleur extérieure , comme celle
d'un grand feu, d'une étuve , etc. On ne leur donne que
peu de nourriture; on les purge plusieurs fois. A l'aide de
ces moyens réunis , on parvient en huit ou dix jours à les
diminuer de vingt à vingt-cinq livres , et quelquefois
davantage. *Bibliothèq. Britanniq., Code de santé,* tom. 44,
pag. 176.

prédisposition aux affections bilieuses (1) , aux névroses, etc.

Ramazzini a remarqué que les coureurs et les
chasseurs qui ne savent pas modérer leur passion ,
ne pouvaient soutenir ni la saignée, ni les pur-
gations. On ne voit point de tempéramens pituiteux chez les soldats , chez les laboureurs , chez
tous ceux qui sont obligés de travailler beaucoup.

Ici nous avons en vue le produit éloigné de
l'exercice du corps , quand il est journalier , quand
il se repète souvent ; alors, par l'empire qu'il exerce
sur l'ordre des fonctions assimilatrices , sur l'état
des fluides et des solides du corps , l'exercice est
cause prédisposante des maladies qui surviennent.
Mais il peut être aussi seulement une cause déterminante ou excitante. Ainsi nous voyons tous les
jours une course forcée , la danse , les jeux de
paume , etc. , quand on s'abandonne au plaisir
qu'ils procurent , décider des mouvemens morbifiques, donner naissance à des maladies dont
la nature est toujours en rapport avec la disposition actuelle des individus. Les uns ont une phlegmasie essentielle , les autres une fièvre bilieuse, etc. , etc.

____

(1) Les pathologistes mettent un exercice excessif, continué trop long-tems, au nombre des causes occasionnelles
des fièvres bilieuses.

§ IV. *Des exercices spontanés considérés comme moyens médicinaux.*

Les effets immédiats auxquels la marche , la course , la danse , etc. donnent lieu , les rendent des secours médicinaux très-efficaces. Loin de les regarder comme des ressources secondaires , ou de simples auxiliaires propres à aider ou à seconder les vertus des agens pharmaceutiques, nous devons penser, avec Hoffmann, que les exercices spontanés du corps tiennent une place distinguée parmi les grands moyens de l'art de guérir.

Lorsque le médecin s'occupera de réveiller les forces toniques des appareils organiques , d'augmenter leur activité, de dissiper un état d'inertie, de langueur , le mouvement musculaire se montrera très-utile : dans l'ordre des richesses thérapeutiques , il doit être mis à côté des substances amères et aromatiques , à côté des médicamens toniques et excitans.

Dans la convalescence des fièvres aiguës , surtout de celles des ordres des adynamiques et des ataxiques, un exercice spontané , modéré et journalier , est un exellent moyen pour ranimer les forces abattues, pour reproduire la vigueur perdue ; mais alors le mouvement musculaire ne peut former qu'un des élémens de la méthode curative que l'on doit instituer contre la disposition morbifique corps, et il faut que les alimens, la position du pays, etc. concourent au même but par leur puissance individuelle. Il s'établit dans ce cas, entre l'exercice du corps et les substances nutritives, une étroite alliance, signalée par le père de la médecine. *Cibi et labores contrarias inter se facultates, mutuò tamen ad sanitatem conferentes, obtinent* (1).

La thérapeutique peut aussi se servir utilement de la grande perturbation que suscite, dans l'économie animale, un exercice violent et momentané. Tous les jours ne voit-on pas la danse, la course, le jeu de paume, etc. guérir comme subitement des catarrhes récens, dissiper des douleurs rhumatismales, des mouvemens fluxionnaires, etc.? La vive excitation que ces exercices impriment à tout le système, le travail sudorifique, *blanda diaphoresis*, qu'ils établissent sur la peau, rendent assez raison de ces effets curatifs. (2)

---

(1) *De Sanor. victûs ration.*, lib 1.

(2) Hoffmann met l'exercice musculaire au-dessus de tous les remèdes diaphorétiques ; ces derniers échauffent tout le système, irritent tous les organes par les principes âcres, volatils qu'ils recèlent ; leur action sur la peau n'est pas toujours facile à régler. L'influence sudorifique du mou-

Ce même moyen gymnastique réussit aussi souvent à arrêter le cours d'une fièvre intermittente. Lorsqu'au moment où l'invasion de l'accès fébrile doit avoir lieu, on se livre à un exercice violent, on provoque dans l'économie animale une vive excitation ; les propriétés vitales sont exaltées, les mouvemens organiques sont très-rapides, le cours du sang est singulièrement accéléré, etc. Or, ce trouble, cette agitation s'oppose au développement de la fièvre. Celse a dit : *quo die febrem exspectabit, antè surgere, et exerceri, dareque operam oportet, ut in ipsam exercitationem tempus febris incurrat ; sic enim sæpè illa discutitur* (1).

Ici la puissance fébrifuge du mouvement musculaire ressemble à celle du café, du vin pris à grande dose, etc., qui, dans les mêmes circonstances, produisent souvent le même résultat. Mais l'exercice spontané peut aussi concourir d'une autre manière à la guérison des fièvres intermittentes, c'est lorsqu'il est journalier, habituel, et que, de concert avec les alimens, les médicamens, etc., il fait acquérir à l'économie animale

---

vement spontané est plus constante ; il suffit aussi de rester en repos, pour diminuer, éteindre ses effets.

(1) *Medicin.*, lib. 3, cap. 15. Voyez aussi HOFFMANN, *de motu optim. corporis medicinâ.*

II. 18

une complexion organique nouvelle avec laquelle
la fièvre ne peut exister.

C'est surtout dans les maladies chroniques
que les propriétés curatives de la promenade, de
la danse, de la chasse, des jeux de volant, de
paume, etc. sont bien marquées. Ainsi, dans
le traitement des affections scorbutiques, scrophuleuses, des maladies dartreuses, des embarras des
viscères abdominaux, des infiltrations cellulaires,
dans les écoulemens muqueux anciens, la leucorrhée, etc., le mouvement spontané du corps est un
moyen tellement utile que, le plus souvent, tous les
agens pharmaceutiques restent sans succès, quand
cette ressource hygiénique ne leur prête pas son
appui (1).

Dans ces diverses affections, les tissus vivans
sont relâchés, toutes les fonctions de la vie s'exécutent avec inertie : or, quoi de plus favorable
qu'un moyen qui stimule toutes les parties vivantes,
en même tems qu'il fortifie leur tissu par les ébranlemens mécaniques qu'il lui communique. Dans
ces maladies, l'exercice musculaire doit se répéter
tous les jours (2), afin que ses effets deviennent per-

____

(1) HOFFMANN, loc. cit.

(2) *Animadvertendum est quòd cùm totius corporis habitus immutari debeat, exercitatio corporis nisi quotidiana
fuerit, nihil juvabit* SYDENHAM, Tract. de Podag.

manens : c'est alors qu'il rend plus active la circulation, la respiration, l'absorption interstitielle, la nutrition du sang et des organes, et que son influence seconde celle des alimens et des médicamens que l'on prend. Ce concours de causes actives parvient à changer la complexion morbifique du corps, à régénérer, en quelque sorte, l'économie animale.

Nous avons déjà dit que le mouvement spontané était un grand moyen médicinal dans la chlorose, dans la rétention des menstrues, etc.; son utilité est même telle que, pendant le traitement, on voit souvent les accidens morbifiques reprendre leur intensité, parce que les malades s'abandonnent à l'inaction (1).

Enfin, dans les affections nerveuses, l'exercice journalier du corps est un puissant secours : la force qu'il fait acquérir au système nerveux, le rend moins sujet aux mouvemens irréguliers qui déterminent des accidens spasmodiques.

Dirons-nous que dans les pesanteurs d'estomac, dans les digestions lentes, dans l'anorexie, etc., dans tous les accidens enfin qui procèdent de l'inertie de l'appareil gastrique (2), rien n'est plus

______

(1) WANSWIETEN, *Comment. in aphor.*, etc., tom. 1, pag. 32.

(2) *Motus medicinam præbet appetitui prostrato, anorexiæ, variisque stomachi vitiis....* HOFFMANN, *loc. citat.*

18*

efficace qu'un exercice modéré ; tous les jours ne voit-on pas une promenade, le jeu de volant, etc. dissiper un malaise, une céphalalgie, un sentiment d'indolence qui survient après le repas, et qui tient à ce que l'élaboration des matières alimentaires se fait avec peine.

§ V. *Des maladies auxquelles l'exercice spontané est contraire.*

Puisque les actes de la locomotion développent d'une manière soudaine les forces vitales, qu'ils augmentent l'activité de tous les systèmes vivans, etc., on doit éviter avec le plus grand soin de les exécuter dans toutes les maladies où l'on s'occupe de réprimer un excès d'agitation et de vigueur.

Ainsi, dans la fièvre inflammatoire, dans les phlegmasies aiguës, la pleurésie, la péripneumonie, etc., dans l'hémoptysie, le moindre mouvement musculaire doit être nuisible, puisqu'il anime la circulation, la respiration, qu'il ajoute au degré de vitalité de toutes les parties, en donnant plus de vivacité à l'impulsion artérielle. Toute action des muscles doit être, dans ces affections, défendue avec autant de soin que le vin, les médicamens excitans et toniques, les alimens substantiels, etc.

La danse, la chasse, les jeux de paume, etc., comme exercices journaliers et habituels, seront, en général, contraires aux maladies chroniques qui seront identifiées avec une complexion sèche et irritable, lorsque l'individu malade offrira comme symptômes morbifiques, une grande maigreur, un pouls souvent fébrile, une mobilité remarquable, etc. On doit alors chercher, à l'aide d'un régime adoucissant ou relâchant, à détendre les tissus organisés, à affaiblir leur activité ; or, le mouvement musculaire produit des effets immédiats, qui s'opposent directement à ce résultat.

Si, dans les affections chroniques que nous avons ici en vue, on emploie le secours de l'exercice spontané, il doit être très-modéré et court. Son influence doit se concentrer sur l'appareil gastrique, exciter doucement son action, et ne pas se propager au-delà.

SECTION DEUXIÈME.

DES GESTATIONS.

§ Ier. *De l'influence que les gestations exercent sur l'économie vivante.*

La nature en organisant le corps de l'homme, semble avoir compté les ébranlemens mécaniques au nombre des causes qui devaient maintenir, favoriser l'action de toutes ses parties. En effet, chaque contraction du cœur imprime au sang une somme de mouvement qui se divise entre toutes les colonnes artérielles pour aller aboutir aux organes; chaque pulsation agite, ébranle leur tissu : cette secousse est très-sensible pour le cerveau dont la masse est soulevée à chaque impulsion artérielle : elle est moins apparente, mais elle se répète toujours dans tous les appareils organiques (1). L'acte de la respiration, en élevant et en abaissant alternativement le diaphragme, foule, remue sans cesse les viscères abdominaux.

Or, cette action mécanique que ressentent les tissus organisés, paraît influer sur leur vitalité actuelle, animer leur force organique. Nous allons voir que ces données physiologiques prennent une grande importance, lorsqu'on s'occupe de remonter à la cause des effets que produisent les gestations dans l'économie animale.

Dans les exercices gymnastiques que nous avons réunis dans la section précédente, le corps se donnait à lui-même le mouvement par les contractions de ses muscles et le déplacement de ses membres : or, nous avons vu que la liaison d'action que le système musculaire de la vie animale entretient avec le cœur et le cerveau, par l'intermède des

____

(1) BICHAT, Recherches sur la vie et la mort, pag. 200 et suiv.

artères et des nerfs, provoquait alors une excitation générale dans l'économie vivante. Mais dans les gestations, on remarque un autre ordre de circonstances ; le corps n'est plus une cause active du mouvement qu'il reçoit ; ce dernier lui vient d'une force étrangère, les muscles et les membres restent en repos.

Dans toute gestation la machine animale n'est plus qu'un corps passif dans lequel pénètre à chaque instant, une somme assez forte de mouvement qui se distribue, d'une manière soudaine, dans toutes ses parties, qui les secoue, qui en ébranle sans cesse la masse. L'examen attentif d'un homme soumis actuellement à une gestation, ne nous offre que cette seule cause qui ait sur lui de l'activité ; mais elle est très-puissante. En effet, les succussions mécaniques que ressent alors le tissu matériel de nos organes, déterminent une sorte de tiraillement dans les fibres qui les constituent ; celles-ci éprouvent à cette occasion un resserrement tonique qui fortifie la complexion de tous les systèmes vivans, qui les rend plus robustes (1).

---

(1) Il est digne de remarque que c'est de ces secousses mécaniques que les auteurs font procéder les bons effets de l'équitation, du mouvement de la voiture, etc. Ainsi Sydenham veut-il expliquer les avantages de ces moyens gymnastiques, il dit : *Si nobiscum reputemus ventrem*

La propriété active des gestations, diffère donc de celle qui procède de l'exercice musculaire, en ce qu'elle ne stimule pas les parties vivantes, qu'elle n'accélère pas le cours du sang. L'influence d'une gestation sur le corps vivant, présente un caractère qui lui est propre ; elle fortifie chaque appareil organique, elle donne à tous les mouvemens vitaux plus de force, plus de vigueur ; elle rend les fonctions plus libres, plus faciles. L'exercice musculaire a une action tonique, mais surtout excitante ; la gestation a une action seulement tonique, mais celle-ci a une grande énergie.

De l'Équitation. Cette espèce de gestation est très-célèbre dans les annales de la thérapeutique : les écrits des médecins anciens et ceux des modernes attestent également son utilité dans le traitement des maladies. Arrêtons-nous un instant à étudier son mode d'action sur l'économie animale.

---

inferiorem, in quo disponuntur organa secretoria, hoc maximè exercitio vibrari, eaque succussationibus aliquot mille, uno in die, exagitari solere. etc. Hoffmann fait une observation analogue. *Dum enim totum corpus æquabiliter sic concutitur, ipsaque viscera simul tremulo motu agitantur...* Ajoutérons-nous les raisons de Cheyne : *Totam corporis machinam concutiendo, omnes fibrillas leni vellicatione ad contractionem impulsas firmat roboratque.*

Celui qui monte à cheval, soumet son corps à suivre tous les mouvemens de la base sur laquelle il repose. Or, chaque fois que l'animal, en exécutant la marche, le trot, la course, pose les pieds sur le sol, il se répercute une somme de mouvement dont l'homme reçoit sa part, et qui secoue plus ou moins vivement toutes les parties de la machine vivante. C'est à ces ébranlemens répétés, c'est à leur influence actuelle sur le système animal, qu'il faut rapporter tous les effets qui suivent l'emploi de l'équitation.

Vue comme un moyen médicinal, cette gestation nous présente plusieurs variétés. En effet, le cheval peut aller au pas, au trot, etc., alors l'action de l'équitation sur l'homme conserve bien le même caractère, mais elle prend une intensité différente, et qui se proportionne à la force des secousses que reçoit le corps (1).

Du Mouvement de la voiture. Une voiture qui est entraînée en avant, a une certaine dose de mouvement communiqué, et s'il se rencontre sur le sol une inégalité, il s'opère un choc plus ou moins violent ; alors cette somme de mouvement se ré-

______

(1) *Est autem non parva differentia , an equus lente, celeriterve gradiatur , an succusset , an asturco sit ac tolutarius, an currat.* MERCURIALIS, op. cit. , lib. 6, cap. 8.

fléchit sur la voiture, elle se distribue dans le même instant à tous les corps qui reposent sur elle, elle leur communique un ébranlement plus ou moins prononcé.

On sait que les secousses multipliées que fait éprouver à l'homme le mouvement d'une voiture, ne sont pas toujours également fortes ; par exemple, elles sont violentes, lorsque l'on est sur une voiture non suspendue, parce que l'on reçoit alors, en une seule fois et dans le même instant, tout le mouvement que répercute le choc du sol. Dans une voiture suspendue, l'ébranlement est moins sensible, parce qu'il existe entre le plan qui soutient l'homme et les roues qui touchent la terre, un corps élastique qui décompose le mouvement, qui le divise en quelque sorte en plusieurs doses ; de manière que l'on ne ressent plus qu'une sorte de balancement assez agréable.

On doit de plus observer la nature du terrain, ses inégalités. Le mouvement est plus dur dans un lieu raboteux ; il est doux sur un sol uni, mou ou sablonneux.

Le degré de vitesse avec lequel roule la voiture, doit être aussi observé. Marche-t-elle lentement, les chocs seront peu fréquens et moins forts : au contraire, les secousses seront plus violentes, et elles se répéteront plus souvent, si la voiture va très-vite.

. On conçoit facilement que ces considérations conduisent à régler d'une manière sage et méthodique l'emploi médicinal de cette espèce de gestation.

De la Gestation du lit. Remarquons que pour prendre l'exercice du cheval, il faut soutenir le corps dans une demi-station, à l'aide des muscles du tronc et de la tête. Pour beaucoup de malades, la contraction permanente de ces organes est pénible, fatigante, elle est même impossible pour ceux dont les forces musculaires sont énervées. En se servant de la voiture, on a moins besoin de forces, on fait moins d'efforts, cependant il faut encore entretenir un grand nombre de muscles en action. Or, dans l'espèce de gestation dont nous parlons ici, tout le système musculaire reste dans le relâchement ; les malades qui sont affaiblis, ceux même qui paraissent épuisés, peuvent la soutenir.

Celse indique cette espèce de gestation ; on la trouve au nombre des moyens médicinaux prescrits contre les maladies chroniques avec faiblesse générale, inertie des fonctions de la vie, dans les écrits de Galien, d'Antyllus, d'Oribase, d'Aétius, etc.

Un mécanisme fort simple suffit pour administrer cette gestation; on place sous un des pieds du lit un appui qui le tient plus élevé que les autres; ou bien on met un corps solide sous deux pieds diagonalement opposés, alors en poussant le lit, avec la main, de l'un et de l'autre côté (1), on communique à la personne qui repose dessus, des secousses plus ou moins fortes, dont le produit est toujours, comme celui de toutes les gestations, un ébranlement du tissu des organes, lequel réveille leurs forces toniques et augmente la vigueur de tout le système vivant (2).

Il est sans doute très-facile de diversifier les ges-

-----

(1) *Uni pedi lecti fulcimentum subjiciendum est, atque ita lectus huc et illuc manu impellendus.* CORN. Celsi medicin., lib. 2, cap. 15. *Una gestatio in lecticâ fit, quæ fulcra habeat lineis ab angulo ad angulum per pedes distincta.* Ex Antyll. lib. Oribasii medicin. collect., lib. 6. Confer. aetii Tetrab.

(2) On pourrait aussi suspendre le lit, comme le faisaient les anciens, et le balancer avec la main. Cette vacillation continuelle ne produirait pas de ces secousses mécaniques qui font le caractère particulier d'une gestation, mais elle exercerait sur le cerveau une influence qui pourrait devenir utile, quand on voudrait apaiser le sentiment de la douleur, concilier le sommeil, comme le dit MERCURIALIS, *op. citat. De agitatione per lectos pensiles,* pag. 176.

tations et d'en multiplier les espèces ; les ouvrages de Mercurialis et de plusieurs autres médecins le prouvent assez ; mais jugées par les effets qu'elles produisent, elles se ressemblent toutes, ou au moins elles ne présentent que de légères différences. C'est à l'intelligence du médecin qu'il appartient de les varier et de choisir celle qui convient à chaque malade, en suivant ce conseil de Celse : *Genera gestationis plura sunt ; quæ adhibenda sunt et pro viribus cujusque, et pro opibus ; ne aut imbecillum hominem nimis digerant, aut humili desint.*

De la Navigation. Considérée comme gestation, la navigation a moins d'action sur nos organes que les moyens gymnastiques dont nous venons de parler. Les accidens qu'éprouve celui qui s'embarque popr la première fois, ne dépendent pas de secousses analogues à celles que donne le mouvement du cheval, de la voiture, etc., ils reconnaissent d'autres causes.

Cependant, des observateurs recommandables ont donné de grands éloges à la navigation, comme ressource médicinale ; mais pour concevoir ses propriétés curatives, il faut aussi tenir compte des circonstances nouvelles qui agissent alors sur le malade, comme le changement de latitude, une nour-

riture insolite, un air pourvu de qualités particulières, etc. (1).

§ II. *Des effets que produisent dans le corps
vivant les diverses espèces de gestations.*

Les gestations, en vertu de l'ébranlement mécanique qu'elles impriment aux fibres constitutives de
nos organes, déterminent une sorte de contraction fixe dans leur tissu, laquelle fortifie leur
complexion, et rend plus faeile l'exercice des
fonctions de la vie. *Omnis gestatio potest habitum corporis firmare, et actiones stupidas exci-
tare* (2).

Digestion. L'appareil gastrique ressent bien l'impression tonique qu'une gestation exerce sur tout le

---

(1) Nous citerons ici un effet bien constant que l'on
éprouve lorsque l'on va sur l'eau en été, et que l'on doit
attribuer à l'action de l'air plus frais, plus vif dans lequel
on se trouve alors : il est étonnant combien les forces digestives montrent d'activité; non-seulement l'appétit devient
plus grand, mais les digestions sont très-promptes : les personnes mêmes qui ont l'estomac faible, mangent beaucoup
et digèrent facilement. Ce fait est bien connu de ceux qui
fréquentent les charmantes promenades que la Somme
offre aux habitans d'Amiens.

(2) *Ex* ANTYLL. *lib.* ORIBASII. *medicin. collect.*, lib. 6,
cap. 23. AETII, Tetrab. 1, serm. III, cap. 6.

système vivant. Avant le repas, elle augmente la faim, elle développe les forces digestives, elle rend plus facile l'élaboration prochaine des matières alimentaires. Après le repas, elle soutient l'action de l'estomac, donne plus de force et de vigueur à ses mouvemens organiques, et favorise encore son opération. Tous les jours ne voit-on pas une équitation douce, une promenade en voiture faire l'office d'un agent stomachique ?

Cette influence du mouvement communiqué sur l'acte de la digestion est incontestable : remarquons que les gestations ne distraient pas les forces de la vie comme l'exercice musculaire, et qu'elles les laissent s'employer, si j'ose dire, toutes à la coction des matières alimentaires, comme l'observe Lorry : *Succutit sine ullo virium dispendio... et coctioni vacat illæsum corpus.*

Circulation. Les organes qui servent à la circulation du sang reçoivent leur part du mouvement que l'emploi d'une gestation réfléchit sur la machine vivante. L'ébranlement qu'ils ressentent fortifie leur complexion, leur donne plus d'énergie ; mais ces changemens organiques sont difficiles à apprécier, parce qu'ils n'intéressent que la vigueur de nos parties vivantes, et non leur activité. Les gestations n'accélèrent pas le cours du sang, elles n'augmentent pas les contractions du cœur, le nombre des pulsations (le pouls paraît seulement acquérir plus de force) ; enfin elles ne développent pas la chaleur animale.

Le grand Haller, après avoir énuméré les effets que la course, le saut, tout exercice violent produit dans le corps vivant, comme la fréquence du pouls, la chaleur, la rougeur de la peau, la sueur, etc., ajoute : *Contrà, equitatio in quâ musculi parùm laborant, pulsum parùm auget, neque corpus calefacit* (1).

Respiration. En secouant l'appareil pulmonaire, les gestations peuvent le fortifier ; mais comme elles n'accélèrent pas les mouvemens mécaniques de cette fonction, et qu'elles ne provoquent pas d'excitation marquée dans l'économie animale, nous sommes autorisés à penser que les gestations maintiennent seulement réguliers les phénomènes chimiques de cette fonction, sans leur donner plus d'activité.

Absorption. Les gestations paraissent augmenter l'action des vaisseaux absorbans de la surface intestinale : les matières fécales que rendent ceux qui vont beaucoup à cheval, sont plus den-

____

(1) Elementa physiolog., tom. 2, pag. 265.

ses, moins abondantes. L'absorption interstitielle
est aussi assez active ; le tissu des organes devient
plus sec et plus fort.

Sécrétions et Exhalations. Les secousses que les
gestations font sentir à tous les appareils sécréteurs et exhalans animent leurs forces organiques,
favorisent leur opération vitale ; mais il est digne
de remarque que leur action n'augmente pas ; la
quantité des diverses humeurs qui sortent du corps
reste, pendant l'emploi des gestations, dans les pro-
portions naturelles. Nous dirons avec Lorry : *Se-
cretiones aut non adaugentur, aut secundum
naturæ ordinem tantummodò intenduntur......
perspiratio extra modum et tempus non incres-
cit* (1).

Nutrition. Les secousses multipliées que les gestations communiquent au système animal sont très-
favorables pour la nutrition des fluides et des solides ; elles développent convenablement la force
assimilatrice dans le sang et dans les organes : la
sanguification est très-active, et le fluide sanguin
acquiert une riche complexion. Le tissu des organes paraît aussi se restaurer avec énergie ; il est
plus fort, plus robuste. En un mot l'usage habituel

---

(1) *Commentar. in Sanctorii aphorism.*

II.   19

d'une gestation tend à donner à l'économie animale une forte constitution.

Sensations. Les gestations fortifient singulièrement le système nerveux. Antyllus dit, en parlant
de l'équitation : *Sensuum instrumenta purgat,
eaque reddit acutiora.* On sait que cette gestation
est aussi très-efficace contre les affections spasmodiques qui procèdent de la faiblesse, de la trop
grande mobilité des nerfs.

Locomotion. Pendant l'emploi des gestations,
la plupart des muscles soumis à la volonté sont
dans le relâchement. Cependant les ébranlemens
qu'éprouve le tissu de ces organes, réveillent leur
tonicité, augmentent leur vigueur. Lorsque l'on
voyage sur un cheval qui a le trot dur, ou dans
une voiture qui n'est pas suspendue, les muscles,
à force d'être secoués, deviennent souvent douloureux au toucher.

§ III. *De l'influence qu'exercent les gestations
long-tems continuées sur la constitution organique du corps.*

Nous avons vu que l'exercice spontané du corps
provoquait dans l'économie animale des effets excitans. Nous venons de remarquer dans les gestations une puissance différente : les effets auxquels

elles donnent lieu annoncent seulement qu'elles ont sur nous une action tonique.

Une gestation donne plus de ton, plus de vigueur aux diverses parties du système animal, sans augmenter leur activité ; elle rend plus régulier, plus parfait l'exercice des actes de la vie assimilatrice, sans changer leur rhythme, sans leur communiquer plus de vivacité, plus de célérité.

Il est facile de concevoir que l'emploi habituel et journalier d'une gestation doit modifier l'état actuel de l'économie animale ; l'ordre que son influence sur le système vivant maintient dans les fonctions nutritives, des digestions plus faciles, une impulsion artérielle plus énergique, des sécrétions et exhalations plus régulières, une nutrition plus active dans le sang et dans le tissu des organes, réalisent peu à peu une complexion organique forte et pléthorique, qui est comme le produit éloigné de l'action première de ce moyen gymnastique.

Mais l'impression tonique que porte sur toutes les parties du corps une gestation, n'est alors qu'une des causes de l'effet important dont nous parlons : pour se réaliser, ce dernier demande le concours des circonstances actives dont l'homme reconnaît sans cesse l'empire : il faut que l'on prenne des alimens substantiels, et que la saison, la constitu-

tion atmosphérique, la position du pays, etc. ne
soient pas contraires.

§ IV. *Des gestations considérées comme moyens médicinaux.*

L'effet immédiat que produit une gestation dans
toutes les parties vivantes, la rend un agent médicinal très-recommandable dans toutes les maladies avec relâchement du tissu des organes, avec
inertie dans l'exercice des fonctions de la vie.
Dans toute méthode curative, excitante ou tonique, les gestations sont des auxiliaires très-puissans, des moyens qui méritent une grande confiance.

Dans les fièvres avec adynamie, une gestation
convient pour dissiper l'atonie dont paraissent
frappés tous les tissus vivans. Que l'on réfléchisse
que le repos absolu semble favoriser les atteintes
stupéfiantes de ces maladies ; que l'on calcule de
plus quelle influence les secousses répétées qu'é-
prouve dans l'acte d'une gestation le système animal doivent avoir sur l'état morbifique des appareils organiques, et l'on aura une idée de l'efficacité de ce secours gymnastique dans les maladies
fébriles dont nous parlons.

Une gestation est également un moyen utile dans
le traitement des fièvres ataxiques : l'action forti-

fluence qu'elle exerce sur le système nerveux tend directement à réprimer ses mouvemens désordonnés, à combattre les accidens qui tiennent à la perversion de son influence sur nos organes.

Observons que, dans ces maladies, le manque de force n'est pas une raison qui puisse empêcher de recourir à une gestation, puisque celle du lit ne demande aucun effort de la part du malade (1). Très-souvent on voit des personnes attaquées de fièvres adynamiques ou ataxiques éprouver une amélioration singulière, parce qu'on les transporte en voiture d'un lieu dans un autre.

Les propriétés curatives des gestations sont très-célèbres dans les fièvres intermittentes. L'équitation, l'exercice de la voiture, etc. paraissent rivaliser d'activité avec les remèdes les plus vantés. Or, les succès que procurent ces moyens gymnastiques dérivent de leur influence tonique sur les organes qui servent à la vie assimilatrice, du rétablissement des fonctions nutritives, de la vigueur vraie et profonde que reçoit le système animal ; mais alors il y a combinaison d'influences entre la gestation et les alimens, les médicamens, etc.

---

(1) *Gestatione quæ in lecticâ fit, utimur in febricitantibus, aut qui diuturnâ imbecillitate laborant.* ANTYLL., loc. cit.

C'est de la même cause que procèdent les avantages que l'on obtient des gestations dans la convalescence d'une maladie aiguë (1). Les forces tardent à renaître, la santé ne se consolide qu'avec peine, le corps conserve sa disposition morbifique, si l'exercice du cheval, de la voiture, etc. ne prête sa bienfaisante influence.

Les gestations se trouvent aussi placées au nombre des ressources les plus efficaces contre beaucoup de maladies nerveuses ou spasmodiques, contre les affections hypocondriaques (2), la paralysie (3); or, c'est surtout par l'action tonique que l'équitation, la voiture, etc. exerce sur tous les organes, que ces exercices deviennent alors de remèdes utiles.

Tous les praticiens célèbrent les vertus médicinales de l'équitation, de l'exercice de la voiture, etc. dans les affections chroniques des mem-

---

(1) *Gestatio longis et jam inclinatis morbis aptissima est ; utilisque est et his corporibus , quæ jam ex toto febre carent , sed adhuc exerceri per se non possunt ; et his , quibus lentæ morborum reliquiæ remanent , neque aliter eliduntur.* Cornel. Celsi med. , lib. 2 , cap. 15. Voyez aussi Antyllus , Oribase , Aetius , etc.

(2) Sydenham , *Dissert. epist. ad g. cole ;* Hoffmann , *de medic. simplicissim. et optim. motu ,* etc.

(3) Voyez Oribase , Aetius , Alexandre de Tralles , etc.

branes muqueuses, les toux humides (1), les diarrhées anciennes, etc., dans le scorbut (2), dans
les écrouelles, dans l'anasarque commençante (3),
dans les engorgemens atoniques des viscères abdominaux (4), etc.; en un mot, dans toutes les
maladies de long cours qui sont associées avec une
complexion molle et inerte du corps. Alors une
gestation, par le mouvement qu'elle réfléchit sur
les tissus organisés, par les ébranlemens successifs
qu'elle leur communique, réveille les forces toniques de toutes les parties vivantes, rétablit leur
vigueur, donne à toutes les fonctions de la vie
un rhythme plus régulier.

Mais pour qu'une gestation devienne utile, il
faut qu'elle soit continuée long-tems, que son action sur la machine animale devienne constante et
comme permanente. C'est dans ce cas seulement que
son influence se lie d'une manière utile à celle de
la nourriture que prend le malade, des médicamens, de tous les agens que l'on emploie; alors,
comme le dit Vanswieten, *omnibus his simul*

---

(1) STOLL, Méd. pratiq., tom. 1, pag. 192.

(2) Journal de Méd. milit., tom. 1, pag. 96.

(3) RAMAZZINI, *de morb. equisonum*, pag. 611.

(4) *Commentar. in aphor.*, etc.

conspirantibus, incredibiles fiunt mutationes (1).

Il est vrai de dire que dans ces diverses maladies, les agens pharmaceutiques les mieux indiqués, la diète alimentaire la plus convenable, etc. n'ont souvent aucun succés, lorsque le malade ne prend point d'exercice ; tandis que si l'on combine l'action individuelle de ces moyens avec celle d'une gestation, on opère des guérisons surprenantes.

Dirons-nous que quand les forces musculaires sont énervées, on doit débuter par une gestation douce, comme celle du lit ; puis passer au mouvement de la voiture, pour arriver ensuite à se servir de l'exercice du cheval, suivant la progression méthodique que nous a indiquée Celse, pour l'usage de ces moyens gymnastiques.

§ V. *Des maladies auxquelles les gestations seraient contraires.*

Toute gestation, développant les forces toniques des organes, augmenterait tous les accidens morbifiques dans la fièvre inflammatoire, dans les phlegmasies essentielles, dans les hémorragies actives. Tous les moyens que l'on met alors en usage

---

(1) Alexandre de Tralles recommande les gestations dans le traitement de l'hydropisie , lib. 9 , cap. 3, *de arte med.*

tendent à modérer la tension des parties vivantes, à affaiblir leur action ; or, le mouvement communiqué produit un effet contraire : une gestation est contre-indiquée comme tous les agens fortifians.

L'exercice du cheval, de la voiture ne convient pas, en général, dans les maladies chroniques, lorsque le corps a une complexion sèche, instable, *habitus corporis strictior*. Ces affections demandent une diète relâchante ; et la propriété active d'une gestation s'opposerait aux intentions thérapeutiques du praticien.

SECTION TROISIÈME.

DU REPOS.

§ Ier. *De l'influence que le repos exerce sur nous*.

Après avoir étudié les effets que produisent dans le corps vivant le mouvement spontané et le mouvement communiqué, nous devons nous occuper d'une cause opposée, de l'immobilité de la machine animale.

Il est digne de remarque que, lorsqu'on s'abandonne à une inaction absolue, et que le cerveau, le cœur cessent d'être animés, excités par les contractions musculaires, le système animal semble tomber dans une sorte d'inertie ; tous les mouvemens organiques se ralentissent.

Le tissu matériel de nos organes a besoin d'être secoué mécaniquement pour conserver ses propriétés vitales ; s'il reste tranquille, abandonné à lui-même, il éprouve une sorte de relâchement, il perd sa tonicité.

L'auteur de toutes choses, en donnant à l'animal la faculté de se mouvoir, a voulu que le mouvement servît à réveiller dans tous les appareils organiques les forces de la vie, à soutenir leur action. Aussi le repos paraît-il jouir d'une sorte de puissance sédative sur l'économie animale ; il donne à chacune des fonctions de la vie un rhythme plus tardif, il provoque même peu à peu une mutation profonde dans le corps vivant.

L'influence que le repos paraît exercer sur nous a donc sa source dans une cause négative ; néanmoins elle se montre très-puissante.

§ II. *Des effets que l'état de repos détermine dans l'économie vivante.*

Si nous devions caractériser l'espèce d'influence que l'immobilité du corps exerce sur les parties vivantes, nous dirions qu'elle a un caractère débilitant et relâchant. Paul d'Egine met le repos au

rang des choses qui ont la faculté de rafraîchir.
De re medic., lib. 2, cap. 55.

Digestion. En parlant d'une manière générale,
on peut assurer que le repos rend plus long, plus
tardif, l'acte de la digestion : un mouvement modéré et doux, après avoir mangé, excite, soutient
l'action de l'organe gastrique, une immobilité
absolue semble le priver de sa vitalité accoutumée.

Long-tems après avoir mangé, lorsque l'on reste
dans l'inaction, on éprouve, comme nous l'avons déjà
dit, des rapports, un sentiment de pesanteur à l'épigastre, un défaut d'appétit, etc. (1), symptômes qui
annoncent que l'élaboration des matières alimentaires a été ralentie, et qu'elle continue encore.

Le repos rend aussi les matières fécales plus
abondantes et plus humides (2); souvent le ventre
devient paresseux ; le mouvement péristaltique du
canal intestinal paraît affaibli.

Circulation. La privation de mouvement diminue manifestement la vitalité de l'appareil circu-

---

(1) *Qui otiosi sunt vix cibos appetunt. Ipsis vel mini-
mum vel levissimum edulium vertitur in pondus, et cras-
siorum fæcum nomine per alvum pars maxima desedit.*
LORRY, Comment. in Sanctorii aph.

(2) HIPPOCRATE, RAMAZZINI, etc.

latoire ; elle affaiblit l'énergie de l'impulsion artérielle, elle ralentit le cours du sang. Il est bien
connu que le repos rend aussitôt les pulsations
moins fréquentes et moins vives (1) ; les vaisseaux
capillaires ont aussi moins d'activité ; le sang les
pénètre avec moins de force ; il s'y meut avec
moins de rapidité : la chaleur animale éprouve une
diminution marquée (2).

Respiration. Dans l'état de repos, les mouvemens mécaniques du système pulmonaire sont plus
lents ; les inspirations et les expirations sont moins
fréquentes : de plus, le cours du sang est ralenti,
le système animal paraît moins vivant. Tout concourt à prouver que les phénomènes chimiques de
cette fonction deviennent moins actifs, et que le
sang artériel prend une nature moins animée
qu'il est d'un rouge moins vif dans celui qui s'a-
bandonne à l'inaction (3).

---

(1) *Exercitatio pulsum, adeòque circulum sanguinis
auget, otium autem ac torpor, tardum, debilem ac segnem
facit pulsum, sanguinisque circulum imminuit.* HOFFMANN,
de pulsuum natur. ; ZIMMERMANN, Traité de l'Expér.,
tom. 3, pag. 111.

(2) HALLER, Elementa physiol., tom. 2, pag. 217.

(3) MM. ALLEN et PEPYS ont cru remarquer que les animaux produisaient moins d'acide carbonique par la respiration pendant le sommeil, que pendant l'état de veille.

Absorption. Le repos long-tems prolongé ralentit l'action du système absorbant ; l'état des matières fécales décèle l'inertie de l'inhalation intestinale : le gonflement atonique qui survient alors dans toutes les parties vivantes, prouve que l'absorption interstitielle n'est pas plus active. On remarque bientôt une sorte de bouffissure générale due au développement du système cellulaire, à la stagnation de sucs lymphatiques et graisseux dans les tissus organisés ; le corps prend plus de volume, il devient plus pesant à la balance ; comme il existe peu de vigueur réelle dans l'économie animale, on a bien le sentiment de ce surcroît de pesanteur. Hippocrate a dit : *Otium humectat, et corpus imbecillum reddit ; quiescens enim corporis humidum minimè absumit* (1).

Sécrétions et Exhalations. L'inaction des muscles et l'immobilité du corps ralentissent d'une manière soudaine l'activité, les mouvemens des appareils sécréteurs et exhalans. La perspiration

______

(1) *Humidum corpus efficit labor minor, quàm ex consuetudine*, a répété Celse. Hippocrate avait aussi noté que les animaux qui vivent en liberté, qui font beaucoup d'exercice, avaient une complexion plus sèche que ceux qui sont en état de domesticité, et plus sédentaires. *De Diœta, lib. 2.*

cutanée . est moins abondante , l'humeur qu'elle fournit est aqueuse, elle salit peu le linge ; enfin la quantité totale des excrétions est moins considérable.

Nutrition. Le repos paraît très-favorable à la nutrition du sang : comme les principes nourriciers séjournent long-tems dans la masse sanguine , leur assimilation est plus certaine ; aussi la quantité du fluide sanguin éprouve une augmentation manifeste (1). Tous ceux qui passent tout à coup d'une vie exercée à l'inaction, et dont l'appétit se soutient, offrent peu de tems après tous les symptômes d'une pléthore sanguine qu'il faut souvent combattre par la saignée, l'usage d'alimens peu nourrissans, etc.

Mais le repos ne rend pas également active la nutrition du tissu des organes ; ce dernier devient plus mou, plus lâche, plus faible. Si cette immobilité se prolonge, le système cellulaire se remplit

---

(1) *Implet corpus modica exercitatio , frequentior quies.* Corn. Celsi med. , lib. 1 , ap. 3. *Nil plus ad generationem superflui sanguinis facit , quàm quies seu motuum consuetorum intermissio.* Hoffmann , *de Diætæ vitio* , etc. Le manque total d'exercice rend la circulation indolente et difficile ; le sang devient surabondant , la graisse s'accroît de plus en plus. *Traité de l'Expér.*, liv. 5 , chap. 8.

de graisse ; mais cet embonpoint couvre une complexion inerte et froide.

Sensations. Le repos trop prolongé affaiblit la sensibilité générale et dispose le système nerveux à tomber dans une sorte d'engourdissement.

Locomotion. L'inaction relâche le tissu des muscles, énerve leur tonicité et leur force contractile; les mouvemens des membres sont moins faciles et plus lents; ils annoncent aussi peu de vigueur dans les organes qui les exécutent : le repos rend indolent et débile. *Homines inexercitati ab omni labore lassantur.* HIPP.

§ III. *De l'influence qu'exerce le repos sur la constitution organique du corps.*

Celui qui *se met* en repos voit aussitôt les propriétés vitales diminuer dans tous les tissus vivans, les mouvemens organiques s'affaiblir, l'exercice de toutes les fonctions de la vie se ralentir. Or, si cet état d'inaction se prolonge, la complexion actuelle du corps éprouve bientôt une mutation profonde.

Dans les personnes qui cessent de prendre des exercices auxquels elles étaient habituées, les digestions, quoique tardives, peuvent être régulières (ce qui est une condition essentielle); alors, comme la circulation est plus lente, et que les excrétions, singulièrement diminuées, laissent long-tems les molécules chyleuses circuler avec le sang, l'assimilation des principes nourriciers à ce fluide vivant, paraît plus continue : aussi le premier effet remarquable du repos est-il une augmentation de la substance du sang, une pléthore manifeste.

Mais si nous portons notre attention sur l'état des solides, nous les trouverons relâchés, affaiblis, privés de ton et d'activité ; la nutrition languit dans le tissu des organes (1). Le système cellulaire acquiert un développement considérable, il reçoit la surabondance des sucs nourriciers qui pénètrent dans le corps; il se forme un amas considérable de fluide graisseux.

Rien n'est mieux constaté que la propriété qu'a le repos de donner promptement de l'embonpoint (2). Cet état du corps réunit toutes les conditions nécessaires pour la formation de la graisse ;

______

(1) *Malâ igitur intemperie , et multâ vitiosorum succorum redundantiâ laborare solent sellularii artifices.* Ramazzini, de Morb. artific.

(2) *Quies animi et corporis ad colligendum in suis cellulis adipem requiritur. Corpora laboribus exercita non pinguescunt , sive animalium fuerint, sive hominum. Nullus operarius bajulusve pinguis est....* Haller, loc. cit. , tom. 1, pag. 39.

relâchement des solides, inertie des mouvemens organiques, excrétions peu abondantes, etc. Aussi la privation de mouvement est-elle toujours un de premiers moyens dans les procédés divers et souvent barbares que l'on emploie pour engraisser les animaux domestiques.

Le repos, lorsque l'on prend des alimens substantiels, des substances sucrées, farineuses, de la viande, etc., donne à l'économie animale une prédisposition aux fièvres inflammatoires, aux phlegmasies essentielles, aux hémorragies actives, etc. (1); mais pour provoquer le développement de ces maladies, il faut une cause excitante très-puissante, puisqu'elle doit surmonter le relâchement dans lequel tous les tissus organisés sont tombés, et vaincre leur inertie. Aussi remarque-t-on que les individus qui vivent dans l'indolence ne sont en général atteints des maladies dont nous venons de parler, qu'après avoir fait des excès; toujours ils ont changé brusquement de conduite, se sont soumis à des moyens fortement stimulans, comme l'abus des liqueurs alcoholiques, des exercices musculaires immodérés, ou bien ils ont éprouvé une vive pas-

----

(1) Nosograp. philosoph.

II. 20

sion de l'ame, etc....... quelques jours avant de tomber malades (1).

Le défaut de ton dans les organes des personnes livrées à l'inaction, l'affaiblissement qui existe dans les tissus vivans nous expliquent pourquoi, comme l'observe Hippocrate, les pleurésies, les périp-neumonies sont moins dangereuses dans les indi-vidus qui mènent une vie tranquille, qui ne se donnent point de mouvement, que dans ceux qui s'exercent tous les jours (2).

C'est pour prévenir la pléthore sanguine et l'excès d'embonpoint, produits ordinaires d'une vie inac-tive, que la médecine hygiénique exclut du régime habituel des personnes sédentaires et indolentes, les alimens substantiels (3), et qu'elle leur conseille en même tems de suivre une diète excitante, d'ajouter des épices à tous leurs alimens, de prendre du café, du vin, etc. En effet, l'impression stimulante que ces diverses substances porteront sur tous les sys-

---

(1) On peut en voir un grand nombre d'exemples dans Forestus et dans les autres recueils d'observations.

(2) *Corpora exercitata ac densa citiùs à pleuriticis ac peripneumonicis morbis pereunt quàm inexercitata. Coacœ prænotiones.*

(3) Aetius, Oribase, Paul d'Egine, etc.

tèmes organiques, accélérera le cours du sang, soutiendra l'action des organes sécréteurs et exha-lans, entretiendra un certain degré d'excitation dans le système animal, en un mot, remplacera jusqu'à un certain point les effets bienfaisans de l'exercice musculaire.

Nous avons supposé jusqu'ici que ceux qui menaient une vie inactive continuaient de faire des digestions régulières, qu'ils prenaient de bons ali-mens, enfin que le repos n'était ni trop strict, ni trop prolongé. Car si les digestions sont viciées, si la nourriture dont on se sert n'est pas assez substantielle, si l'immobilité du corps dure trop long-tems, si de plus les circonstances actives qui entourent toujours l'homme, comme l'air, la sai-son, etc. ne sont pas favorables, alors on observe un produit différent. Toutes les fonctions de la vie assimilatrice se pervertissent ; on remarque bientôt une bouffissure générale, une grande pâleur, tous les signes d'une détérioration profonde : le corps prend une prédisposition prochaine aux affections scorbutiques, scrophuleuses, aux hydropisies, à la grande série des affections cachectiques.

§ IV. *Du Repos considéré comme moyen mé-dicinal.*

Le praticien qui examine la nature de l'influence

que le repos exerce sur le système vivant, range
cette circonstance parmi les moyens émolliens ou
relâchans. Aussi voyons-nous les anciens recommander l'immobilité absolue du corps, lorsqu'ils s'occupent de diminuer la vigueur des organes, de ralentir leur trop grande activité (1).

Dans la fièvre inflammatoire, dans la fièvre bilieuse, dans les phlegmasies des membranes séreuses, dans celles des viscères, dans le rhumatisme aigu,
etc., dans l'hémoptysie, etc., le repos est un secours
positif, qui affaiblit les propriétés vitales, réprime
les mouvemens organiques trop violens, modère l'impulsion artérielle, etc. Dans ces diverses
maladies, chaque contraction musculaire, ou tout
mouvement extérieur qui peut agiter le tissu des
organes, doit être nuisible : il faut que le corps
reste immobile, comme le recommandent Arétée,
Celse, etc., etc.

---

(1) Comme on employait alors fréquemment la gestation
du lit suspendu, ou du lit porté sur des pieds inégaux et
agité avec la main, ces praticiens ont soin, dans les circonstances pathologiques où tout mouvement serait nuisible, de recommander de placer le malade sur un lit
immobile. *Cubile firmum, quo nullam in partem qua-
tiatur, inhabitet : concussiones enim malum exasperant*, dit
Arétée, en parlant du traitement de l'hémoptysie. Voyez
aussi CÆLIUS AURELIANUS, etc., etc.

Observons que dans le traitement des phlegmasies, des hémorragies actives, etc. le repos détermine seulement un relâchement favorable dans les solides vivans ; mais il ne diminue pas la surabondance du sang, au contraire, il favorise la nutrition de ce fluide, il tend à augmenter sa quantité. Or, dans ces occasions, le repos et la saignée combinent leur action ; ils se secondent merveilleusement dans leur influence curative.

Il est des maladies, de long cours dans lesquelles le repos peut être un moyen de guérison ; ce sont celles qui sont comme identifiées avec une complexion sèche et irritable du corps (1). L'inaction, en modérant la grande tension des fibres, en ralentissant le mouvement circulatoire, en diminuant les excrétions trop abondantes, tend à produire plus de développement dans le système cellulaire, à rendre plus humide le tissu des organes, à modérer une sensibilité devenue trop vive, à opérer enfin une transmutation profonde, très-utile au malade.

---

(1) Boerhaave met le repos, *quies in aere humido frigidiusculo*, au nombre des moyens curatifs qu'il conseille contre les maladies qu'il attribue à une trop grande rigidité de la fibre. Voyez l'*Aphor. 35 et les Commentaires de Wanswieten sur cet aphorisme*, tom. 1, pag. 42.

Mais on conçoit que le repos n'est alors qu'un des élémens de la méthode curative que l'on emploie, et que l'on doit dans ces affections faire concourir au même but un ensemble de moyens, parmi lesquels les alimens, la position du pays, la saison, etc. tiennent les premiers rangs ; toutefois il est vrai de dire que l'inaction peut alors devenir un auxiliaire très-efficace.

§ V. *Des maladies auxquelles le repos sera contraire.*

Les effets que le repos détermine dans l'économie animale, le rendent contraire à toutes les affections pathologiques où l'on remarque une prostration des forces vitales, une atonie des organes, une langueur dans l'exercice des fonctions de la vie.

Ainsi, dans les maladies fébriles de l'ordre des fièvres adynamiques, le praticien doit regarder l'immobilité absolue du corps malade comme une circonstance nuisible, capable même de fomenter les accidens morbifiques. La plus légère gestation est alors bienfaisante ; en secouant le tissu matériel des parties vivantes, elle tend à les retirer d'une stupeur, d'une inertie que le repos semble encore aggraver.

L'inaction est aussi un obstacle très-puissant à

la guérison des fièvres intermittentes. Rien ne s'oppose davantage au rétablissement des forces dans la convalescence d'une maladie aiguë : le régime le mieux approprié à l'état du malade ne peut être que faiblement utile, si le repos continue d'affaiblir tous les tissus vivans, de faire languir l'exercice de toutes les fonctions de la vie.

Le traitement des écoulemens chroniques des membranes muqueuses, de la leucorrhée, etc., d'un grand nombre de maladies cutanées, des affections scorbutiques, scrophuleuses, des infiltrations cellulaires, des engorgemens atoniques des viscères, etc. ne peut en général avoir de succès qu'autant que l'on donne du mouvement au corps malade : le repos seul peut produire les maladies dont nous venons de parler, et les pathologistes le placent parmi les causes qui y prédisposent le corps (1) : le médecin qui s'occupe de guérir ces affections chroniques, doit donc obliger le malade à prendre tous les jours de l'exercice, ou à monter à cheval, à se promener en voiture.

Il est bien connu que l'inaction fomente les affections nerveuses. Le défaut de contractions musculaires semble faire refluer d'abord les forces vitales sur le système nerveux, lui donner plus de

______

(1) Boerhaave, Vanswieten, etc., etc.

mobilité, le disposer aux mouvemens ataxiques. Aussi réussit-on ordinairement à dissiper les accidens spasmodiques que cause une vie sédentaire et oisive, en changeant de régime, en prenant journellement de l'exercice.

FIN DU TOME SECOND.

TABLE DES MATIÈRES

CONTENUES

DANS LE TOME SECOND.

CHAPITRE CINQUIÈME.

SECTION PREMIERE.

ALIMENS MUCILAGINEUX.

SECTION SIXIÈME.

SECTION SEPTIÈME.

ALIMENS GÉLATINEUX.

SECTION HUITIÈME.

ALIMENS FIBREUX.

SECTION NEUVIÈME.

ALIMENS QUI CONTIENNENT DES PRINCIPES ACERBES, AMERS OU TONIQUES.

II.

CHAPITRE SIXIÈME.

DES PROFESSIONS.

LIVRE SECOND.

DE LA GYMNASTIQUE MÉDICINALE.

SECTION PREMIÈRE.

DES EXERCICES ACTIFS OU SPONTANÉS DU CORPS

SECTION DEUXIÈME.

DES GESTATIONS.

FIN DE LA TABLE DU TOME SECOND.